W0268872

FESTSCHRIFT

ZUM

10 JÄHRIGEN BESTEHEN

DER

BREMISCHEN HEILSTÄTTE NIEDERSACHSEN

IN

MÖLLN (LBG.)

SPRINGER-VERLAG BERLIN HEIDELBERG GMBH 1930

ISBN 978-3-662-27252-7   ISBN 978-3-662-28738-5 (eBook)
DOI 10.1007/978-3-662-28738-5

Inhaltsverzeichnis.

Kurzer Rückblick auf die Entwicklung der Heilstätte.

Von

Dr. Walter Sachs.

Mit 5 Abbildungen im Text.

Die Bremische Heilstätte „Niedersachsen" hat sich aus bescheidenen Anfängen zu ihrem jetzigen Umfang entwickelt. Ihre Gründung fiel in eine Zeit, in welcher die Folgen des verlorenen Krieges und der Beginn der Inflation die Errichtung

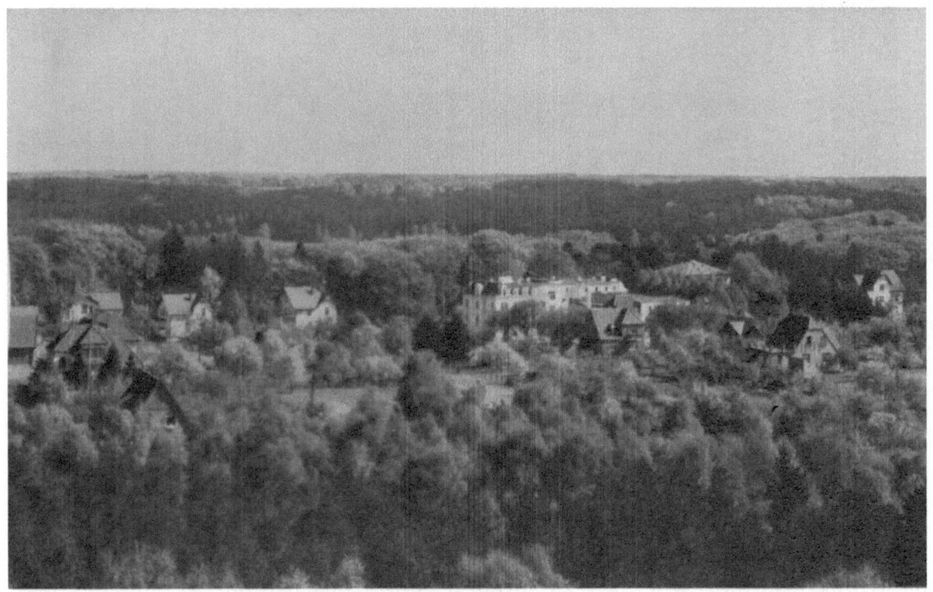

Bremische Heilstätte „Niedersachsen".

kostspieliger Neubauten nicht zuließen. Wenn man schon der nach dem Krieg besonders in Norddeutschland sich geltend machenden Not an Heilstättenplätzen steuern wollte, mußte man sich mit der Umwandlung eines bestehenden Betriebes begnügen. Ein glücklicher Stern leitete hierbei den dazu gewählten Ausschuß, als er sich unter mehreren Objekten gerade für das Kurhaus *Mölln* entschied. Selbst wenn die Anstalt als Heilstätte erbaut worden wäre, hätte der Platz nicht idealer gewählt werden können: Isolierte Lage nach Süden am Bergabhang inmitten großer Waldungen mit ausreichendem Windschutz in der Nähe eines aner-

kannten Luftkurortes, dessen Klima durch jahrelange Beobachtung der örtlichen
Wetterwarte als Schonungsklima festgestellt war.

Zu dem in den Jahren 1893, 1905 und 1910 erbauten Kurhaus gehörten
ein Hauptgebäude mit 47 Fremdenzimmern, Eßsaal, Gesellschaftsräumen und
Küche, ein Nebengebäude mit 20 Gastzimmern, ein Landhaus, ein gepflegter
12 Morgen großer Park und eine 70 Morgen umfassende Landwirtschaft.

Die Umwandlung zum „Bremischen Kur- und Erholungsheim" vollzog sich
im Sommer 1920. Dabei wurde die komfortable Einrichtung der Fremdenzimmer
bis auf die im Interesse der Hygiene notwendigen Abänderungen belassen, um

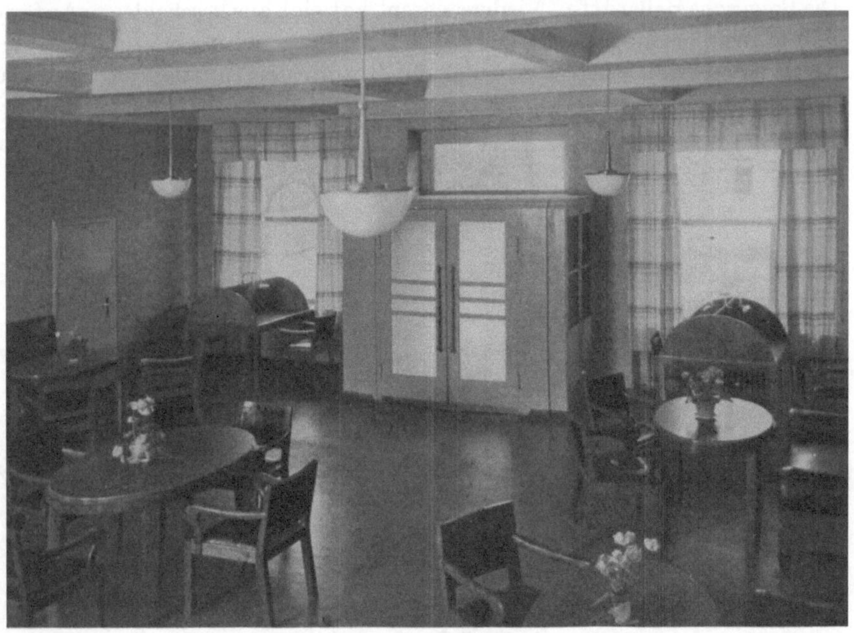

Gesellschaftsräume.

die Krankenzimmer wohnlich zu machen, und zunächst nur ärztliche Unter-
suchungs- und Behandlungsräume, Liegehallen und Baderäume eingerichtet, im
Park ein Luft- und Sonnenbad angelegt.

Bei der Eröffnung der Anstalt am 1. 9. 1920 faßte sie 100 Krankenbetten.
Da vor allem Plätze für diejenigen Kranken fehlten, welche nicht der Invaliden-
versicherung angehörten, wurden $^2/_3$ der Betten der Angestelltenversicherung,
$^1/_3$ unbemittelten Privatpatienten und Fürsorgestellen eingeräumt; etwa 40% der
Kranken stammten aus dem Staatsgebiet Bremen.

Dadurch, daß die Anstalt vom Eröffnungstage an stets voll belegt war, konnte
sie sich trotz niedrigen Tagespflegesatzes selbst unterhalten. An Erweiterungsbauten jedoch heranzugehen war trotz der immer stärker werdenden Nachfrage
nach freien Plätzen erst vom Jahre 1923 an möglich, nachdem in den ersten Jahren
des Bestehens die Einrichtungskosten zurückgezahlt worden waren. Zunächst

wurde die frühere Verwalterwohnung im südlichen Flügel des Hauptgebäudes zu Krankenzimmern umgewandelt und ein Flügel von 12 Patientenzimmern am ersten Obergeschoß des Hauptgebäudes nach Osten und Süden angebaut. Dadurch stieg Ende 1923 die Bettenzahl auf 137. Die Kosten wurden durch Betriebsvorschüsse der Reichsversicherungsanstalt für Angestellte und durch Darlehen der Stadt Bremerhaven gedeckt, welche aus laufenden Mitteln zurückgezahlt wurden.

Eine Krise drohte der Anstalt, als am Ende der Inflationszeit die meisten Behörden ihre Heilverfahren einstellten; glücklicherweise konnte sie durch vermehrte Aufnahme von Privatpatienten bald überwunden werden.

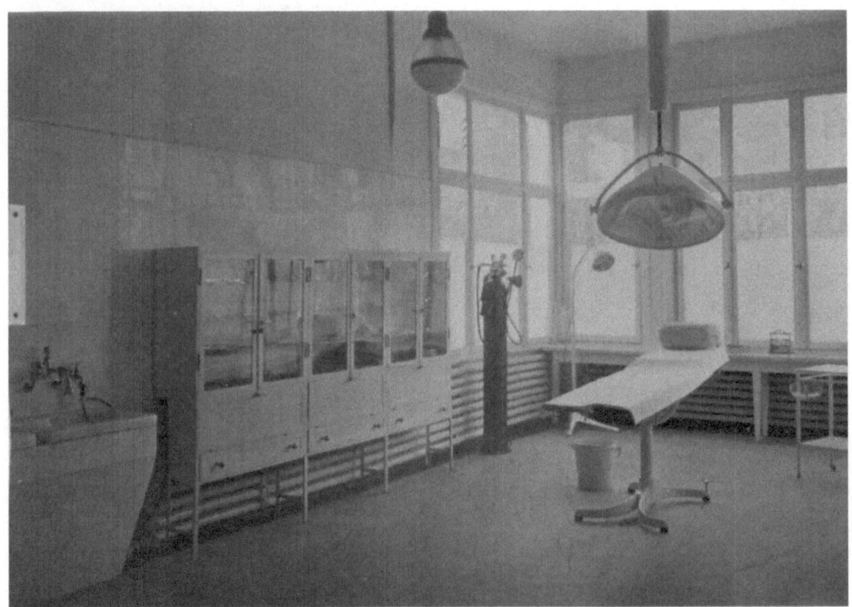

Operationssaal.

In den Jahren 1924—26 wurde das 2. Obergeschoß des Haupthauses in 3 Etappen ausgebaut und dadurch die Bettenzahl auf 166 gebracht. Gleichzeitig wurden eine Wäscherei, eine Spülküche mit Kreiselspülmaschine, ein Kühlraum mit Eismaschine eingerichtet und eine Anzahl neuer Liegehallen aufgeführt.

In den letzten 3 Jahren wurde dann die Entwicklung dadurch zu einem gewissen Abschluß gebracht, daß das Wirtschaftsgebäude zum Patientenhaus umgebaut und die Bettenzahl damit auf 203 vermehrt wurde. Gleichzeitig konnten die bis dahin vorhandenen Dreibettenzimmer beseitigt werden, so daß für die Unterbringung der Kranken nunmehr 45 Einzelzimmer und 79 Zweibettenzimmer mit entsprechenden Gesellschaftsräumen zur Verfügung stehen. Die Patientenzimmer wurden sämtlich mit fließendem Wasser, Linoleumfußböden, Zentralheizung, Nachttischbeleuchtung versehen und die von früher noch vorhandenen

1*

Durchgangstüren beseitigt. Im Parterre des Haupthauses wurde eine Schwer-
krankenstation für Plastizierte eingerichtet und die ärztliche Abteilung entsprechend erweitert; sie besteht jetzt aus 3 ärztlichen Sprechzimmern, Kehlkopf-
zimmer, Warteraum, Röntgenzimmer mit Dunkelkammer, großem und kleinem
Operationssaal, Archiv, klinischem und wissenschaftlichem Laboratorium mit
Einrichtung für Spirometrie und Stoffwechseluntersuchungen. Unter Bestehen-
lassen der im Damenhaus vorhandenen Kurmittelräume wurden neue Bade- und
medizinische Behandlungsräume für die männlichen Patienten im Haupthaus
eingerichtet, der Speisesaal erweitert und ein neues Wirtschaftsgebäude errichtet,

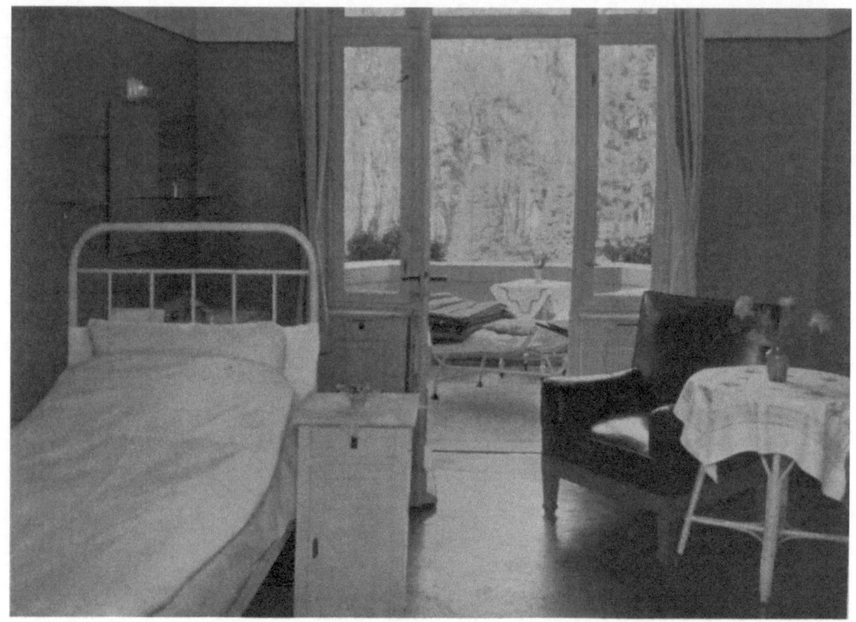

Einzelzimmer.

für den An- und Abtransport der Patienten eine siebensitzige Limousine an-
geschafft.

Fast jedes Jahr war die Anstalt genötigt, um die Bebauung des Nach-
bargeländes zu verhüten und die durch das Anstaltsgebäude führenden
öffentlichen Wege erwerben zu können, in der Nähe liegende Landparzellen
anzukaufen; dadurch konnte aber andererseits der Anstaltspark erweitert
werden.

Um die Assistenzärzte in der Nähe der Anstalt unterzubringen, wurde schließlich noch für sie das bis dahin als Chefarztwohnung dienende Landhaus eingerichtet und für den Chefarzt eine in der Nachbarschaft der Anstalt liegende Villa an-
gekauft, deren Nutzgarten mit Gewächshaus es ermöglichte, die Gärtnerei mit
ihrem technischem Betriebe aus dem Anstaltsgelände herauszulegen. In der
jetzigen Chefarztvilla befinden sich außerdem ein Sitzungssaal mit Arztbibliothek,

zwei Fremdenzimmer für Anstaltsbesucher und 3 Wohnräume für männliche Angestellte.

Diese Erweiterungsbauten und Verbesserungen der Goldmarkzeit konnten naturgemäß nicht mehr aus Betriebsmitteln gedeckt werden, sondern es mußten langfristig zu amortisierende Kredite aufgenommen, werden, so daß jetzt die Anstalt einschließlich der Aufwertungshypotheken für den Ankauf mit 262 000 Mk., also bis zu $^1/_6$ des Wertes, belastet ist. Die Anstalt ist aber andererseits durch die Erweiterungsbauten lebensfähig geworden und kann neben dem Zinsendienst und den üblichen Abschreibungen Bremer Kranken eine etwa 10 Proz. betragende

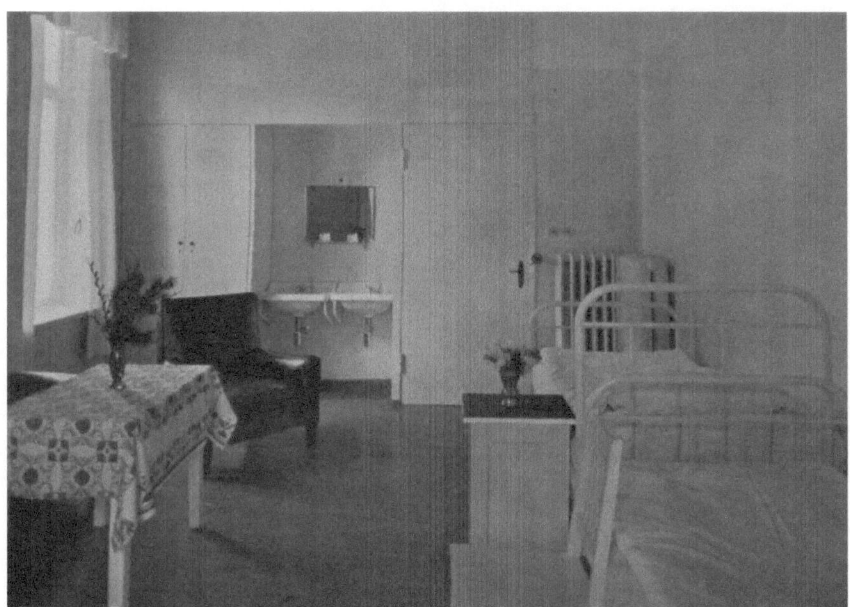

Doppelzimmer.

Ermäßigung gewähren, ohne den Charakter eines gemeinnützigen Sanatoriums einzubüßen.

Die Entwicklung der Anstalt vom einfachen Erholungsheim von 100 Betten zu einer klinisch arbeitenden Lungenheilstätte mit operativem Betrieb von der doppelten Bettenzahl war bedingt durch den Wandel in den Anschauungen über die Tuberkulose, sie wurde ermöglicht durch einen Verwaltungsrat, welcher während der ganzen 10 Jahre größtes Interesse und größtes Verständnis für die Bekämpfung der Tuberkulose und die Erfordernisse der Krankenbehandlung an den Tag legte, auch in schweren wirtschaftlichen Zeiten nicht den Mut verlor, sondern treu zu dem einmal von ihm ins Leben gerufenen Werk stand.

Dem Verwaltungsrat gehören an die Herren:

1. Oberbürgermeister *Becké*, Bremerhaven, als Vorsitzender.
2. Senator *Klemann*, Bremen.

3. Präsident Dr. *Stade*, Bremen.
4. Obermedizinalrat Dr. *Dreyer*, Bremerhaven.
5. Mitglied der Bürgerschaft *Hagedorn*, Bremen.
6. Stadtverordneter *van Heukelum*, Bremerhaven.

Außerdem waren noch folgende Herren in früheren Jahren im Verwaltungs-rat vertreten.

1. Prof. Dr. *Tjaden*, Bremen.
2. Senator a. D. *Wellmann*, Bremen.
3. Senator *Henrici*, Bremen †.
4. Senator *Schlunk*, Bremen.
5. Stadtverordneter *Rahbach*, Bremerhaven.

Die Behandlung der Lungentuberkulose mit Thorakoplastik.

Von
Dr. Walter Sachs[1].

Mit 58 Abbildungen im Text.

Die ausgedehnte Rippenresektion, die heute als Thorakoplastikoperation bei Lungentuberkulose angewandt wird, geht bekanntlich in ihren Anfängen auf die Empyembehandlung zurück. Dieselben Überlegungen, die auch heute noch bei jedem Empyem gepflogen werden, veranlaßten den Ausbau der Methode. Solange in einer prall gefüllten Pleurahöhle die Rippen entsprechend der passiven Brustkorberweiterung auseinanderstehen, macht die Einführung des Troikarts und das Ablassen des Eiters keine Schwierigkeit. Mit Älterwerden des Empyems retrahiert sich die Brustwand, und durch Engerwerden der Zwischenrippenräume wird ein zur Entleerung des Exsudats eingeführter Drain abgeknickt. Um dies zu vermeiden und gleichzeitig die Wiederentfaltung der Lunge anzuregen, wurden zunächst einzelne Rippen reseziert. Die Beobachtung, daß bei chronischem Empyem die längere Zeit kollabierte Lunge sich aber trotzdem nicht wieder ausdehnte, führte zur Resektion einer größeren Anzahl Rippen, zu den modellierenden Resektionen (Delormes Decortikation) und Entfernungen der knöchernen Brustwand (*Estlander*). *Schede* ging noch einen Schritt weiter, indem er im Bereich der Empyemhöhle durch einen großen Bogenschnitt nicht nur die Rippen, sondern auch die starren Zwischenrippenteile wegnahm, so daß nur ein Hautmuskellappen unter dem Schulterblatt übrig blieb.

Da beim Empyem die Entfaltung der Lunge und ihre Befreiung von hindernden Schwarten das Ziel war, während bei der operativen Beeinflussung der Lungentuberkulose die Ruhigstellung erstrebt werden mußte, blieb es nach Entwicklung der Empyembehandlung zunächst bei tastenden Versuchen, die dabei gewonnenen Erfahrungen für die Behandlung pulmonaler Prozesse nutzbar zu machen. *Quinke* schlug als erster 1888 vor, die Resektion einzelner Rippen zur Heilung von tuberkulösen Kavernen in der Lungenspitze zu verwenden. 2 Jahre später wies *Carl Spengler*, von dem der Name extrapleurale Thorakoplastik stammt, unter Anführung eines so operierten Falles daraufhin, daß starrwandige Kavernen nur durch Rippenresektion ausheilen können, daß man aber dabei die Pleura nicht eröffnen soll. 1894 publizierte *Bier* einen Fall, bei welchem durch Resektion zweier Rippen eine Kaverne vorübergehend günstig beeinflußt wurde, 1899 *Turban* einen Fall, bei welchem ein ausgedehnter schwerer Prozeß durch keilförmige Resektion mehrerer Rippen der unteren, seitlichen Brustwand zum Stillstand kam. *Turban* nahm an, daß die Verkleinerung des Brustraums an beliebiger Stelle genüge, um sogar entfernt sitzende Krankheitsherde zu beeinflussen. 1902 folgte *Landerer*, der, nachdem er bei Resektion von 2 Rippen

---

[1] Die folgenden acht Abhandlungen sind in Beitr. Klin. Tbk. **73** erschienen.

Mißerfolge erlebt hatte, bei Spitzenfällen die 1. bis 5. Rippe vorn oder hinten, bei ausgedehnter Phthise die 2. bis 8. Rippe seitlich resezierte. Diese Teilplastiken haben sich, wenn auch in veränderter Form, bis heute erhalten, werden aber nur selten bei isolierten gutartigen Prozessen angewandt. Bei ausgedehnten Prozessen sind sie nicht genügend wirksam. Dies erkannt zu haben, ist das große Verdienst *Brauers*, der auf Grund seiner Studien beim künstlichen Pneumothorax forderte, daß die Plastik, wenn sie denselben Erfolg wie ein wohlgelungener Pneumothorax erzielen sollte, auch entsprechend groß sein müßte. Auf seine Veranlassung führte *Friedrich* 1907 zum erstenmal eine ausgedehnte extrapleurale Thorakoplastik bei einem Patienten aus, der vorher mit unvollständigem Pneumothorax behandelt worden war. Unter Verwendung eines großen Schedeschen Bogenschnittes wurden die 2. bis 10. Rippe von ihrem Knorpel- bis Wirbelansatz nebst Intercostalmuskulatur reseziert. Der Nachteil dieser totalen Entknochung bestand in der hohen Operationsmortalität, bedingt durch die respiratorische Wandverschiebung auf der operierten Seite und die dadurch hervorgerufene Störung der Atmung. Die genaue Beobachtung dieser Komplikation brachte *Brauer* 2 Jahre später zu dem Vorschlag, die Operationsmethode durch Stehenlassen des Periosts, Vorgehen in 2 Zeiten, Wegnahme der 1. Rippe, passenden Verband usw. abzuändern. Diese Abänderung ist dann in der Folgezeit von *Brauer*, *Sauerbruch* und *Wilms* vollzogen worden, indem vor allem die seitliche Resektion fallen gelassen wurde.

Wilms schuf seine Pfeilerresektion, bei welcher er nach einem Hautschnitt die Muskulatur von 3 Querschnitten aus durchtrennte und hinten aus der 1. bis 7. Rippe und evtl. auch vorn aus der 1. bis 4. Rippe 3—4 cm lange Stücke resezierte, eine Methode, die verlassen wurde, weil sie die unteren Thoraxpartien nicht genügend einengte.

Brauer entwickelte seine subscapular-paravertebrale Plastik. Er hielt an der Fortnahme größerer Rippenstücke fest, insbesondere legt er Wert auf genügende Kürzung der Rippen nach der Wirbelsäure zu und unter dem Schulterblatt, damit dieses einsinken und als Pelotte wirken kann. Gelingt das letztere in einzelnen Fällen nicht durch Abhebeln des Schulterblattes, dann fügt er dem paravertebralen Schnitt einen zweiten vorderen Schnitt hinzu, durchtrennt vorne die 2. und 3. Rippe, schält mit besonders konstruierten Raspatorien die betreffenden Rippen heraus und zieht sie unter dem Schulterblatt durch. Der obere Teil des Trapezius wird von ihm durch Hochziehen des Muskels geschont, ebenso wie die Ansätze der langen Rückenmuskeln, um postoperative Skoliosen zu verhüten. Die von *Brauer* weggenommenen Rippenstücke erreichen gewöhnlich eine Länge von 110—120 cm, dabei legt er großen Wert auf glatte Linienführung bei der Wegnahme der Rippen. Die 11. Rippe läßt er meist stehen, damit der Thorax Halt bekommt und Zwerchfellflattern vermieden wird. Aus diesem Grunde lehnt er auch die vor der Plastik auszuführende Phrenicotomie ab. Seine Erfolge sind von ihm und *Claus* veröffentlicht. Bei 30% erfolgte Heilung, bei 30% wesentliche Besserung.

Sauerbruch baute seine paravertebrale Resektion mit einem Hakenschnitt aus, diese zum Teil mit dem Pneumothorax, der Plombierung und Phrenicotomie verbindend. Seine Methode fußt auf den Leichenversuchen *Boiffin-Gourdets*, daß der Thoraxraum sich schon dann erheblich verkleinert, wenn auch nur relativ kurze Rippenstücke reseziert werden, dies aber paravertebral geschieht. Da *Sauerbruch* nicht so ausgedehnt reseziert wie *Brauer*, ist die Methode weniger eingreifend, der Kollaps aber auch nicht so vollkommen. Bei Begrenzung des Krankheitsprozesses auf den Oberlappen braucht man nach *Sauerbruch* nicht die ganze Seite stark einzuengen, bei den unteren Partien genügt in solchen Fällen die bloße Ruhigstellung; dagegen legt er bei Erkrankung des ganzen Lungenflügels Wert auf Entfernung der 11. Rippe. Neigt das Periost zu starker Neubildung, was man bei der Operation an der entzündlichen Verdickung erkennen kann, so empfiehlt er Wegnahme des Periosts und Nervendurchtrennung. Im Gegensatz zu *Brauer* kerbt er vor Durchtrennung der 1. Rippe den Trapezius ein. Genügt die paravertebrale Plastik nicht, um starrwandige Kavernen zusammenzupressen, so reseziert *Sauerbruch* von der Achselhöhle oder von vorn noch die I. bis 5. Rippe oder legt eine Plombe ein. Vor der Plastik empfiehlt er die Phrenicotomie als Testoperation für die andere Seite. *Sauerbruch* verfügt über 700 Fälle bis zum Jahr 1927, ohne Frage das größte Material aller Operateure. Seine Erfolge sind durch *Brunner*, *Jehn* und von ihm selbst veröffentlicht worden: Frühtodesfälle 13,2%, Spättodesfälle 16,2%, verschlechtert 1%, unverändert 3,4%, gebessert 35,2%, geheilt 24,1%, über die restlichen Fälle lag kein Bericht vor.

Die Thorakoplastik, zunächst in Deutschland ausgebaut, hat bald in der ganzen Welt Eingang als Behandlungsmethode der Lungentuberkulose gefunden, wie aus zahlreichen Veröffentlichungen der letzten 10 Jahre hervorgeht:

Saugmann verfügt über 40 Fälle nach der Sauerbruchschen Methode. 4 sind an Operationsfolgen gestorben, 6 später, 2 verschlechtert, 1 gebessert, 13 arbeitsfähig, 12 noch in Behandlung. *Bull* nimmt die erste Operation in Lokalanästhesie, die zweite, wenn Kavernen nicht vorhanden sind, in Narkose vor. Werden Spitzenkavernen nicht zum Kollaps gebracht, fügt er die Fettplombe hinzu. Von 37 Fällen 4 mal Operationstod, 7 starben später an Tuberkulose, 1 an Grippe, 7 leben noch mit den Symptomen der Tuberkulose, 11 Fälle können als geheilt bezeichnet werden, bei 7 noch zu kurze Zeit nach der Operation. *Walge* operiert sehr vorgeschrittene Fälle. Von 7 Kranken sind 6 gestorben, 1 wesentlich gebessert. *Cortés* hat bei 9 Operationen 3 Todesfälle, die übrigen Kranken gebessert. *Shortle* und *Gekler:* 2 glänzende Erfolge bei einzeitiger Operation, 2 Todesfälle. *Burnand:* 1 Todesfall bei 7 einzeitigen Operationen. *Diederichs* berichtet über 8 ausgedehnte Plastiken nach *Friedrich* (5 gute Erfolge, 2 erfolglose Eingriffe, 1 Operationstod) und über 8 Fälle von Rippenresektion nach *Wilms*, alle 8 mit gutem Resultat. *Stöcklin*, der über die durch *Schreiber* operierten Fälle berichtet, hat bei 100 Operationen eine Gesamtmortalität von 24%, gebessert 16%, geheilt 37%. Bei von vornherein schlechten Fällen war die Mortalität 60% bei 11% Heilungen, bei von vornherein guten Fällen 11% bei 55% Heilungen. *Ranzi* publiziert 12 Fälle von totaler und 7 von partieller Plastik. Von den letzteren leben 5, aber keiner in befriedigendem Zustande. Von den Totalplastiken sind 5 wesentlich, 2 mäßig gebessert. Bei 3 Fällen *Rivieres* und *Romanis*, nach *Sauerbruch* operiert, 2 mal von vornherein guter Erfolg, 1 mal erst nach Ausführung der Phrenicotomie. Bei einem Falle war eine Plombe vorher eingelegt worden, die ausgestoßen worden war. *Scharl* läßt nur fibröse Phthisen operieren, bei 7 Kranken ein Todesfall. *Jacoboeus* und *Key* machen den Vorschlag, die gesunde Seite mit einem Gipsschild, der die Atmung freiläßt, zu umkleiden und daran den komprimierenden Verband zu befestigen. Trotzdem sie überwiegend exsudative Formen operieren, wurden von 60 Kranken 50 arbeitsfähig, 19 gebessert, 5 blieben ungebessert, 5 starben nach der Operation. *Hauke* setzt sich ebenfalls für die Plastik bei exsudativen Phthisen ein. Bei 9 Fällen hatte er 4 mal Erfolg. *Brown* und *Eloesser* sahen bei 10 Fällen 3 Heilungen, 3 Besserungen, nach der Sauerbruchschen Methode operiert. *Ferrari* kombiniert die Pfeilerresektion mit der von *Archibald* vorgeschlagenen Muskelplombe, ein gut ausgelaufener Fall von schwerer progredienter Phthise. Ein

Fall *Moreaus* und *Olbrechts* verlief günstig, trotzdem im Anschluß an die untere Plastik ein Exsudat entstand und bei der oberen die Pleura einriß. *Berard* und *Dumarest* verfügen über 15 Fälle, davon 2 Todesfälle, 1 Fall erfolglos, 5 Fälle mit leidlichem, 7 mit gutem Resultat. *Lenormant* setzt sich mit Nachdruck für die operative Behandlung im Sanatorium ein. Er ist einer der wenigen Franzosen, der die überragende Bedeutung der auf deutschem Sprachgebiet geleisteten bahnbrechenden Arbeit anerkennt. *Descarpentries* operiert am sitzenden Kranken nach der Boiffinschen Methode, ohne die erste Rippe wegzunehmen, 2 offene Fälle ohne Kavernen mit gutem Erfolg. *Guilleminet* hat bei 27 Fällen 3 postoperative und einen späteren Todesfall. Einer ungebessert, 3 teilweise, 5 gute, 9 ausgezeichnete Besserungen. *Ameuille* und *Lardennois* durchtrennen zur Resektion der ersten Rippe den Ansatz des Scalenus medius, um ein größeres Stück entfernen zu können, sie lösen dabei die Spitzenpleura ab. 3 Fälle mit gutem Erfolg. *Pigger* veröffentlicht eine sehr günstige Statistik seiner von *Sauerbruch* operierten Fälle. 96% blieben am Leben, 54% waren beruflich tätig, 21% verloren ihren Auswurf. *Thearle* hat auf die Resektion der ersten Rippe bei einzeitiger Plastik mit Rücksicht auf den Allgemeinzustand des Kranken verzichten müssen. 13 eigene Beobachtungen, davon 2 Operationstodesfälle, 2 Kranke ungebessert, 6 wesentlich gebessert, 2 geheilt. *Watson* sah nach unterer Plastik einen wirksamen Kollaps auch der oberen Lungenpartien eintreten und glaubt daher in Fällen mit sehr zartem Thorax nach Ausführung der unteren Plastik zunächst abwarten zu können, ob sich die Natur nicht von selbst weiterhelfe. Ein guter Erfolg bei 7 Fällen von unterer Teilplastik, 2 Todesfälle, 5 Teilerfolge. *Lambert* operiert mehrzeitig von oben nach unten, weil die Hustenfähigkeit nach Entfernung der oberen Rippen intakt bleibt. Er erlebt den ersten mitgeteilten Fall von postoperativer Atelektase der gesunden Seite. Bei 20 eigenen Beobachtungen 3 Operationstodesfälle, 3 Spättodesfälle, einer ungebessert, 2 gebessert, 6 sichtlich aufgehalten, 5 aufgehalten, inaktiv. *Scharl* berichtet noch ein zweites Mal. Bei den ersten 6 Operierten unbefriedigende Resultate, bei den späteren 8 Erfolg mit der Sauerbruchschen Methode. *Winternitz* verfügt über 30 Plastiken ohne Todesfall bei vorsichtiger Indikationsstellung. *Denk* berichtet über 55 Fälle der Eiselbergschen Klinik mit paravertebraler Resektion. 8 Operationstodesfälle, 11 Heilungen, 8 wesentliche Besserungen, bei den übrigen keine Einwirkung bzw. keine Nachricht. In 4 Fällen war Nachoperation nötig, 1mal eine neuerliche paravertebrale Resektion, 3mal eine parasternale. In einer späteren Veröffentlichung berechnet er bei produktiven Erkrankungen die Früh- und Spättodesfälle mit 10, die Heilungen und Besserungen mit 70%; bei exsudativen Prozessen mit 50 bzw. 25%. Er ergänzt in Ausnahmefällen die übliche Lokalanästhesie durch oberflächliche Narkose, entfernt vor Vernähen der Weichteilwunde alle lädierten Muskelpartien und tupft die Wunde mit Kochsalzkompressen aus, um zurückgebliebene Knochenpartikel zu entfernen. *Archibald* (mehrere Veröffentlichungen) hat bei keinem seiner Operierten eine völlig freie, gesunde Seite gehabt. Bei einigen war sogar ein aktiver Prozeß vorhanden. Die Forderung deutscher Autoren, nur zu operieren, wenn die andere Seite frei sei, hält er für zu rigoros. Neben rein fibrösen Fällen operiert er solche, bei denen ein exsudativer Schub vorangegangen ist oder ein rasch fortschreitender exsudativer Prozeß mit drohendem Zerfall die eine Lunge vollständig einnimmt. Trotz dieser breiten Indikationsstellung hat er nur 2 Operationstodesfälle bei 45 Plastiken; 6 geheilt, 14 wesentlich gebessert, 6 gebessert, 2 verschlechtert, 12 Spättodesfälle. Bei 6 Fällen war später Ausführung der Apicolyse notwendig, dabei 3 Todesfälle. *Bacmeister* setzt sich für ausgedehnte Anwendung der Plastik in Lungensanatorien ein und empfiehlt Röntgenbestrahlung der plastizierten Lunge bis zur völligen Latenz. *Santrucek* hat die Beobachtung gemacht, daß die beim Lebenden angenommene Einseitigkeit des Prozesses durch die Sektion oft nicht bestätigt wird. 4 Todesfälle bei 9 Plastiken, von den restlichen 5 Fällen sind 2 noch nach 5 Jahren gesund. Bei 2 Fällen vermochte die Plastik nicht einmal die Perforation der Kaverne im unteren Teile des Oberlappens zu verhüten. *Losio* empfiehlt eine bequemere Methode der Resektion der ersten Rippe; die Erhaltung des Rippenperiosts hält er nicht für wichtig, dagegen die der Intercostalnerven und Intercostalmuskulatur für notwendig. *Hauke* berichtet über 2 Fälle, bei denen im Anschluß an die Resektion der 1. bis 12. Rippe von nur 62—73 cm Ausdehnung schwerste Dyspnöe auftrat, die bei dem einen der beiden Fälle zum Tode führte. Er macht dafür den nach abwärts gerichteten Zug auf die Gebilde des Mittelfelles verantwortlich. *Fonso-Gandolfo* warnt vor Forcierung der Indikationsstellung, er will die Plastik nur bei schweren Komplikationen der Lungentuberkulose angewandt wissen, wie z. B. Bronchialfistel, begleitet von eitriger Pleuritis. *Gumersindo* gibt am Tage vor der Operation Chlorcalcium, in den folgenden Tagen nur ein Expectorans. Von 9 Fällen starben 3, darunter einer an Lungenperforation bei partieller Plastik. Von den übrigen 6 wurden 2 geheilt. *Eizaguirre* wendet die hintere Resektion der 6 unteren Rippen nach vorausgegangener Phrenicotomie oder kombiniert mit dem künstlichen Pneumothorax des unteren Teiles an; 25% Heilung. *Amberson* stellt fest, daß in 5 Jahren in Amerika 1024 Tuberkulosen chirurgisch angegangen sind, während nach der Schätzung *Alexanders* 15000 geeignet gewesen wären. Alte vernarbte Prozesse der Gegenseite stellen dann eine Kontraindikation dar, wenn die Vitalkapazität unter 50% des Normalwertes gesunken ist. Dagegen hält er kleine Kavernen der anderen Seite bis 1 cm Größe nicht für eine Kontraindikation. *Bull* berichtet noch zweimal über im ganzen 92 Plastiken während der letzten 10 Jahre: 9 Patienten starben infolge der Operation, darunter mehrere, bei denen die Sektion nur submuköse Hämorrhagien im Brustfell und im Magen zeigte. 23 Spättodesfälle, Heilung bei $^1/_3$ der Plastizierten. Bei einzeitiger Operation betrug die Mortalität nur 4, bei zweizeitiger 30%, ebenso war die Operationsmortalität der rechten Seite höher als die der linken Seite. Die Länge der resezierten Rippenstücke betrug meist 130 cm. Nach der Resektion der 3. Rippe macht Verfasser stets die Apicolyse, nach welcher die Resektion der zweiten und ersten Rippe technisch leichter wird. Schwere Lungenprozesse sieht er nicht für geeignet an, dagegen hält er einseitige Nierentuberkulose nicht für eine Kontraindikation. *Sayago* und *Allende* operieren auch doppelseitige Erkrankungen, wenn die Veränderungen der anderen Seite keine Neigung zum Fortschreiten zeigen. Am Ende der Operation spritzen sie 1 ccm Alkohol in die Gegend der Intercostalnerven, um die starken Schmerzen an den Tagen nach der Operation zu verhüten. Unter 14 Fällen 5 mit tödlichem Ausgang, 4 klinisch geheilt. *Schwarz* hat unter 7 Fällen einen Todesfall, 6 Besserungen, *Bérard* unter 15 Fällen 10 negative Resultate, 14 Heilungen, *Thearle* unter 25 Kranken, bei denen 9 gleichzeitig einen Pneumothorax hatten, 5 Todesfälle, 9 Besserungen; 7 Fälle wurden stationär; bei Beginn der Plastik von oben hat er in 4 von 5 Fällen Aspirationspneumonien gesehen; später veröffentlicht er noch eine zweite Statistik über 60 Kranke: 30% Stillstand, 25% Besserung, 18% tot. *Davies* operiert unter Lokalanästhesie mit leichter Chloroformnarkose. Bei 20 Operationen 8 Heilungen, 5 Besserungen, 7 Todesfälle. *Rieppi* operiert nur in allgemeiner Betäubung. Bei apikalen Erkrankungen reseziert er nur die 5 obersten Rippen. 2 Jahre nach der Operation: 10 geheilt, 3 verstorben, 2 wesentlich gebessert. *Peters* warnt davor, daß jeder Chirurg nun anfinge, Thorakoplastiken zu machen. Je geringgradiger die Cirrhose, desto kleinere Rippenstücke sind zu resezieren. Bei 12 Fällen von ausgedehnter kaverno-cirrhotischer Phthise 4 gute Erfolge, 2 Besserungen, 3 Todesfälle, 3 noch in Behandlung. *Knopf* gibt, um die Auswurfmenge zu verringern und die Aspirationsgefahr herabzusetzen, vor der Operation reichliche Mengen von Natriumchlorid und empfiehlt bei der Nachbehandlung Hydrotherapie und Massage. Die beste Statistik, die je herausgebracht wurde, ist die 1926 von *Ziegler* veröffentlichte: bei 86 Plastikoperationen wegen unkomplizierter Lungentuberkulose ein Todesfall. Er führt die günstigen Erfolge auf seine Technik zurück, bei der er sofort den Hautweichteilschnitt nach Anästhesierung der Haut und Muskeln vornimmt und dann erst nach Freilegung der Rippen mit 2,5 ccm einer 1proz. Novocainlösung die Intercostalräume infiltriert. In einer früheren Veröffentlichung teilt er 80% Heilungen mit und gibt an, daß jeder fünfte Kranke in Heilstätten und Tuberkulosekrankenhäusern für die Operation geeignet sei. *Gravesen* hatte bei in 10 Jahren ausgeführten 157 Plastiken eine Operationsmortalität von 7,6%. 68,2% wurden arbeitsfähig entlassen, in 31,8% war das Resultat negativ infolge zu kurz dauernder Besserung oder Tod. Bacillenfrei wurden 34,7%. In 1—10 Jahren waren 40,5% voll arbeitsfähig, 11,5% arbeitsunfähig. Die Gesamttodesziffer betrug einschließlich der Operationsmortalität 45% an Tuberkulose, 3% starben an anderen Ursachen. Die im Vergleich zur Weltliteratur bessere Statistik führt der Verfasser darauf zurück, daß sämtliche Fälle in einem Spezialsanatorium operiert wurden. *Forestier* empfiehlt Jodölinjektionen, um sich über den Zustand der Plastiklunge zu informieren. *Sayé* operierte eine an kavernöser Lungentuberkulose leidende Gravida im 5. Monat mit vollem Erfolg. *Piotet* und *Urech* berichten über 31 nach *Roux* operierte Fälle; 65% wesentliche Besserung oder Heilung nach 1—7 Jahren. 13% Operationstodesfälle, 10% Spättodesfälle. *Whittemore* operiert in Lachgasnarkose. Mäßige Darmtuberkulose gilt bei ihm nicht als Kontraindikation, dagegen lehnt er Teilplastik über den Pneumothorax ab. *Lilienthal* propagiert die Herausnahme der oberen Rippen in der ersten Sitzung, da es allgemeine Regel in der Chirurgie sei, den schwierigsten Teil der Operation zuerst in Angriff zu nehmen. Der Shock der Mediastinalverschiebung sei dabei geringer, Nachteile hat er dabei nicht gesehen. In manchen Fällen ist er mit Resektion von 5—6 Rippen und Phrenicotomie ausgekommen. *Münnich* erzielt bei 2 hoffnungslosen Fällen, bei denen eine kavernöse Phthise mit starker Mediastinalverziehung vorlag, einen zufriedenstellenden, *Henius* bei 12 kavernösen Phthisen 9 mal einen guten Erfolg (3 postoperative Todesfälle). *Beule* operiert häufig in 4—5 Sitzungen und geht vorn und seitlich ein. *Divis* hat bei 17 Fällen 6 Todesfälle, 7 Besserungen, 4 Heilungen, *Milko* 30—40% Heilungen in relativ kurzer Zeit; *Arce* und *Ivanissevich* sahen bei 9 Fällen 5 Heilungen, 2 Besserungen, 2 Todesfälle. *Bonniot* verwendet zur Ausführung des Weichteilschnittes kurzen Kenelrausch und infiltriert dann die Zwischenrippenräume mit 1 proz. Scurocainlösung. Die Ansätze des Erector trunci an den Rippen durchtrennt er und zieht die gesamte Muskelmasse des Rippenstreckers auf einmal beiseite. *Head* führt die Plastik als Muskelspaltungsoperation in 3 Sitzungen aus. In der ersten Sitzung Schnitt vom medialen Abschnitt der 11. Rippe schräg aufwärts zum Angulus scapulae, in der zweiten Paravertebralschnitt von der 8. Rippe bis Spina, wobei Trapecius und Rhomboideus entsprechend ihrem Faserverlauf gespalten werden, in der 3. Sitzung Schnitt vom 2. Brustwirbeldorn schräg abwärts zur Spina scapulae. *Vos* beobachtete, daß die lateral gelegenen Kavernen durch die Operation günstiger beeinflußt werden als die medial gelegenen. *Gullbring* hatte bei 36 Fällen nach einer Beobachtungszeit von 1—7 Jahren 36% Arbeitsfähigkeit erzielt. 22% waren an Tuberkulose, 3 an anderen Krankheiten gestorben. 11% waren arbeitsunfähig, die übrigen befanden sich in Krankenhausbehandlung. *Hegner* ist für zwei- oder mehrzeitiges Operieren mit Rücksicht auf die Widerstandskraft des Patienten. Er will vor allem Zerrungen im Bereiche der Kavernen beim Operieren vermieden sehen, legt Wert auf breite Resektion der 2. Rippe bis vor den Ausatz des Scalenus post.; *Ellsworth* und *Pettis* glauben, daß man mit zunehmender Erfahrung den Eingriff nicht als letzte Zuflucht, sondern auch bei frischen Fällen vornehmen wird, wenn der Prozeß trotz Ruhebehandlung seine Aktivität nicht verliert. Bei 6 Fällen, unter denen sich 5 mit mißlungenem Pneumothorax befinden, günstiger Einfluß auf den Allgemeinzustand und die Lungensymptome. *Schröder* und *Michelsson* verfügen über 22 Plastiken, und zwar 17 bei vorwiegend produktivcirrhotisch-kavernösen, 5 bei exsudativ-kavernösen Prozessen; 4 starben, in 15 Fällen erhebliche Besserung. *Maendl* berichtet über 28 Totalplastiken, von denen 7, gleich 26%, gestorben, 2, gleich 7%, verschlechtert, 3, gleich 11%, fraglich, 10, gleich 38%, gebessert und 4, gleich 15%, geheilt sind. *Graf* fordert bei starrwandigen Höhlen im Obergeschoß Entfernung der 1. Rippe bis in den Bereich des Knorpels hinein. Ferner empfiehlt er die paradoxe Atmung der ihres Rippenhaltes beraubten Lunge und den mit der Durchtrennung der Rippen einsetzenden Shock dadurch zu vermeiden, daß die vom Periost entblößten Rippen mit Gazekompressen fest unterstopft und erst am Schluß zusammen reseziert werden, ein Verfahren, das in ähnlicher Form von *Bonniot* empfohlen wurde. *Girode* und *Cournand* beschreiben einen Fall von akut verlaufender Tuberkulose mit hektischem Fieber bei Infiltration der ganzen linken Seite und großer Spitzenkaverne mit gutem Verlauf nach der Plastik. Über einen ähnlichen Fall von käsiger Pneumonie mit günstigem Ausgang nach Resektion von 6 Rippen verfügt *Curti*. *Rutkowski* erzielte bei 8 Fällen mit zweizeitiger Operation nach vorangegangener Exhairese entweder vollständige Heilung oder wesentliche Besserung. *Lubich* sieht in dem Liegen der Kaverne in der Medioclavicularlinie eine Kontraindikation; ein erfolgreicher Fall. *Morin*, *Cardis* und *Picot* hatten in 15 Fällen 5 Heilungen, 7 Besserungen, 2 Todesfälle. *Fischel* will die Erfolge durch überlegte Indikationsstellung gebessert sehen. *Gjessing* verfügt über 103 Plastiken in 8 Jahren. Die ersten 26 in Lokalanästhesie, die letzten 77 in Narkose. In den ersten 3 Jahren starke, später geringe Mortalität, und zwar ist die Mortalität bei ihm bei den Narkosefällen geringer als bei den Fällen, bei denen Lokalanästhesie angewandt wurde. Bei rechtsseitiger Operation an Männern stirbt ein Viertel im Anschluß an die Operation. Nach 3—7 jähriger Beobachtung waren arbeitsfähig 38,5%, teilweise arbeitsfähig 11,5%, gebessert, aber nicht arbeitsfähig 5,8%, vorübergehend gebessert 1,9%, gestorben 42,4%. Er empfiehlt zum Ablösen des Periosts das Tandbergsche stumpfe, gebogene Raspatorium, das mit einer Sperrknaste für die Rippenkante versehen ist. *Berry* engt von oben nach unten ein, um die Kraft des Aushustens zu wahren; 5 Aspirationspneumonien. Eine wesentliche Rolle spielt nach dem Verfasser unter den Operationsfolgen die massive Atelektase, hervorgerufen durch Verstopfung eines Lappenbronchus mit zähem Sekret, das durch das Bronchoskop beseitigt werden kann. Bei 93 Patienten 130 Rippenresektionen, in 23 Fällen einzeitig. *Faltin* berichtet über 8 Fälle und warnt vor Ausführung der Operation bei sehr nervösen, pastösen und überernährten Patienten. *H. Jessen* hält die Prognose des Eingriffes für um so besser, je kürzer die vorhergehende Intoxikationsperiode ist, daher frühzeitiges Vorgehen. Bei 25 Fällen im Jahre 1927 geheilt 68%, gestorben 32%. Er schließt daraus, daß die Plastik entweder zu einem vollen Erfolg oder ungünstigem Ausgang führt. Später berichtet er über 70 Plastiken, bei denen nur 3 Operationstodesfälle eintraten, die auf Versagen der Herzkraft zurückzuführen sind. Er hält daher genaue Herzfunktionsprüfung für notwendig. *Öhmann* berichtet über 15 Fälle mit Sauerbruchscher Technik, davon starben im Anschluß an die Operation 4, später 7, die übrigen gebessert oder geheilt. *Perera* macht, um der nachträglichen Wiederentfaltung der Lunge vorzubeugen, eine Interperiostalnaht; er vereinigt die abgelösten Rippenperiostblätter in der Absicht, eine starre zusammengezogene Wand zu erzielen, die die beste äußere Kompression darstellt. *Curti* führt bei zweizeitiger Operation im Intervall die Exhairese aus; unter 15 Fällen kein Operationstodesfall. *Duval, Quénu, Welti* resezieren in der Axillarlinie, weil keine größeren Muskelmassen verletzt werden, sich die Operation unblutiger gestaltet und die postoperative Skoliose verhütet wird. *Bettmann* veröffentlicht einen Fall mit früherem Pneumothorax und gutem Erfolg, zweizeitig operiert. *Picot* und gleichzeitig *Piotet* und *Urech* beschreiben die Technik nach *Roux*, der auf die Durchtrennung der mittleren und oberen Trapeziusmuskulatur verzichtet und sich zur 1.—4. Rippe intrathorakal Zugang verschafft, indem er die Lungenkuppe hinten vorsichtig stumpf von der knöchernen Brustwand löst, das Schulterblatt mit den entsprechenden Muskelmassen hochhebt und die Rippe unter Stehenlassen des Periosts mit genügend langen Zangen reseziert. *F. Jessen* berichtet über eine Plastizierte, die 5 Jahre nach der Plastik eine Geburt ohne Störung durchmachte. *Maurer* sah bei 25 Plastiken in 38 Operationen nach der Sauerbruchschen Methode an Zwischenfällen eine starke arterielle Blutung und eine Luftembolie, ein Todesfall nach der Operation. Mit *Rolland* gemeinsam beschreibt er 3 Fälle von partieller oberer und einen Fall von totaler Plastik bei kavernösem Prozeß; 2 Heilungen, eine Besserung, ein gutes Resultat bei Totalplastik. Die Verfasser legen Wert auf ausgedehnte Resektion der Rippen und verbinden die hintere Plastik bei umfangreichen, kavernösen Prozessen mit Resektion vorderer Rippenstücke. Mit *Coulaud* gemeinsam führen sie einen derartigen in 3 Sitzungen operierten Fall, bei dem aber nur eine Verkleinerung der Kaverne erreicht wurde, an. Mit *Rist* gemeinsam beschreibt *Maurer* einen Fall von Totalplastik mit 140 cm resezierter Rippenlänge und Verschwinden des bacillenhaltigen Auswurfs. *Eizaguirre* führt stets die Exhairese aus, um sich über Schrumpfungstendenz und Tragfähigkeit des Mediastinums zu orientieren. Zur Vorbereitung für die Operation fordert er 14tägige Bettruhe, Pulskontrolle und Blutdruckmessung. Bei Patienten, die nicht 20 Sekunden den Atem anhalten können, lehnt er die Operation ab. Auch *Redaelli* führt gleichzeitig oder später in allen Fällen die Exhairese aus; 4 Todesfälle bei 23 Plastiken. *Orszagh* behauptet an der Hand des Materials einer großen Volksheilstätte, daß das Indikationsgebiet der Plastik wegen der ungeheuren Gefährlichkeit und wegen des nur ausnahmsweise erzielten Erfolges aufs engste einzuschränken sei. *Thomsen* sah bei Oberlappenteilplastiken gute Erfolge. Zur Stützung des Herzens kann die 10. Rippe stehenbleiben, ohne daß der Kollaps leidet. *Heidrich* veröffentlicht die Ergebnisse von 27 Patienten aus der Küttnerschen Klinik. Allen Fällen ging Pneumothoraxversuch voraus. Alle Operationen werden stets in Lokalanästhesie, möglichst in einer Sitzung vorgenommen. Von der ersten Rippe werden 4—5 cm reseziert, Korrekturplastiken oder Plomben sind bei ausgiebiger Rippenresektion nie nötig. Postoperative Mortalität 14,8%, von den restlichen 23 Fällen starben 5 im Verlaufe des ersten Jahres an Aspirationsaussaat auf der gesunden Seite. Bei den noch lebenden 18 Fällen 14 praktische Heilungen, davon 10 voll erwerbsfähig im alten Beruf, 4 arbeitsfähig nach Berufswechsel. *Maendl* berichtet über eine Kranke mit linksseitiger kavernöser Phthise, bei der nach Pneumothoraxversuch Phrenicoexhairese und Totalplastik vorgenommen wurde. Einige Monate später wird wegen kavernöser Einschmelzung auf der anderen Seite Entspannungspneumothorax angelegt, der 8 Monate unterhalten wird. Nach anfänglicher Besserung letaler Ausgang. *Flick* referiert über die amerikanischen Erfahrungen der letzten Zeit. Die Plastik wird vorwiegend in kombinierter Schmerzstillung ausgeführt, indem zur üblichen Lokalanästhesie eine leichte Stickstoffoxyd-Sauerstoffnarkose hinzugenommen wird, die den Hustenreflex nicht lähmt. 37% Heilungen, 24% Besserungen. Über mit das größte amerikanische Material verfügt wohl *Archibald*, der über 96 Plastiken bei Lungentuberkulose ohne Pneumothorax berichtet. Nach seiner Erfahrung gibt die Plastik nur Erfolge bei cirrhotischen Fällen, die fieberfrei sind. 30 gute Fälle mit 4,2% Operationsmortalität und 67% Heilungen, 45 zweifelhafte Fälle mit 6,6% Operationsmortalität und 38% Heilungen, 21 schlechte Fälle mit 40% Operationsmortalität und 15% Heilungen. Demnach beträgt seine Operationsmortalität ungefähr 12%. *Hellsing* führt 40 Fälle an, die in den letzten 10 Jahren in einem skandinavischen Sanatorium operiert wurden. Bei frischen, besonders exsudativen Fällen waren die Resultate schlecht. Von 8 starben 5 nach der Operation, bei den restlichen Fällen trat keine Besserung ein. Gering war der Erfolg auch bei größeren Spitzenkavernen, bei denen es fast nie gelang, die Kaverne vollkommen zum Kollaps zu bringen. Zufriedenstellende Resultate sind nur bei chronisch-indurierenden Fällen erzielt worden. Ein 58 jähriger Kranker vertrug die Operation und war nach einem halben Jahre wieder arbeitsfähig.

Die Durchsicht der Literatur, die sich in den letzten 10 Jahren über die Thorakoplastikoperation angesammelt hat, ergibt, daß günstigstehfalls mit einem Drittel Heilung, einem Drittel Besserung gerechnet werden kann, und daß bei den restlichen Fällen ein ungünstiger Ausgang bei der Operation oder ein späterer Mißerfolg in Kauf genommen werden muß.

Es ist daher selbstverständlich, daß die Indikation zur Plastikoperation nur nach längerer klinischer Beobachtung und unter strenger Kritik gestellt werden darf.

Voraussetzung ist die Aussichtslosigkeit jeder anderen Therapie. Erst wenn längere Heilstättenkuren nicht zum Ziele geführt haben, die Pneumothoraxbehandlung ergebnislos gewesen oder an Verwachsungen gescheitert ist, darf man eine Plastikoperation in Erwägung ziehen. Es ist jedenfalls nicht angängig, wie es seitens einzelner Lungenchirurgen geschehen ist, die Plastikoperation als Methode der Wahl an Stelle der Pneumothoraxbehandlung zu empfehlen, weil die Pneumothoraxtherapie ein umständliches, längere Zeit in Anspruch nehmendes Verfahren sei und weil bei ihr in vielen Fällen angeblich ein Empyem auftrete. Der große Vorteil des vorübergehenden Kollapses der kranken Lunge beim Pneumothorax ist der, daß bei Verschlechterung der anderen Seite die Kollapsbehandlung eingestellt oder ein doppelseitiger Pneumothorax durchgeführt werden kann, während durch die Plastik unveränderliche Verhältnisse geschaffen werden. Eine Erkrankung der anderen Seite nach der Plastikoperation gibt stets eine ungünstige Prognose, wenn man auch versuchen kann, durch einen Entspannungspneumothorax des Prozesses der anderen Seite Herr zu werden. 5 derartige Fälle sind bisher veröffentlicht worden. Wir selber behandelten kürzlich einen solchen, auswärts operierten Fall mit gutem Kollaps auf der plastizierten Seite und frischer pflaumengroßer Kaverne auf der anderen, die sich rasch vergrößerte. Leider ergab die Spirometerkurve eine so starke Einschränkung der Vitalkapazität, insbesondere der Reserve- und Komplementärluft, daß ein Entspannungspneumothorax nicht riskiert werden konnte. Wer je einen so verzweifelten Fall erlebt hat, wird den großen Vorteil beim Pneumothorax schätzen lernen, der darin liegt, daß man den Kollaps jederzeit beseitigen kann, ein Vorteil der den Nachteil der längeren und für den Berufstätigen gewiß unbequemen Behandlung bei weitem aufwiegt. Die Empyemgefahr beim künstlichen Pneumothorax, welche die oben erwähnten Lungenchirurgen gegen den Pneumothorax und für die Plastik ins Feld führen, ist nach unseren Erfahrungen nicht so groß, da wir bei 800 Pneumothoraxkranken mit über 40000 Nachfüllungen kein einziges Empyem erlebt haben, das auf die Pneumothoraxbehandlung zu beziehen gewesen wäre. Wir haben lediglich 2 günstig ausgelaufene Empyeme, über die schon an anderer Stelle berichtet ist, bei offener Strangdurchtrennung gesehen. Die Anschauungen der Lungenchirurgen in diesem Punkte sind nur so zu erklären, daß eben nur diejenigen allerungünstigsten Fälle, welche in ein Empyem ausgeklungen sind, in ihre Behandlung kamen. Mit Rücksicht auf die zeitliche Begrenzung des Kollapses und die gar nicht vergleichbare Operationsmortalität wird der Pneumothorax immer die ungefährlichere Methode bleiben, zu der sich der Kranke auch eher entschließen wird. Schließlich ist zu berücksichtigen, daß der bei der Plastik erzielbare Kollaps doch im Durchschnitt nur $^3/_4$ desjenigen eines kompletten Pneumothorax beträgt, wie *Brauer* hervorgehoben hat. Es ist also für die Indikationsstellung als erster Punkt zu fordern, daß jeder Plastikoperation eine erfolglose Pneumothoraxbehandlung oder ein vergeblicher Pneumothoraxversuch vorangegangen ist. Bei unseren 36 Plastikfällen, über die wir hier berichten wollen, ist 18mal eine kürzere oder längere Pneumothoraxbehandlung vorangegangen, ohne den gewünschten Erfolg erzielt zu haben, 18mal wurde ein vergeblicher Pneumothoraxversuch gemacht.

Dagegen kann es zweifelhaft sein, ob man der Plastik einen Versuch mit der Plombierung oder Phrenicoexhairese voranschicken muß, um alle therapeutischen Möglichkeiten vor dem großen Eingriff erschöpft zu haben, vorausgesetzt, daß der Fall sich dazu eignet.

Wir verfügen zwar über einige wenige Fälle, bei welchen statt der Plastik die Plombierung vorgenommen wurde, weil die betreffenden Kranken die Plastik ablehnten, und bei welchen die Plombe zunächst genügte, um Bacillenfreiheit und Verkleinerung der Kaverne zu erzielen; in anderen Fällen jedoch wurde mit der Plombe unnötig Zeit verloren. Die Plombenoperation ist jedenfalls in ihrer Auswirkung viel zu unsicher, als daß man ihre Anwendung vor der Plastik fordern müßte.

Die Phrenicoexhairese ist bei 6 von unseren 36 Fällen der Plastik vorangegangen, 2mal, um den noch bestehenden Pneumothorax in seiner Wirkung zu verstärken, 4mal als selbständige Operation nach aufgegebenem bzw. vergeblichem Pneumothorax. Bei Fällen von mittlerer Ausdehnung, bei denen die Operation nicht eilt, kann ein Versuch mit der Phrenicoexhairese vorangeschickt werden, weil in Ausnahmefällen die Plastik möglicherweise erspart wird. Auf keinen Fall darf man sich aber von der Phrenicoexhairese bezüglich Kavernenheilung sehr viel versprechen und regelmäßige Nachkontrolle solcher Fälle ist notwendig, um den Zeitpunkt zur Plastik nicht zu verpassen. Als Testoperation für die gesunde Seite, die Phrenicoexhairese regelmäßig vor der Plastik auszuführen, lehnen wir ab, weil wir die Beobachtung gemacht haben, daß bindende Schlüsse auf die Tragfähigkeit der anderen Seite daraus nicht gezogen werden können und weil wir Störungen der Atemtätigkeit häufiger da erlebt haben, wo die Exhairese vorangegangen war.

Man wird also vor der Plastikoperation den Versuch mit Plombierung und Phrenicotomie nicht verlangen können. Ob sie in dem einen oder anderen Falle vor der Plastik indiziert sind, wird sich vorwiegend nach der Lokalisation und Ausdehnung des Krankheitsherdes richten. Eine schematische Reihenfolge, wie sie *Bacmeister* empfiehlt: allgemeine Kur, Pneumothorax, Phrenicotomie, Plastik, kann man nicht einhalten.

Präzise Angaben für die Indikation selbst, lassen sich nicht geben, sie ist Erfahrungs- und Gefühlssache, da jeder Fall seine Besonderheiten hat. Wir wollen aber unsere bisher geübte Indikationsstellung an der Hand einiger typischer Fälle kurz umreißen. Die Plastik ist indiziert:

1. Bei schweren, ausgedehnten, einseitigen, kaverno-cirrhotischen Phthisen, bei welchen trotz starker Schrumpfung und Einziehung der befallenen Brusthälfte die Kavernen sich nicht geschlossen haben, Bacillen ausgeschieden werden und der Prozeß nicht zur Ruhe kommt (Fall 1 und 2, Abb. 30—35).

2. Bei einseitigen, kavernösen Prozessen von erheblicher Ausdehnung, bei welchen die Kavernen auf andere Weise nicht beeinflußt werden können (Fall 3 und 4, Abb. 36—41).

3. Bei mittelschweren, produktiv-cirrhotischen Phthisen mit starker Mittelfellverziehung, wenn durch die hochgradige Mediastinalverschiebung eine Herzinsuffizienz droht und der Kranke im Allgemeinzustand zurückgeht (Fall 5, Abb. 42—44).

4. Bei einseitigen Mischformen, wenn durch starke Blutungen oder andere Zwischenfälle, die auf keine andere Weise beeinflußt werden, das Leben unmittelbar bedroht wird (Beispiel für vorwiegend produktive Prozesse Fall 6, Abb. 45 bis 47, für vorwiegend exsudative Prozesse Fall 7, Abb. 48—50).

5. Bei unvollständigem Pneumothorax, der trotz genügend langer Durchführung große Kavernen nicht zur Abheilung gebracht hat, weil flächenhafte Adhäsionen bestehen (Beispiel für unteren Pneumothorax Fall 4, Abb. 39—41, für oberen Pneumothorax Fall 8, Abb. 51—53).

Selbstverständlich ist die Totalplastik außerdem indiziert bei einem Pneumothoraxempyem, für das wir aber aus oben erwähnten Gründen kein Beispiel anführen können.

Die Teilplastik ist indiziert bei umschriebenen Prozessen des Ober- oder Unterlappens, wenn die Totalplastik wegen schlechten Allgemeinzustandes dem betreffenden Kranken nicht zugemutet werden kann und nur geringe Sputummengen vorhanden sind. Insbesondere kommen hier in Frage isolierte starrwandige Kavernen mit cirrhotischem Gewebe bei Freisein der übrigen Lungenteile (Beispiel für eine derartige Oberlappenteilplastik Fall 9, Abb. 54—56, für eine derartige Unterlappenplastik Fall 10, Abb. 57—59). Man muß sich aber darüber klar sein, daß in solchen Fällen kein weitgehender Kollaps erzielt wird und daß bei der Oberlappenplastik die Gefahr der Aspirationspneumonie im Unterlappen groß ist.

Als Kontraindikation gelten für uns höheres Lebensalter über 45 Jahre, hochfiebernde und stark progrediente Prozesse, allgemeine Kachexie, mittelschwerer und schwerer Diabetes, Herzinsuffizienz mit Dyspnoe, Cyanose oder Ödemen, chronische Nephritis, amyloide Degeneration der Nieren, Nierentuberkulose, Darmtuberkulose, toxische Durchfälle, erhebliche tuberkulöse Knochenherde. Dagegen bilden isolierte Caries eines Knochens mit guter Heilungstendenz,

Kehlkopftuberkulose, wenn keine erheblichen Schluckbeschwerden bestehen und kein tiefgreifender Zerfall stattgefunden hat, keine absolute Kontraindikation.

Wichtig zu bestimmen ist, ob die durch die toxische Erkrankung wohl in jedem Falle geschädigte Herzkraft noch für den Eingriff genügt. Eine sorgfältige Herzfunktionsprüfung ist erforderlich. Puls, Blutdruck und Atmung müssen nach Belastung des Herzens durch bestimmte Bewegung, wie Treppensteigen, Kniebeugen usw., geprüft werden. Dabei bewährt es sich, wenn ein für allemal eine bestimmt dosierte Bewegung, z. B. das rasche Auf- und Absteigen auf ein und derselben Treppe in bestimmter Zeiteinheit, vorgenommen wird und die Ergebnisse von Puls, Blutdruck und Zahl der Atemzüge danach kurvenmäßig fest-

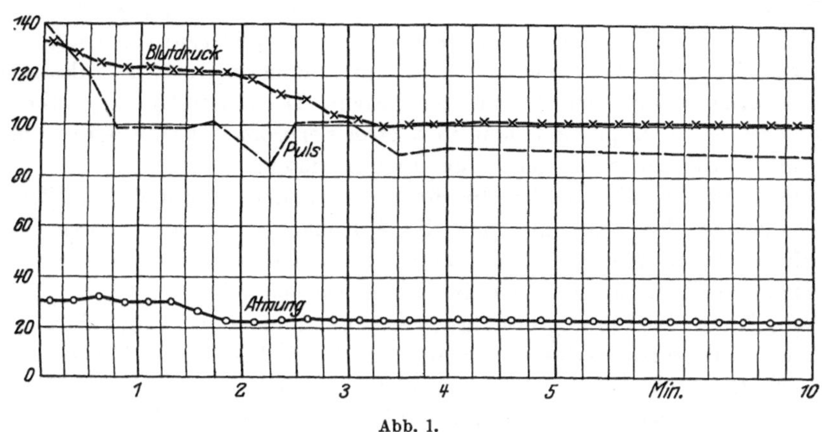

Abb. 1.

gelegt werden (Abb. 1, Kurve einer Patientin, deren Herzfunktionsprüfung ein noch ausreichendes Resultat ergab). Puls und Atmung werden dabei alle $^1/_4$ Minuten, Blutdruck alle Minuten bestimmt. Die Kurve beginnt bei Beendigung der dosierten Bewegung.

Schwieriger zu beurteilen ist, ob die andere Seite die Belastung durch eine Plastik verträgt. Bei Zeichen von Progredienz und selbst nur geringem Zerfall kann der Eingriff nicht gewagt werden. Ältere Spitzenherde, ganz geringe Streuungen mit scharfer Umrandung der einzelnen Herde lassen die Plastik zu. Zurückhaltend sind wir in der Beurteilung von selbst geringen Veränderungen geworden, wenn dieselben im Mittelfeld sitzen. Gute Serienaufnahmen und mehrfache Ausschnittröntgenogramme können bei zweifelhaften Fällen Klarheit schaffen. Kontraindiziert ist die Plastik auf alle Fälle bei erheblicher Schwartenbildung auf der anderen Seite.

Eine Vorbereitung zur Operation durch mehrwöchentliche Bettruhe und Verabreichung von Digitalispräparaten halten wir nicht für erforderlich und auch nicht für zweckmäßig. Mehrwöchentliche Bettruhe vor der Operation erhöht die Decubitusgefahr nach der Operation. Ein vor der Operation digitalisiertes Herz kann nach der Operation nicht in genügendem Maße angepeitscht werden. Dagegen legen wir Wert auf gute Expektoration vor der Operation, wenn der Kranke viel Sputum hat.

Ausgeführt wird die Operation in Lokalanästhesie. Bei sehr ängstlichen Patienten haben wir mehrmals ganz leichte Allgemeinnarkose mit Äther zugefügt, meist genügt aber schon, vorausgesetzt, daß die Lokalanästhesie gut ist, Ablenkung des Patienten durch ständige Unterhaltung der den Arm haltenden Schwester mit ihm, um ihn die Operationsshockwirkung weniger empfinden zu lassen. So sehr die tiefe Allgemeinnarkose im Interesse der Psyche des Patienten erwünscht wäre, halten wir die Gefahr der Aspiration durch schlechtes Abhusten für zu groß, als daß wir es gewagt hätten, sie nach dem Vorgange anderer Autoren prinzipiell anzuwenden. Aus demselben Grunde hat sich auch die Avertinnarkose, auf die große Hoffnungen gesetzt wurden, in der Thoraxchirurgie nicht einbürgern können. Die von den Amerikanern viel benutzte Lachgasnarkose lenkt den verantwortlichen Operateur zu sehr ab. Dagegen scheint, worauf *Thomsen* hinweist, die Ombredannenarkose mit höherem Kohlensäuregehalt, dadurch vermehrter Reizung des Atemzentrums und sehr geringen Narkotikummengen bei Plastikoperationen eine Zukunft zu haben. Die zweizeitige Anästhesie, zuerst von *Saugmann* empfohlen, dann von *Ziegler* erprobt, hat sich bei uns bis jetzt als die am wenigsten schädigende Methode erwiesen.

Eine halbe Stunde vor der Operation erhält der Patient 0,01 g Pantopon. Nach Jodierung der Haut, die auch die Achselhöhle und den halben Oberarm mit umfassen muß, wird der Schnitt 6 cm seitlich der Dornfortsätze angezeichnet, dann Haut- und Muskelschichten in dieser Gegend mit $^1/_2$% Novocainlösung infiltriert. Nach Ausführung des Hautweichteilschnittes, der möglichst in einem Zuge, um unnötige Blutverluste zu vermeiden, bis zu den tieferen Muskelschichten gehen soll, fließt die Anästhesieflüssigkeit zum großen Teil wieder ab. Nach Freilegung des Brustkorbes durch manuelle Lösung der noch haftenden Muskelfasern, wird das Operationsfeld durch Einsetzen von 6 zinkigen Haken zugänglich gemacht. Jetzt erst erfolgt Leitungsanästhesie der Interkostalnerven im hinteren Rippenbogen mit 5 ccm 1 proz. Novocainlösung bis zur Quellung der Muskulatur. Da bis zum Wirksamwerden dieser Leitungsanästhesie eine Pause eintreten muß, werden die beim Hautweichteilschnitt gefaßten, spritzenden Gefäße nunmehr unterbunden. Daraufhin Freipräparierung der Rippen, Ablösen des Periosts unter weitgehender Schonung der Muskelansätze und Resektion der Rippen in der bei der Brauerschen Methode üblichen Weise. Je nach dem Zustande des Patienten wird die Operation ein- oder zweizeitig ausgeführt, jedoch geben wir der zweizeitigen Methode im Zweifelsfalle stets den Vorzug, weil die Gefahr für den Patienten geringer ist und wir nach Einführung der oberflächlichen Zusatznarkose Schwierigkeiten mit den Patienten bei der 2. Operation nicht erlebt haben. Bei Herausnahme der obersten Rippen versuchen wir, wie es *Brauer* empfiehlt, den Trapezius aus funktionellen und kosmetischen Gründen möglichst zu schonen. Pleuraverletzungen haben wir nur einmal bei einer Patientin erlebt, bei welcher sich durch eine vorausgegangene Rippenresektion starke Callusmassen gebildet hatten. Die Pleura wurde genäht, spätere Komplikationen traten nicht auf. Besonderen Wert legen wir auf die Resektion der Rippen möglichst nahe am Querfortsatz, weil davon der Erfolg der Operation bezüglich des Lungenkollapses abhängt; hierbei soll möglichst die Schwedenscheere Verwendung finden. Die langen Rückenmuskeln müssen, um dicht am Querfortsatz durchtrennen zu können, gut beiseite gezogen werden. Je schonender aber dabei verfahren wird, je leichter gestaltet sich die Nachbehandlung. Sie beginnt bereits nach sorgfältiger Naht der Muskeln, Fascie und oberflächlichen Weichteile bei Anlegung des Heftpflasterverbandes. Je straffer und sorgfältiger dieser angelegt wird, desto mehr erleichtert man dem Kranken das so wichtige Abhusten. Gummizüge in den Heftpflasterverband einzunähen, wie *Sauerbruch* empfiehlt, halten wir nicht für erforderlich, dagegen sorgfältige Reinigung der Haut mit Äther oder Chloroform vor Anlegen der Heftpflasterstreifen. Das Abhusten wird erleichtert ferner durch regelmäßige, zur Linderung der Schmerzen morgens und abends in den ersten Tagen verabreichte Pantoponspritzen und dadurch, daß die pflegende Schwester die operierte Seite bei jedem Hustenstoß wirksam stützt. Unmittelbar

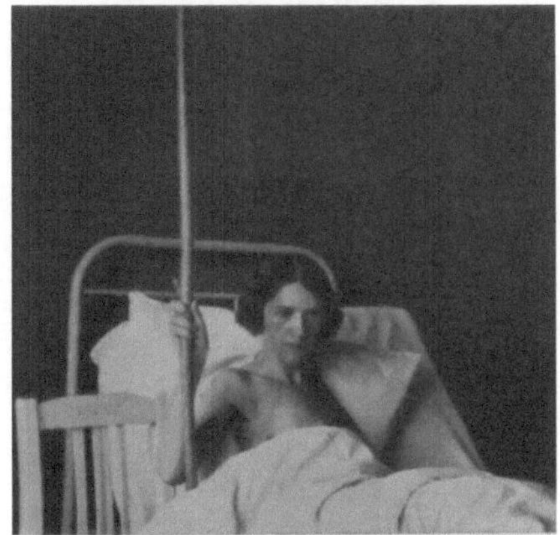

Abb. 2.

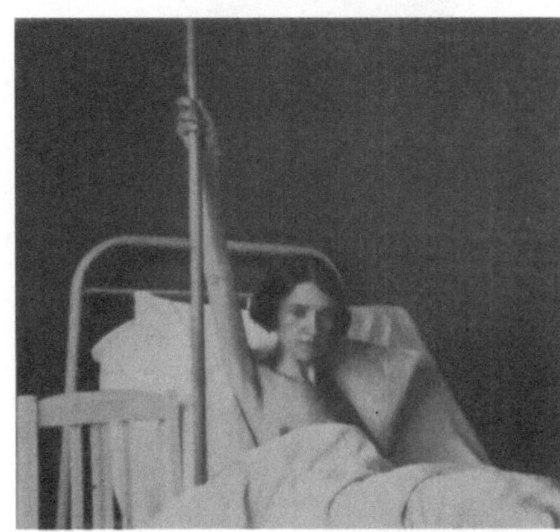

Abb. 3.

nach der Operation erhält der Kranke einen Tropfeinlauf mit physiologischer Kochsalzlösung, der 1 ccm Digalen beigemischt ist. Ferner wird in den ersten Tagen abwechselnd Coffein und Cardiazol verabreicht. Der in die Wunde eingeführte Gummidrain und die Fäden werden am 8. Tage entfernt.

Am 3. Tag nach der Operation wird bereits mit passiven und aktiven Bewegungen des Armes der operierten Seite begonnen. Zunächst kommen nur Kletterübungen der Hand (Abb. 2 und 3) und langsames Aufsetzen im Bett in Frage. 8—10 Tage nach der Operation muß die Armmuskulatur so weit wieder hergestellt sein, daß die Hand zum Haarmachen gebraucht werden kann. Sobald der Kranke aufsteht, wird die von *Brauer* empfohlene Übung durchgeführt, bei welcher auf den Kopf des Kranken ein Sandsack appliziert wird, der abwechselnd mit der rechten und linken Hand gehalten wird. Der Patient geht dabei mit durchgedrückter Lendenwirbelsäule im Zimmer umher (Abb. 4). Mit dem allmählichen Kräftigerwerden des Patienten schließen sich folgende Übungen[1] an, die wir ausführlicher beschreiben, weil es an Veröffentlichungen darüber fehlt:

1. Armheben und Senken vorwärts, seitwärts, rückwärts (Abb. 5).

---

[1] Die Übungen sind gemeinsam mit unserer früheren Mitarbeiterin, Frau Dr. *Botevogel,* aufgestellt.

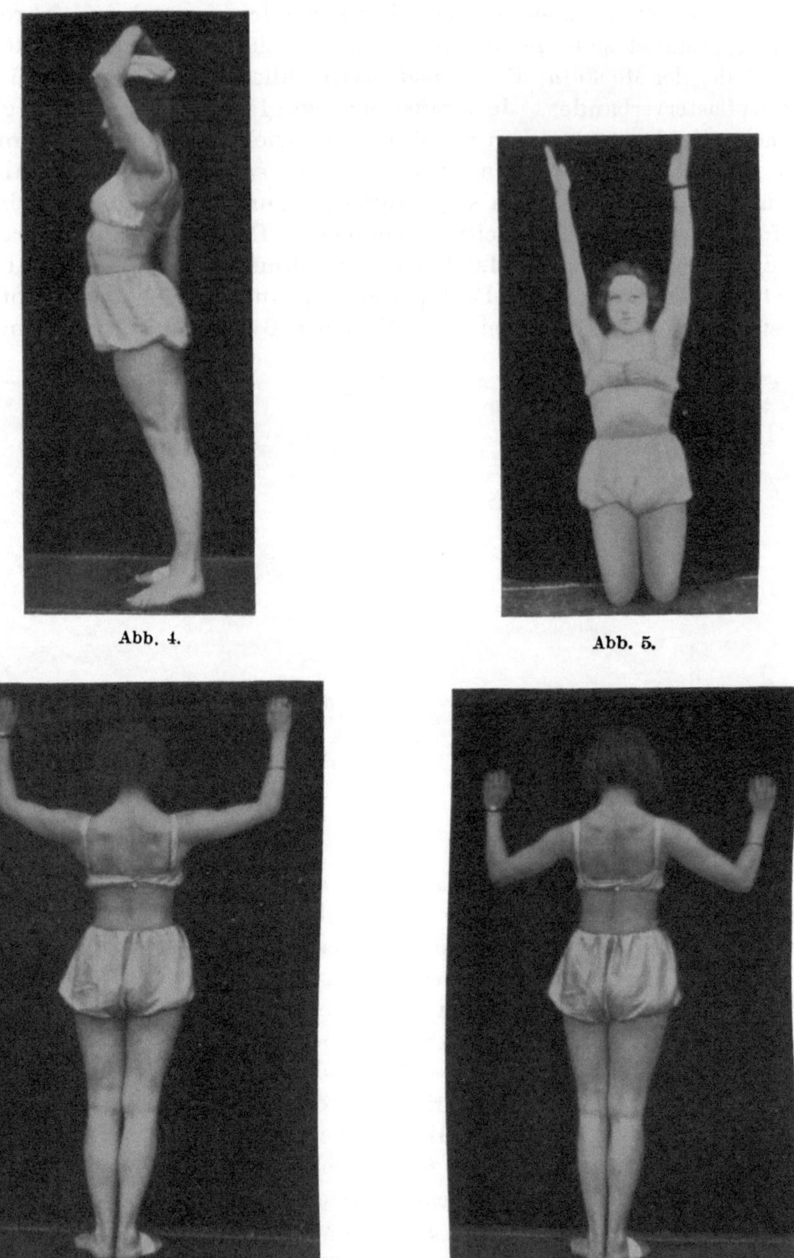

Abb. 4.   Abb. 5.

Abb. 6.   Abb. 7.

2. Trapeziusübung: der Kranke faßt die erhobenen Arme der mitübenden Schwester und versucht sie herunter und an sich heranzuziehen (Abb. 6 und 7 zeigen, wie dabei der Trapezius sich kontrahiert).

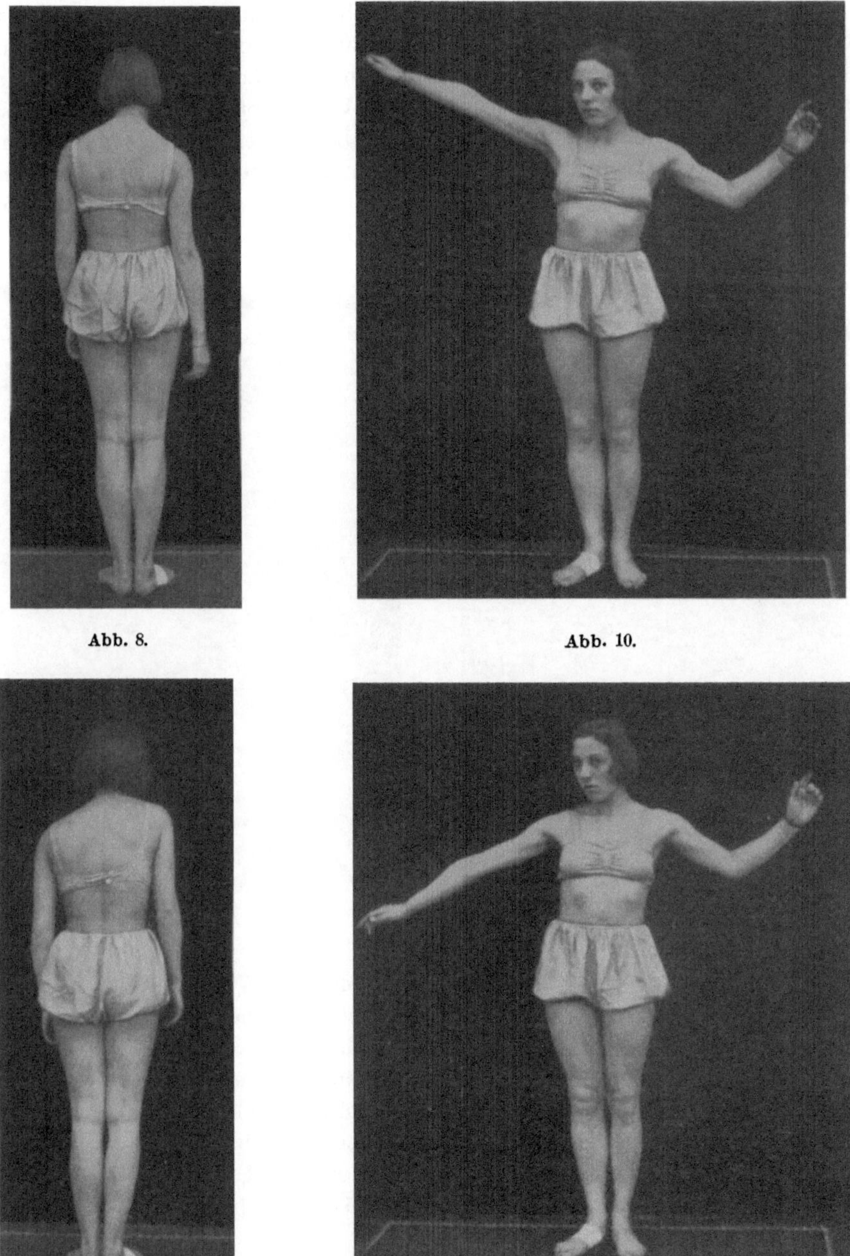

Abb. 8.

Abb. 10.

Abb. 9.

Abb. 11.

3. Schulterkreisen mit herabhängendem und ausgestrecktem Arm (Abb. 8—11).

4. Beckenverschiebung (Abb. 12 und 13 lassen die dabei eintretende Beweglichkeit der Wirbelsäule erkennen). Im Stehen und im Sitzen.

5. **Künstliche Skoliosenbildung.** Sowohl beim Stehen wie beim Sitzen wird ein Sandsack oder hartes Kissen unter den gesunden Fuß bzw. unter die gesunde Gesäßhälfte geschoben. Dadurch wird eine künstliche Lordose der Lendenwirbelsäule nach der kranken und eine konsekutive Verschiebung der Brustwirbelsäule nach der gesunden Seite zu gebildet. Diese Übung dient dazu, einer schon beginnenden postoperativen Skoliose, die sich im Brustteil stets nach der kranken Seite zu entwickelt, entgegenzuwirken, und kann in sitzender Stellung, wenn Gefahr im Verzuge ist, schon in den ersten 8 Tagen nach der Operation im Bett

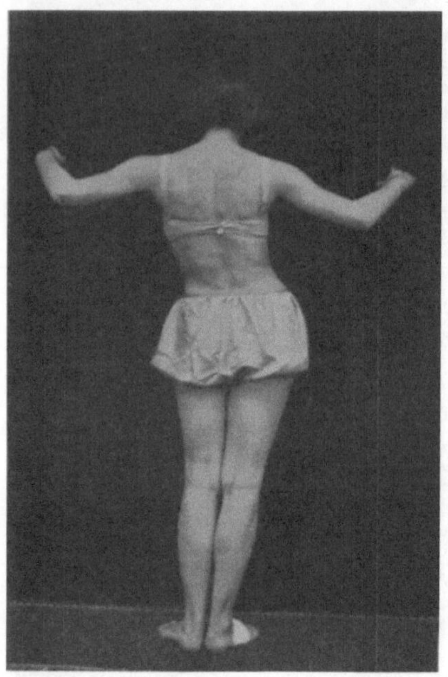

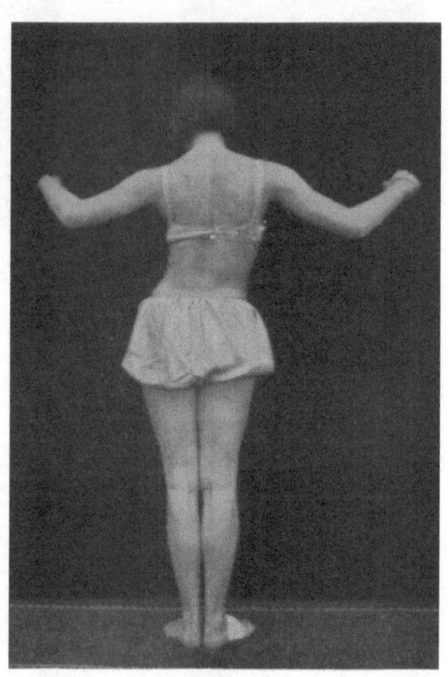

Abb. 12. Abb. 13.

angewandt werden (Abb. 14—17). Die Kontrolle der Wirbelsäule muß täglich von Anfang an vorgenommen werden, da die ersten Wochen häufig das Schicksal des Kranken bezüglich Skoliosenbildung entscheiden.

6. **Spirale im Stehen, Knieen und, wenn möglich, auch passiv im Liegen.** Hierdurch tritt eine gute Lockerung der gesamten Rückenmuskulatur ein, die den Spannungen der Muskulatur entgegenarbeitet (Abb. 18—22).

7. **Heben und Senken des Oberkörpers in Bauchlage** (Abb. 23). Diese und die folgende Übung kommen nur für die Zeit 5—6 Wochen nach der Operation in Frage.

8. **Drehen der Wirbelsäule durch seitliche Pendelbewegung der Beine in Rückenlage** (Abb. 24—26).

Es kommt bei einer richtigen Nachbehandlung darauf an, die gestörte Muskelfunktion rechtzeitig wiederherzustellen durch Förderung des Muskelgleichgewichtes und Beseitigung der Spannungen, die nach Aufhebung der Kontinuität des Thoraxgerüstes entstehen. Die Übungen müssen so lange fortgesetzt werden,

bis der Kranke in der Lage ist, einzelne Muskelgruppen auf Kommando anzu-
spannen. Während der gymnastischen Übungen wird vom Arzt wöchentlich der
Brustumfang, der Umfang der kranken und gesunden Brusthälfte, der Umfang

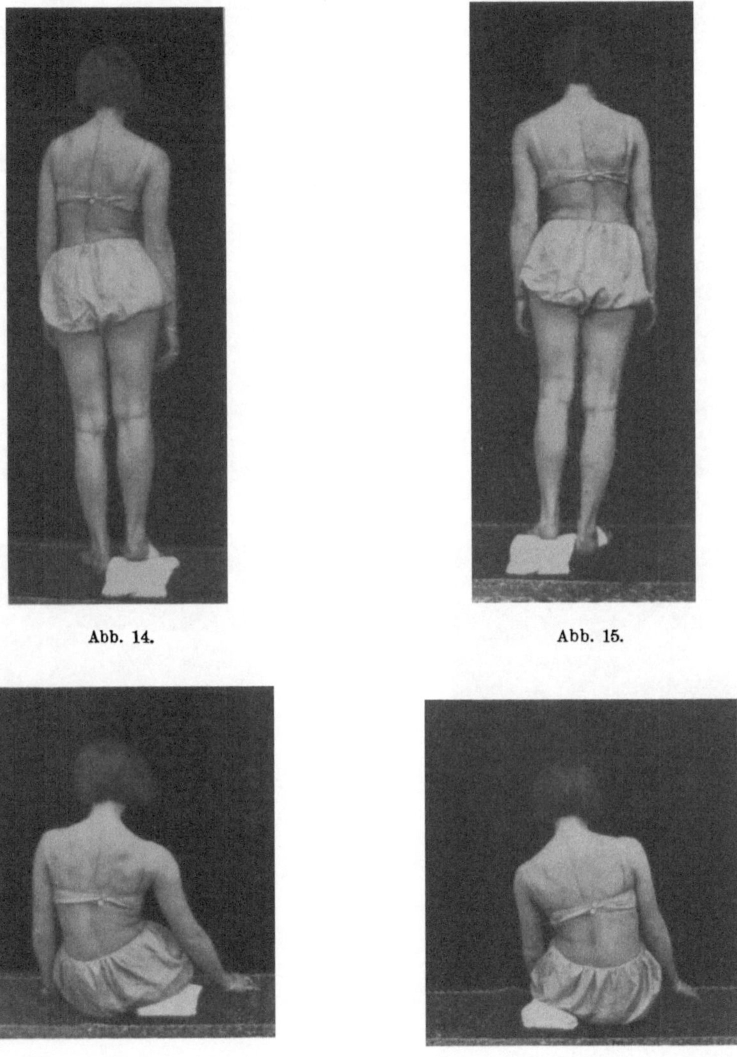

Abb. 14.   Abb. 15.

Abb. 16.   Abb. 17.

beider Oberarme fortlaufend gemessen und in dem Krankenblatt notiert, um
danach die weiteren Übungen bestimmen zu können. Es empfiehlt sich außerdem
den Kranken von Zeit zu Zeit zu photographieren, um die Entwicklung der
Muskeln und die Haltung später kontrollieren zu können. Durch Störung der
Wundheilung kann sich der Übungsbeginn verzögern; die Übungen müssen dann
entsprechend modifiziert werden. Systematische Atemübungen, die mehrfach

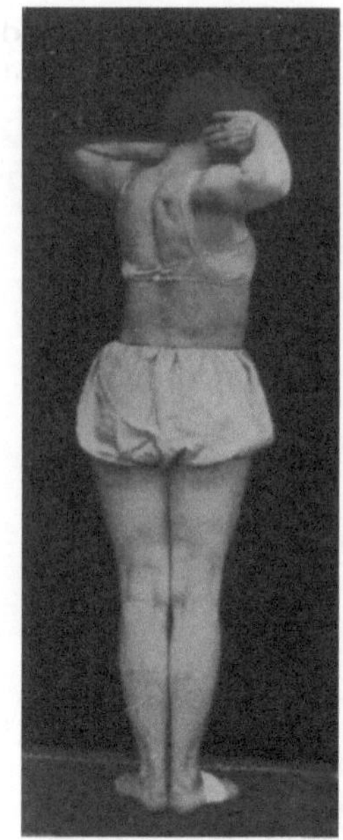

Abb. 18.

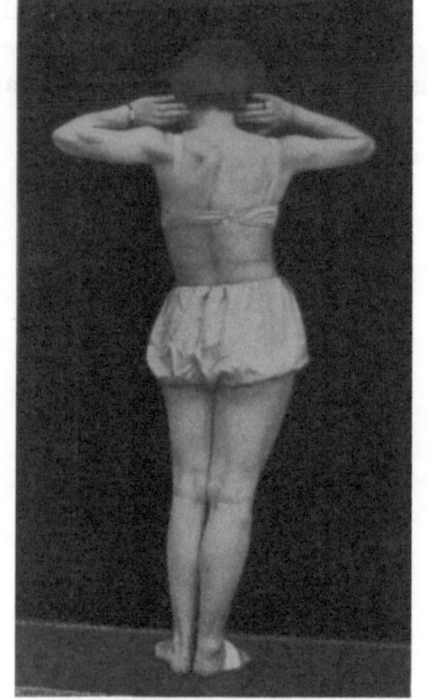

Abb. 19.

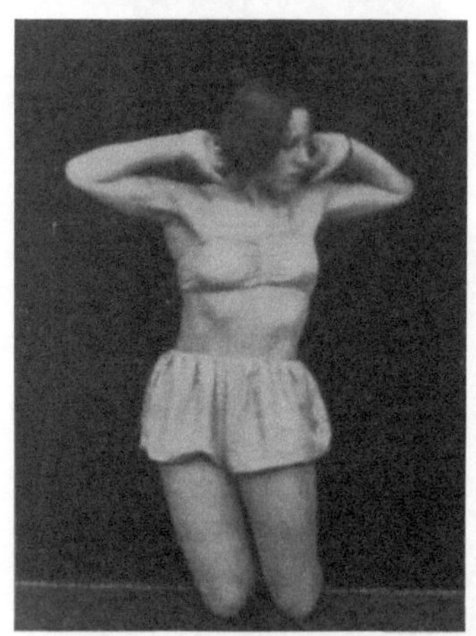

Abb. 20.

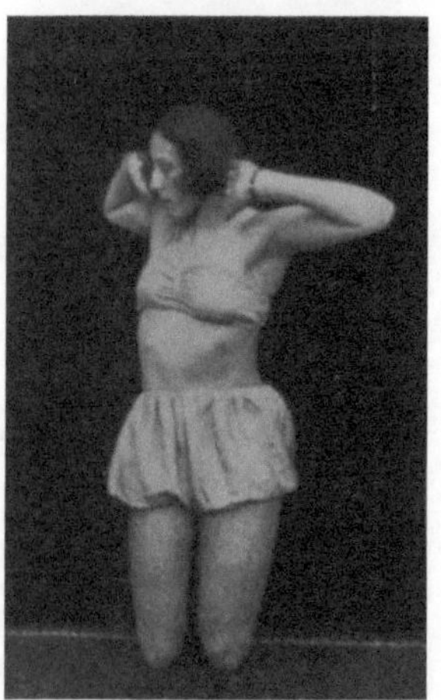

Abb. 21.

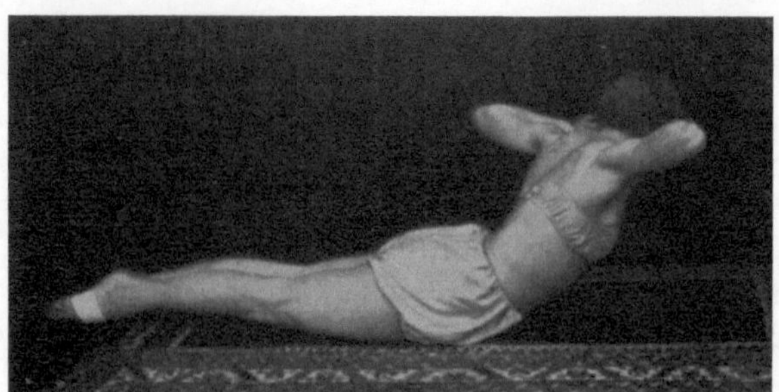

Abb. 22.

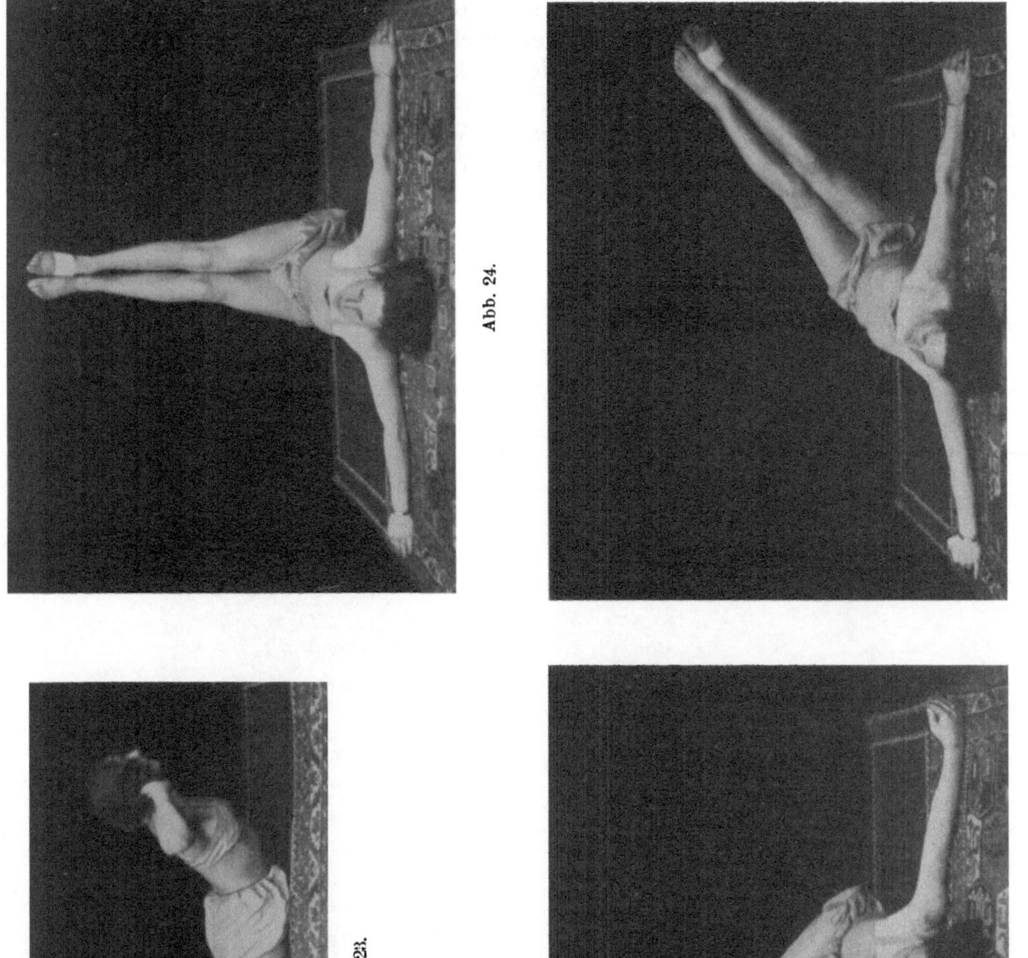

für die Nachbehandlung empfohlen wurden, halten wir mit Rücksicht auf das
Ziel der Operation, den Kollaps der kranken Lunge, nicht für angebracht, werden
auch eine postoperative Skoliose nicht verhindern können. Wird die Nachbehandlung in dieser Weise konsequent geleitet, so kann die gefürchtete post-

operative Skoliose der Wirbelsäule vermieden werden, selbst wenn bei der Operation die Muskeln nicht in der nötigen Weise geschont worden sind. Leichte während der ersten Woche entstandene Skoliosen können mit den Übungen zurückgebracht werden. Abb. 32, 35, 38, 41, 44, 47, 50, 53, 56, 59 zeigen die gerade Haltung des Kranken, den geraden Verlauf der Wirbelsäule, den Gleichstand der Schulter, die gute Entwicklung der Schulter- und Oberarmmuskulatur. Sie beweisen, daß eine gute Nachbehandlung den Vorwurf, daß die Plastik eine

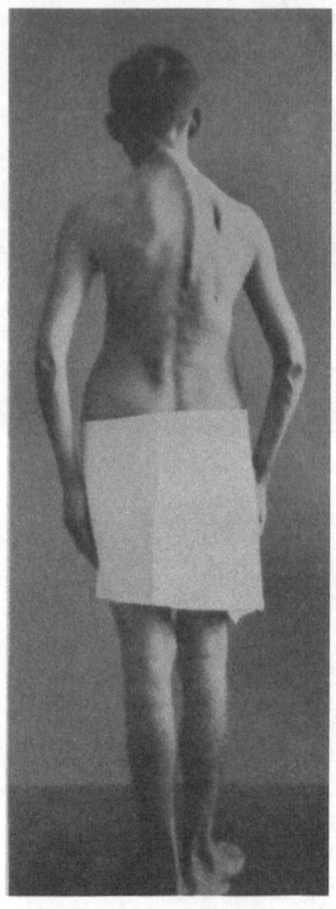

Abb. 27.

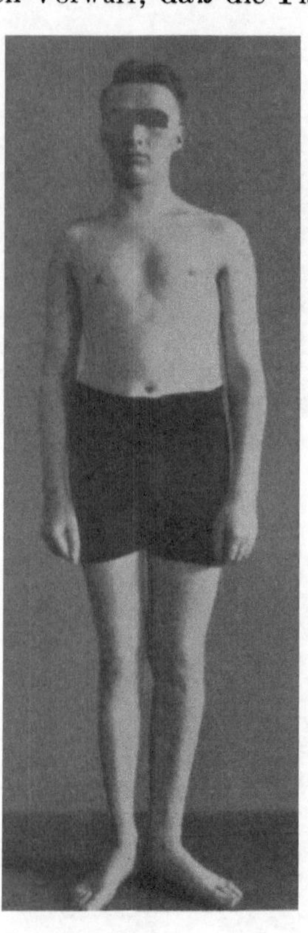

Abb. 28.

entstellende Operation sei, entkräften kann. Und wenn in der Literatur die Angabe wiederkehrt, daß die Indikationsstellung bei der Plastik für den Erfolg ausschlaggebender sei, als die Operation selbst, so möchten wir dem hinzufügen, daß eine sachgemäße Nachbehandlung für die Arbeitsfähigkeit des Kranken entscheidend ist, da die gefürchtete Skoliose nach der kranken Seite ohne Frage später den tuberkulösen Krankheitsprozeß selbst ungünstig beeinflußt; denn durch die Rotation und Ausbiegung der Wirbelsäule wird eine Verlagerung der Mittelfellorgane nach der gesunden Seite zu bedingt, die den durch die Operation bewirkten Kollaps wieder aufheben kann. Abb. 27 zeigt eine solche postthorakoplastische Skoliose.

Wir haben vor, die Übungen weiter auszuarbeiten und sie dann kinematographisch durch Zeitlupenaufnahmen festzuhalten, wobei die Anspannung der einzelnen Muskelgruppen besser zum Ausdruck kommen wird. Der Film soll den betreffenden Kranken und Besuchern, die sich dafür interessieren, jeder Zeit zur Verfügung stehen. Die plastizierten Kranken selbst haben für gewöhnlich großes Interesse an den Übungen, nachdem sie an den ersten Fällen das gute kosmetische Resultat gesehen haben. Denn auch der vordere Brustteil wird im Laufe der Übungen auf der kranken Seite durch Muskelmassen so gut ausgefüllt, daß man die kranke Seite von vorn nicht erkennen kann (Abb. 28). Im Zusammenhang mit der Operation wird häufig eine leichte Kyphose der unteren Hals- und oberen Brustwirbelsäule stärker. Hier treten die Geradehalteübungen nach *Brauer* in den Vordergrund. Bei Verbiegung der Wirbelsäule nach der gesunden Seite, die bei schrumpfenden Prozessen vereinzelt beobachtet wird, gleicht sich glücklicherweise nach der Operation die Skoliose von selbst aus.

Das Schicksal der einzelnen Kranken wurde durch Anfragen an diese selbst, an die Fürsorgestellen, behandelnden Ärzte und durch Nachuntersuchungen festgestellt. Danach kamen wir zu folgendem Ergebnis der Plastikoperation:

Von 36 Kranken sind

$$
\begin{array}{ll}
19 = 52,7\% & \text{geheilt} \\
9 = 25,2\% & \text{gebessert} \\
1 = 2,7\% & \text{ungebessert} \\
3 = 8,3\% & \text{innerhalb der ersten 2 Jahre verstorben} \\
\underline{4 = 11,1\%} & \text{kurz nach der Operation verstorben} \\
36 = 100\% &
\end{array}
$$

Von den 29 Überlebenden waren 65,5% geheilt, 31% gebessert, 3,5% ungebessert. 83,3% waren arbeitsfähig und übten ihren Beruf aus, 16,6% waren arbeitsunfähig oder hatten ihren Beruf aufgegeben. 73,3% waren bacillenfrei geworden, 26,7% schieden noch Bacillen aus. Die Weltstatistik *John Alexanders* über 1159 Fälle weist unter den Überlebenden 32% Dauererfolge, davon 23,8% vollkommene und 9,4% praktische Heilungen, 9,3% wesentliche Besserungen, 16,8% Besserungen auf.

Zum Schluß führen wir von jeder, der bei der Indikationsstellung erwähnten Kategorien von Kranken, 1 oder 2 Fälle mit dem dazu gehörigen Röntgenbild und der Photographie des Körpers an.

I. Schwere, ausgedehnte, einseitige, kaverno-zirrhotische Phthisen, bei welchen sich trotz starker Schrumpfung und Einziehung der befallenen Brusthälfte die Kavernen nicht geschlossen haben, Bacillen ausgeschieden werden und der Prozeß nicht zur Ruhe kommt.

Fall 1. 22 Jahre alte Kontoristin. Als Kind wegen tuberkulöser Drüsenentzündung am Hals operiert. Mit 18 Jahren grippeähnliche Erkrankung, danach ständig Husten und allgemeine Mattigkeit. Ein Vierteljahr später vom Arzt linksseitige Lungentuberkulose festgestellt, 4 Monate Sanatoriumskur, dabei Pneumothoraxanlage. Nach ½ Jahr hohes Exsudat, mit dem die Kranke hier aufgenommen wurde. Nach 16wöchiger Heilstättenkur war das Exsudat aufgesaugt und es hatte sich eine starke Schwarte gebildet, so daß der Pneumothorax einging. Ein Jahr später Wiederaufnahme der Patientin. Schlechter Allgemeinzustand, Auswurf 50 ccm eitrig, mit reichlich Bacillen. Die Röntgenaufnahme (Abb. 29) zeigt Verziehung des Mediastinums nach links mit deutlichem Abweichen der Trachea. Die ganze linke Lunge ist diffus abgeschattet, ohne daß Einzelheiten erkennbar sind, nur in der Spitze zeichnet sich eine etwa talergroße kavernöse Aufhellung ab, die bei Durchleuchtung im schrägen Durchmesser fünfmarkstückgroß und stark umwallt ist. Rechte Seite frei. Im

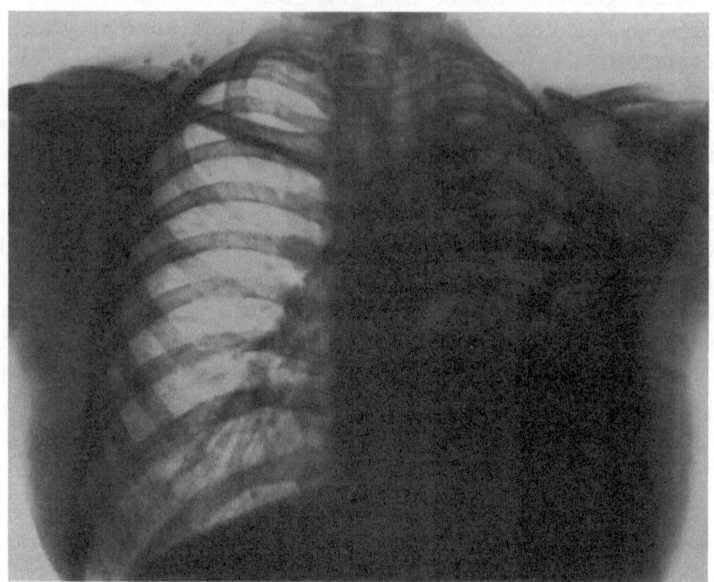

Abb. 29.

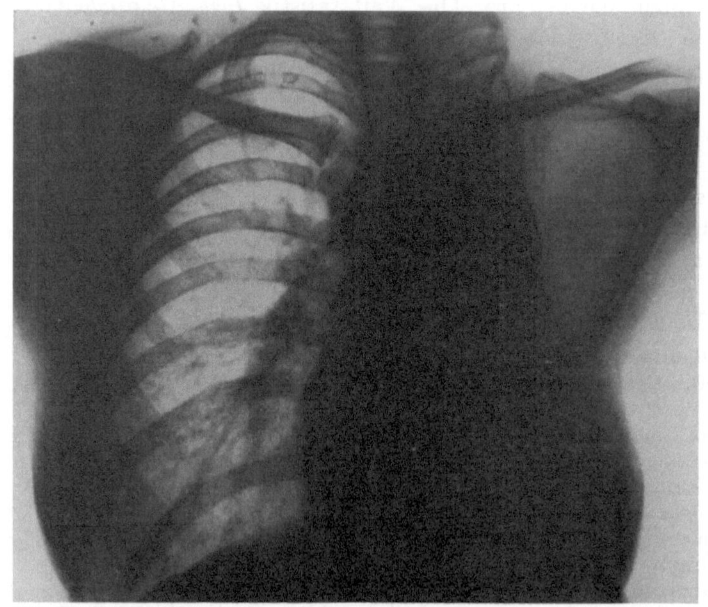

Abb. 30.

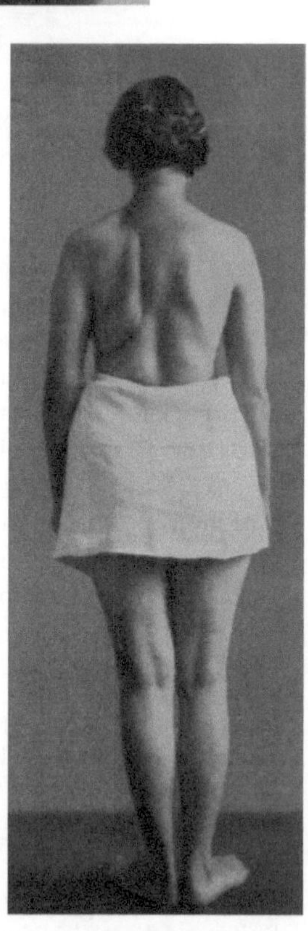

Abb. 31.

rechten Spitzengebiet und in der rechten Oberschlüsselbeingrube einzelne Schatten von Kalkdrüsen. Thorakoplastik 1—10 in Lokalanästhesie nach 6 wöchiger Kur. 2 Tage lang Temperaturerhöhung bis 39,0°, innerhalb der ersten 10 Tage allmählicher Abfall der Temperatur, bereits 8 Wochen nach der Operation ist die Kranke bacillenfrei und hat nur noch wenige Kubikzentimeter schleimigen Auswurf. Seitdem sind Bacillen bei ihr nie mehr gefunden worden, sie arbeitet in ihrem Berufe ohne jede Beschwerde. Die Röntgenaufnahme ergibt links guten Kollaps der kranken Lunge, keine deutliche Kaverne, Wirbelsäule verläuft gerade, rechte Seite frei (Abb. 30 u. 31).

Fall 2. 30 jähriger Handlungsgehilfe, dessen Vater an Tuberkulose gestorben ist. Im selben Jahre erkrankte der Patient mit Rheumatismus und wurde ins Krankenhaus auf-

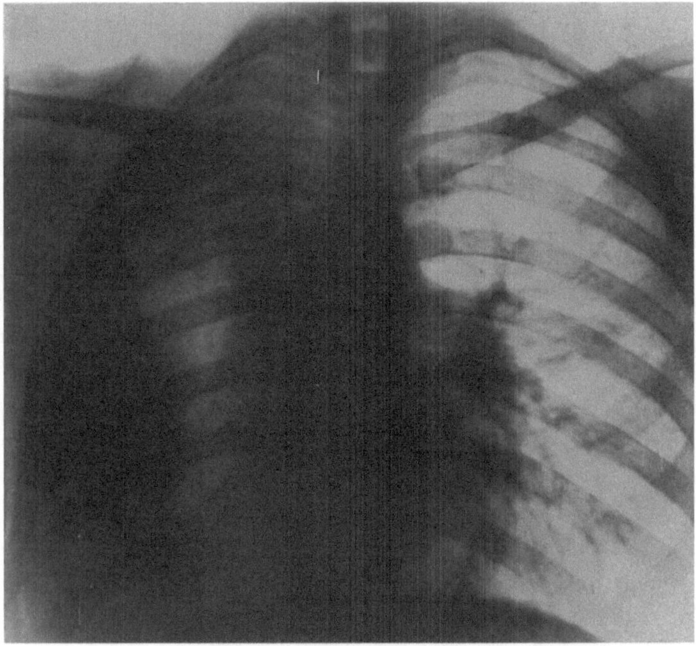

Abb. 32.

genommen. Nach mehrwöchiger Behandlung zwei starke Hämoptysen; danach längere Fieberperiode. $^1/_4$ Jahr später Heilstättenkur. Kleinknotiger, offener, progredienter Prozeß der ganzen rechten Lunge, ungebessert entlassen. Nach einjähriger Hauskur weitere Verschlechterung, Krankenhausaufnahme; Pneumothoraxtherapie, die aber nur kurze Zeit wegen ausgedehnter Adhäsionen durchgeführt werden kann und keinen Nutzen bringt. Anschließend daran 4 Monate Heilstättenkur ohne Erfolg. 3 Jahre später wird der Kranke bei uns aufgenommen. Er hat seit 5 Jahren seinen Beruf nicht ausgeübt und drängt selbst zur Plastik, um wieder arbeitsfähig zu werden. Es findet sich eine hühnereigroße Kaverne im rechten Oberfeld, Rechtsverlagerung des Herzens mit starker Verziehung der Trachea, rechts unten Schwartenbildung (Abb. 32). Die früher im linken Unterfeld sichtbaren Streuungsherde sind verschwunden. Zeitweise findet sich unter dem linken Schlüsselbein Knisterrasseln. Nach 6 wöchiger Beobachtung trotz des mäßigen Allgemeinzustandes Thorakoplastik 1—10. Von den unteren Rippen wird, da der Unterlappen durch Schwarten bereits ruhiggestellt ist, mit Rücksicht auf den schlechten Allgemeinzustand des Patienten und auf die Herzintoxikation nicht so ausgiebig reseziert. Nach der Plastik rückt das Herz deutlich nach links herüber, auch die Trachea verschiebt sich mehr nach der Mitte zu. Die Kaverne ist vollständig kollabiert (Abb. 33 u. 34). Die Sputummenge sinkt von 50 ccm vor der Operation auf wenige

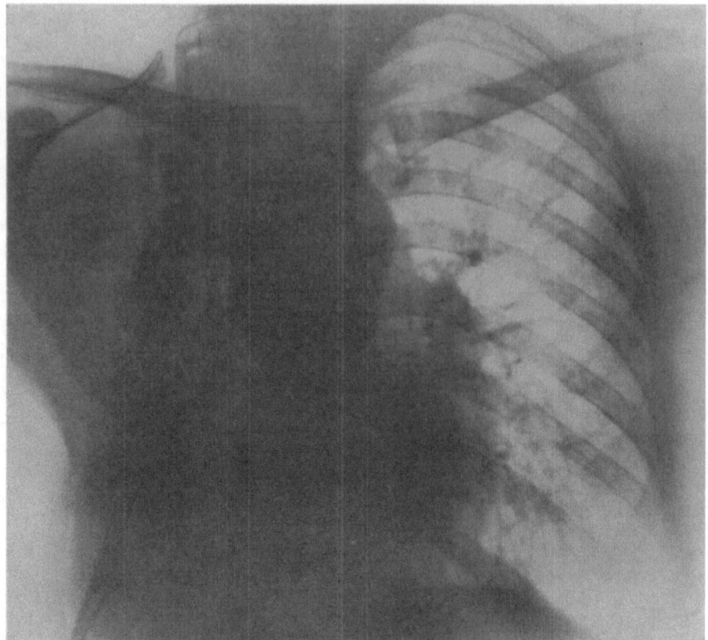

Abb. 33.

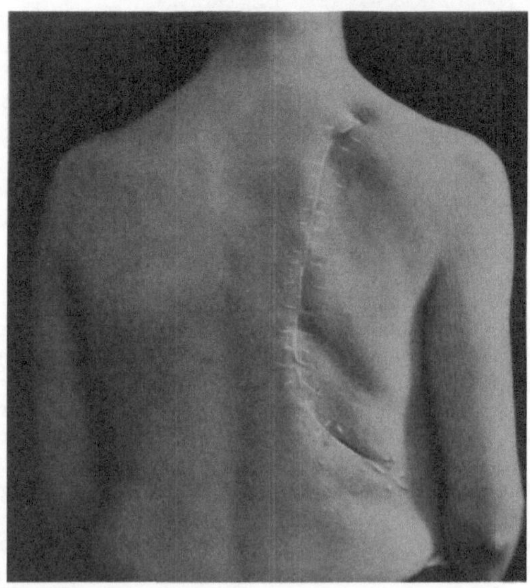

Abb. 34.

Kubikzentimeter, es lassen sich aber noch vereinzelt Bacillen nachweisen. Die Senkungszeit steigt von 13 auf 321 Minuten, das Gewicht um 16 Pfund. Seit der Operation sind $2^{1}/_{2}$ Jahre verflossen, der Kranke ist jetzt ständig bacillenfrei, hat sich verheiratet und übt seinen Beruf voll aus.

II. Einseitige, kavernöse Prozess evon erheblicher Ausdehnung, bei welchen die Kaverne auf andere Weise nicht beeinflußt werden kann.

Fall 3. 30jährige Hausfrau, deren Mutter an Tuberkulose gestorben ist. Vor 6 Jahren Gelenkrheumatismus, vor 2 Jahren linksseitige Rippenfellentzündung mit Exsudat. An der Lunge konnte damals angeblich nichts festgestellt werden. Ein Jahr später Husten, Mattigkeit; Gravidität im 3. Monat. Der um Rat gefragte Frauenarzt zog einen Lungenfacharzt zu Rate, der Unterbrechung der Gravidität vorschlug. Trotz der Unterbrechung allmähliche Verschlechterung des Allgemeinzustandes; es stellt sich Sputum ein, in dem Bacillen gefunden werden. Bei der hiesigen Aufnahme betrug dasselbe 50 ccm täglich, Gaffky 10. Rechts oben bis zur 2. Rippe ein gänseeigroßes Cavum mit deutlichen Abflußbahnen nach dem Hilus (Abb. 35). Trotz der vorausgegangenen exsudativen Pleuritis Pneumothoraxanlage; die Lunge erweist sich aber im Bereiche der Kaverne adhärent. Deswegen nach 6wöchiger Dauer Auflassen des Pneumothorax und Plastikoperation 1—8. Die Kaverne ist danach vollkommen verschwunden, das Sputum ganz zurückgegangen, im häufig wiederholten Larynxabstrich keine Bacillen, Senkungszeit und Blutbild normal, Gewicht um 20 Pfund gestiegen (Abb. 36 u. 37). Die Kranke versieht wieder ihre Arbeit als Hausfrau, ist aufgeblüht und vollkommen beschwerdefrei.

Fall 4. 29 Jahre alte Verkäuferin, die vor 10 Jahren mit Blutspucken erkrankte. Trotzdem die Kranke damals 30 Pfund an Gewicht allmählich abnahm, konnte an den Lungen nichts festgestellt werden. Ein Jahr später Bacillen im Auswurf; Pneumothoraxanlage. Der Pneumothorax wurde 3 Jahre durchgeführt, ohne daß die Bacillen verschwanden. Am Schlusse der Pneumothoraxbehandlung bildete sich ein Exsudat, das eitrig wurde, aber von selbst zurückging. Bei der hiesigen Aufnahme hatte die Patientin ihren Beruf seit 5 Jahren nicht mehr ausgeübt. Es fand sich eine über faustgroße Kaverne im linken Oberlappen bis zum unteren Rand der 2. Rippe reichend mit starkem Wall. Links unten ein Restpneumothorax, der anscheinend sich jahrelang gehalten hat. Rechte Seite frei (Abb. 38). 50 ccm eitriger Auswurf, Gaffky VIII. Nach 2monatiger Beobachtung Plastikoperation 1—11, trotzdem schon leichte Kachexie und Herzintoxikation vorhanden ist. Die Kranke erholt sich überraschend schnell, nach 6 Monaten sputum- und bacillenfrei, 24 Pfund Gewichtszunahme, Kaverne im linken Oberlappen geschwunden, Herz wieder etwas nach rechts in normale Lage gerückt (Abb. 39 u. 40). Die Kranke übt ihren Beruf wieder aus und ist beschwerdefrei.

III. Mittelschwere, produktiv-zirrhotische Phthise mit starker Mediastinalverziehung, bei der durch die hochgradige Verschiebung der Mittelfellorgane eine Herzinsuffizienz droht und die Kranke im Allgemeinzustand fortlaufend zurückgeht.

Fall 5. 30jährige Krankenkassenbeamtin, die vor 7 Jahren mit hohem Fieber erkrankte. 4 Monate Krankenhausbehandlung mit Pneumothoraxanlage, danach Kur in der hiesigen Heilstätte von 17 Wochen mit Nachfüllungen des künstlichen Pneumothorax, der komplett war. Später noch 3 Heilstättenkuren; der Pneumothorax wurde nach 2jährigem Bestehen andernorts aufgelassen, weil der tuberkulöse Prozeß angeblich abgeheilt war. Die Patientin heiratete, nahm aber vor 2 Jahren ihre Tätigkeit wieder auf. Während der Arbeit fortlaufende Verschlechterung, zeitweise ging sie mit 38,5° Temperatur in den Dienst. Bei der hiesigen Aufnahme fanden wir die Kranke in sehr schlechtem Ernährungs- und Kräftezustand. Reichliche Beschwerden, aber nur 10 ccm bacillenhaltigen Auswurf. Puls frequent, schwankend zwischen 108 und 116 in Ruhe, bei Bewegung bis 130. Die Röntgenaufnahme ergab einen gutartigen, schrumpfenden Prozeß im rechten Oberlappen mit starker Verziehung des Herzens und der Trachea. Seitlich, unterhalb des Schlüsselbeins, Kavernenbildung (Abb. 41). Die Kranke selbst, welche eine Schwester kurze Zeit vorher an Tuberkulose verloren hatte, gab an, daß es jetzt mit ihr abwärts ginge und entschloß sich sofort auf unseren Vorschlag zur Plastikoperation, die in zwei Zeiten, erst 5—10, dann 1—4, in Lokalanästhesie mit oberflächlicher Narkose ausgeführt wurde. Abb. 42 zeigt, daß das Herz zwar nicht in normaler Lage, aber doch deutlich nach links herübergewandert ist. Der Puls ist auf 90 gesunken, der Auswurf bacillenfrei geworden. Im Allgemeinzustand hat sich die Patientin nach der Operation sehr gut erholt (Abb. 43).

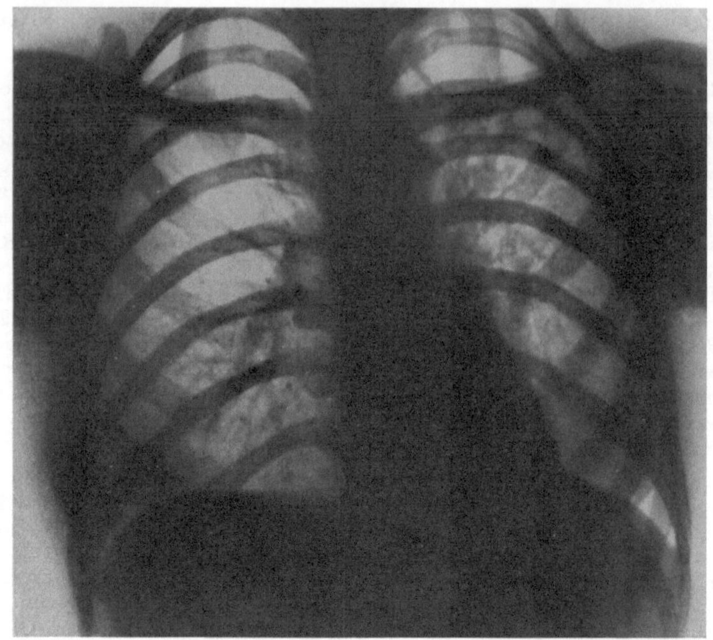

Abb. 35.

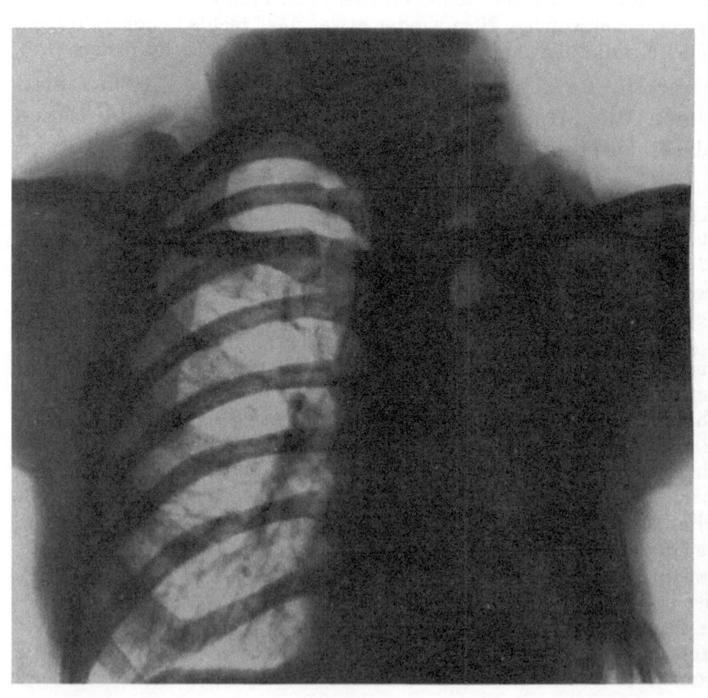

Abb. 36.

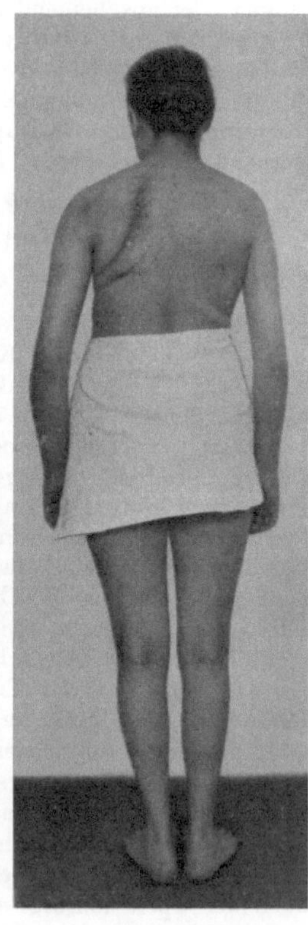

Abb. 37.

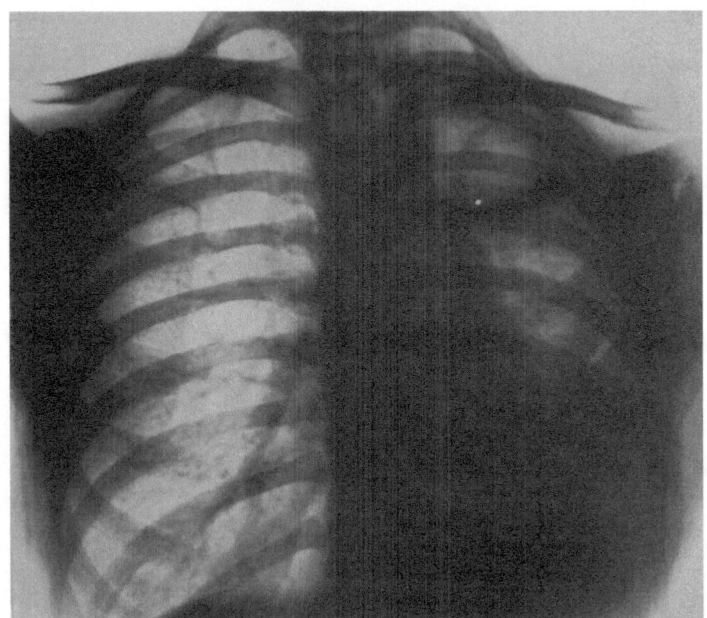

Abb. 38.

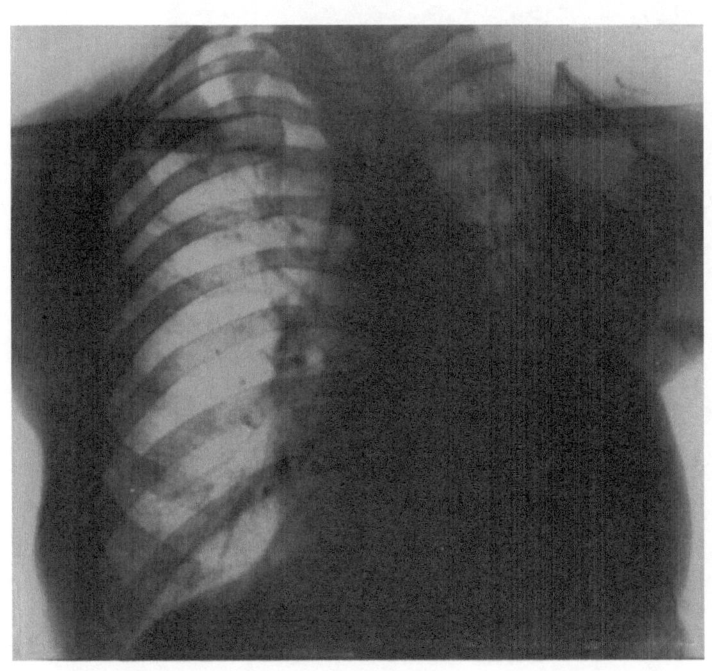

Abb. 39.
Bremische Heilstätte „Niedersachsen".

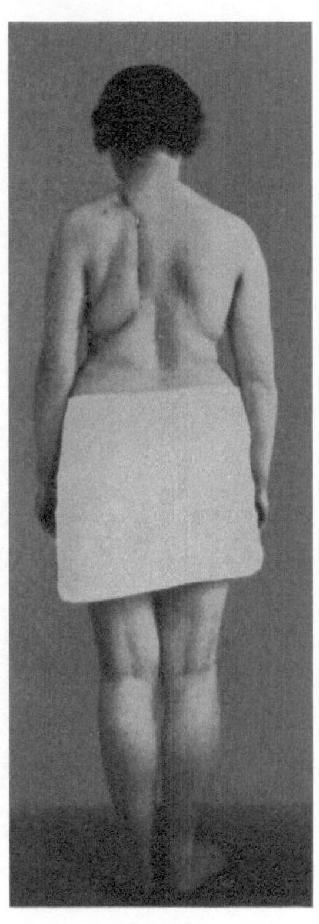

Abb. 40.

3

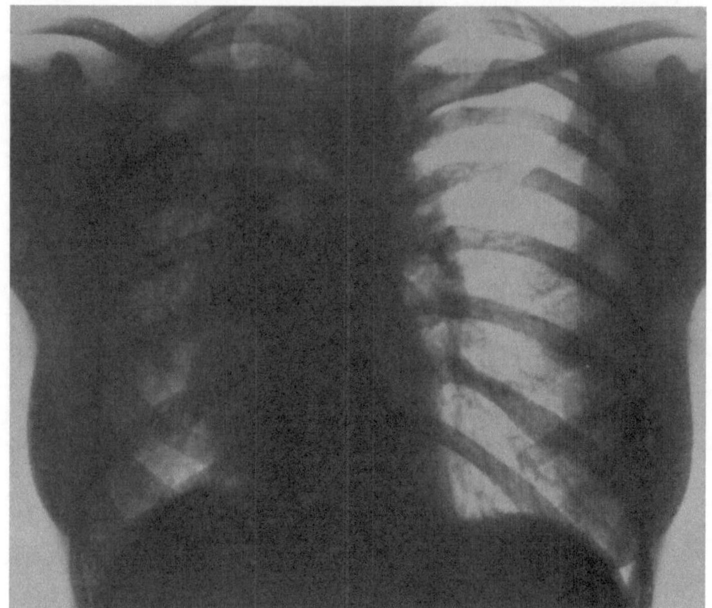

Abb. 41.

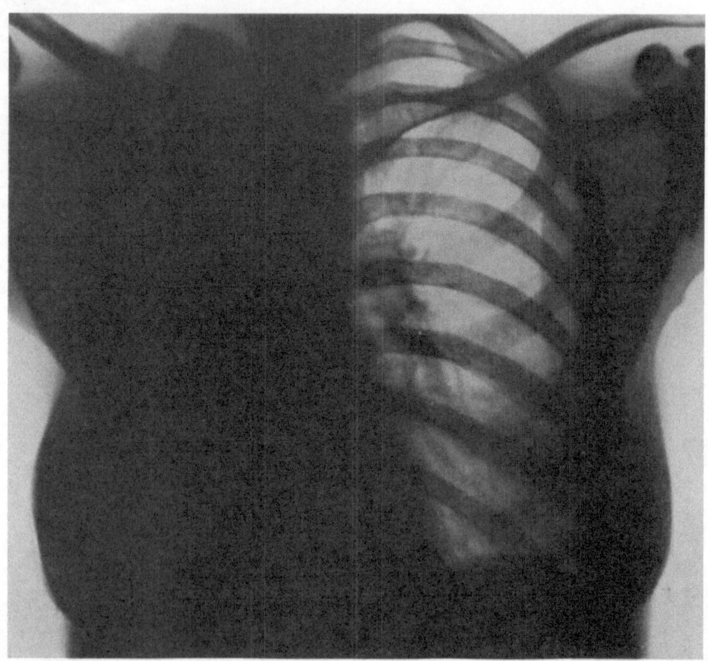

Abb. 42.

IV. Einseitige Mischformen, bei denen durch starke Blutungen, die auf keine andere Weise beeinflußt werden konnten, das Leben unmittelbar bedroht war. (Fall 5, Beispiel für vorwiegend produktive Prozesse, Fall 6, Beispiel für vorwiegend exsudative Prozesse.)

Fall 6. 22 jähriger Handlungsgehilfe, der plötzlich, $^1/_4$ Jahr vor der Aufnahme, mit starkem Bluthusten erkrankt ist. Im Auswurf Bacillen nach der Blutung festgestellt. Bei der hiesigen Aufnahme fand sich rechts bis zur Mitte ein relativ frischer, produktiver Prozeß mit

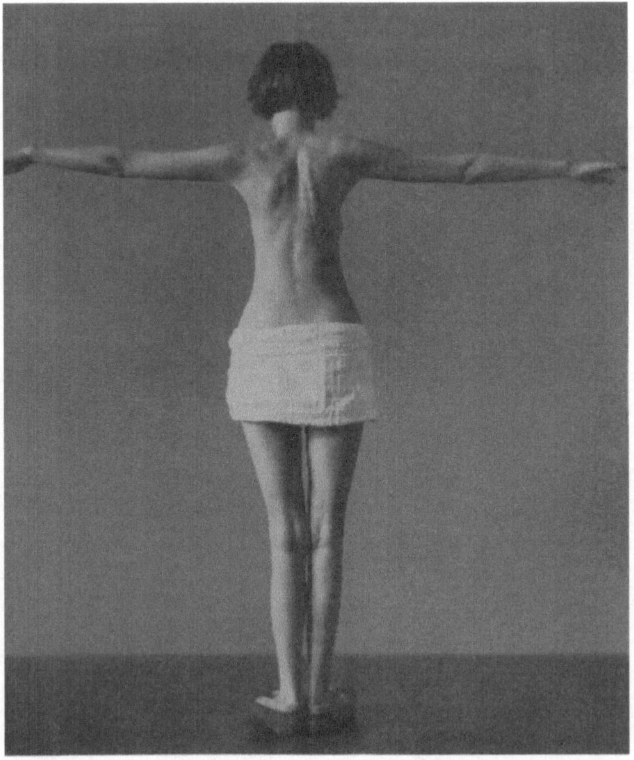

Abb. 43.

Interlobärschwarte im 2. Intercostalraum. Einzelne Herde auch im medialen Unterfeld. Zwerchfell hochgezogen (Abb. 44). Allgemeinzustand mäßig. Auswurf gering, schleimigeitrig, Gaffky V. Auf einem Spaziergange erleidet der Kranke eine starke Blutung, die trotz aller dagegen angewandten Mittel in 14 Tagen nicht zum Stehen kommt. Pneumothoraxanlage scheitert an Verwachsungen. Phrenicoexhairese kommt nicht in Frage, da das Zwerchfell fixiert ist. Daher Plastik 1—10, die aber wegen des schlechten Zustandes des Patienten nicht sehr ausgedehnt gemacht werden kann, da schnell operiert werden muß. Die Blutung steht, der Kranke erholt sich schnell, der tuberkulöse Prozeß ist weitgehend zurückgegangen (Abb. 45). Der Kranke ist jetzt seit 2 Jahren in seinem Beruf wieder tätig, ohne Beschwerden. Auswurf bacillenfrei, Senkung normal (Abb. 46).

Fall 7. 26 Jahre alter Kaufmann. Juli 1924 plötzlich mit Blutung beim Baden erkrankt. Trotzdem ihm zur Kur geraten wird, arbeitet er weiter, muß aber $^1/_2$ Jahr später wegen hohen Fiebers aussetzen. Bei der ersten Aufnahme in der hiesigen Anstalt im Mai 1925

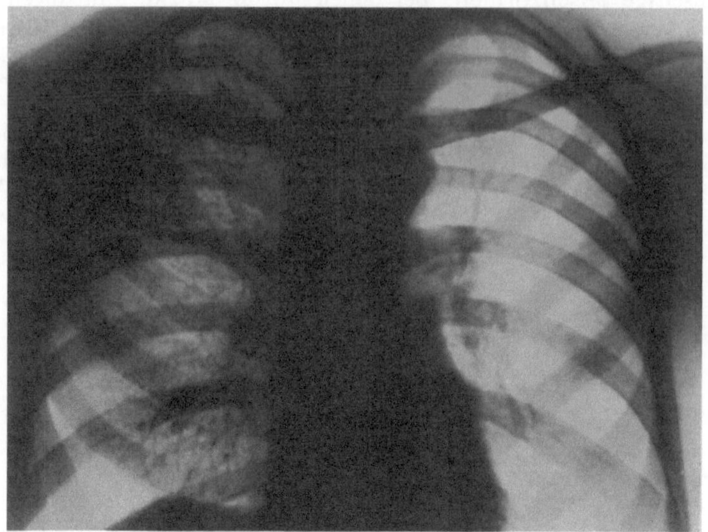

Abb. 44.

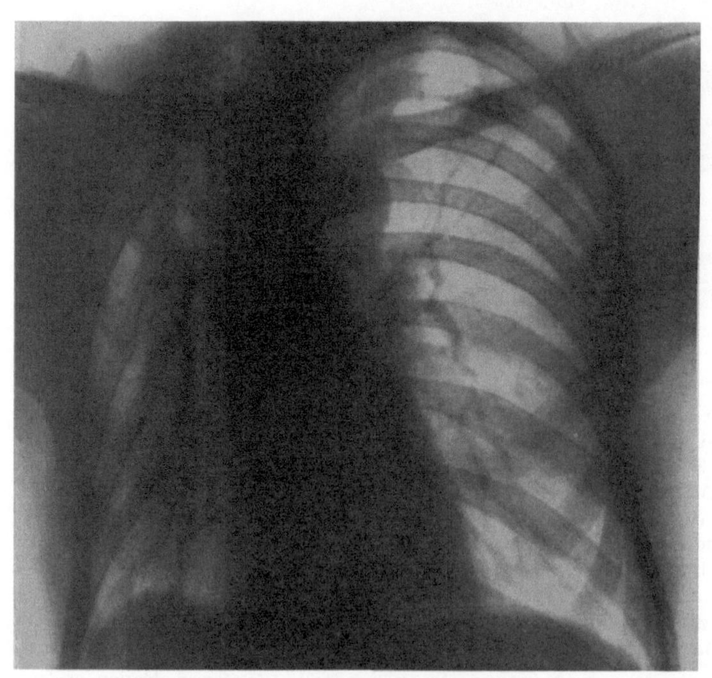

Abb. 45.

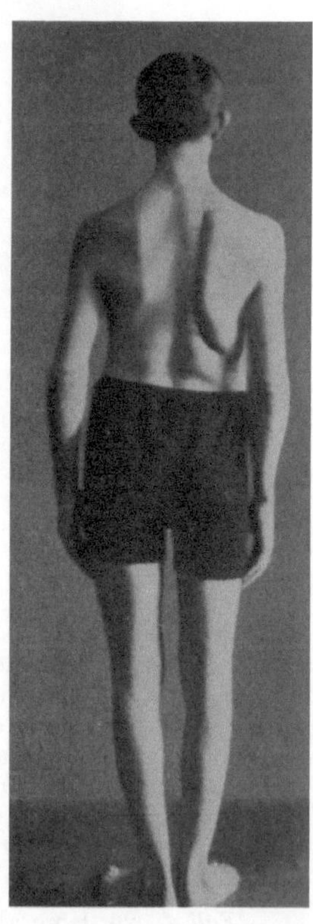

Abb. 46.

ausgedehnte exsudative Phthise der linken Lunge. Im Kehlkopf sind beide Stimmbänder ulceriert. Pneumothoraxversuch, Phrenicoexhairese. Etwas gebessert entlassen. $^1/_2$ Jahr später Wiederaufnahme; in der Zwischenzeit hat der Patient auf eigene Kosten in Davos Kur gemacht. Es finden sich links über der ganzen Seite diffuse und grobfleckige, unscharfe Verschattungen mit einer Aufhellung im Mittelfeld (Abb. 47). Einige Wochen nach der Aufnahme setzt bei dem Kranken eine schwere Blutung mit mittlerem Fieber ein; trotz aller angewandten Mittel kommt die Blutung nicht zum Stehen. Daher Plastikoperation 1—10 einzeitig. Die Blutung steht, Patient erholt sich sehr rasch, der Kollaps der kranken Lunge (Abb. 48) ist zwar kein hochgradiger, weil wegen des schlechten Zustandes des Kranken die Rippen mit Absicht nicht allzu ausgiebig reseziert wurden. Trotzdem bildet sich der tuberkulöse Prozeß gut zurück, der Kranke ist seit mehreren Jahren wieder beruflich tätig, bacillenfrei und ohne Beschwerden. Die Blutungen haben sich nicht mehr wiederholt (Abb. 49).

V. Plastik bei unvollständigem Pneumothorax, der trotz genügend langer Durchführung große Kavernen nicht zur Abheilung gebracht hat, weil flächenhafte Adhäsionen bestehen. (Beispiel für den unteren Pneumothorax Fall 4. Für den oberen Pneumothorax der folgende.)

Fall 8. 23 jähriger Gärtner, September 1925 mit grippeähnlichen Erscheinungen erkrankt. Bald darauf Bacillen im Auswurf, trotzdem weiter gearbeitet. Nach einer im Februar 1926 erfolgten Lungenblutung 3 Monate Krankenhausbehandlung, 3 Monate Heilstättenkur. Pneumothoraxanlage. März 1927 Aufnahme in die hiesige Anstalt, rechts großer Pneumothorax mit zwei Querfinger breitem Exsudat, das während der Kur langsam zurückging. Bei seiner Entlassung im Juli 1927 gebessert, aber nicht arbeitsfähig. Wiederaufnahme im September 1927, der Pneumothorax ist weiter nachgefüllt worden, besteht aber nur noch seitlich über den oberen Partien und beeinflußt die faustgroße Kaverne in dem halbentspannten Oberlappen nicht (Abb. 50). Auswurf 50 ccm, eitrig mit reichlich Bacillen. Da die Nachfüllungen wegen zunehmender Schwartenbildung auf Schwierigkeiten stoßen, wird davon abgesehen und wegen allmählicher Verschlechterung Plastik 1—10 ausgeführt. Die Kaverne verschwindet (Abb. 51), der Kranke verliert die Bacillen und später den Auswurf. Bei einer Wiederholungskur wird die Senkungszeit normal gefunden, der Kranke ist beschwerdefrei, hat in der Zwischenzeit 20 Pfund zugenommen, auch im Larynxabstrich nie mehr Bacillen. Er besucht zur Zeit die Handelsschule, um Berufswechsel vorzunehmen (Abb. 52).

VI. Teilplastiken:

a) Über dem Oberlappen: *Fall 9.* 27 jähriger Kaufmann, der seinen Aufenthalt im Ausland wegen dauernden Fiebers abbrechen mußte. Bei seiner Rückkehr nach Deutschland geringe Lungenblutung. Danach mehrmonatige Sanatoriumskur im Schwarzwald ohne Erfolg. Wegen feuchter Rippenfellentzündung rechts Krankenhausbehandlung mit Pneumothoraxanlage. Der Pneumothorax ging aber nach wenigen Nachfüllungen unter Verklebung der Brustfellblätter ein. Bei der Aufnahme in die hiesige Anstalt ergibt das Röntgenbild starke diffuse Abschattung des rechten Oberfeldes mit zentraler Aufhellung. Positiver Auswurf von 20 ccm, mittleres Fieber, stark beschleunigte Senkung, starke Linksverschiebung im Blutbild. Phrenicoexhairese, die zwar leidlichen Zwerchfellhochstand bringt, die Kaverne aber nur wenig einengt (Abb. 53). Der Patient fiebert weiter, der Auswurf vermindert sich nicht und enthält ständig Bacillen. Deswegen $^1/_4$ Jahr später Oberlappenplastik 1—8, mehr konnte man dem elenden Patienten nicht zumuten. Trotzdem guter Erfolg, Patient entfiebert, verliert seine Bacillen, die Kaverne ist gut kollabiert (Abb. 54). Seit seiner Entlassung ist er ohne Beschwerden beruflich tätig (Abb. 55).

b) Über dem Unterlappen: *Fall 10.* 24 jährige Stenotypistin, 1921 mit feuchter Rippenfellentzündung rechts erkrankt. Nach 6 wöchiger Behandlung im Krankenhaus mit mehrmaliger Punktion wieder berufstätig. 1924 erneute Erkrankung mit Fieber und Nachtschweißen. 3 Monate Kur in einem Lungensanatorium, in welchem mehrmals ein Pneumothoraxversuch gemacht wurde. Danach den Beruf aufgegeben und weitere Hauskur. 1926 Aufnahme in die hiesige Anstalt. Es findet sich eine große Unterlappenkaverne rechts mit

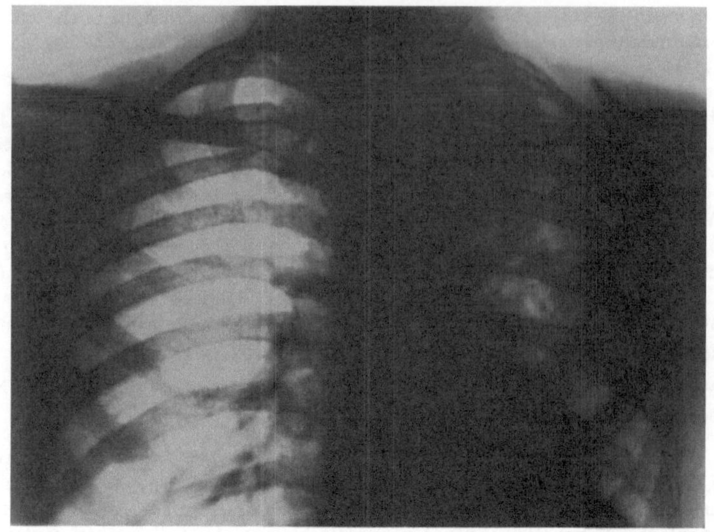

Abb. 47.

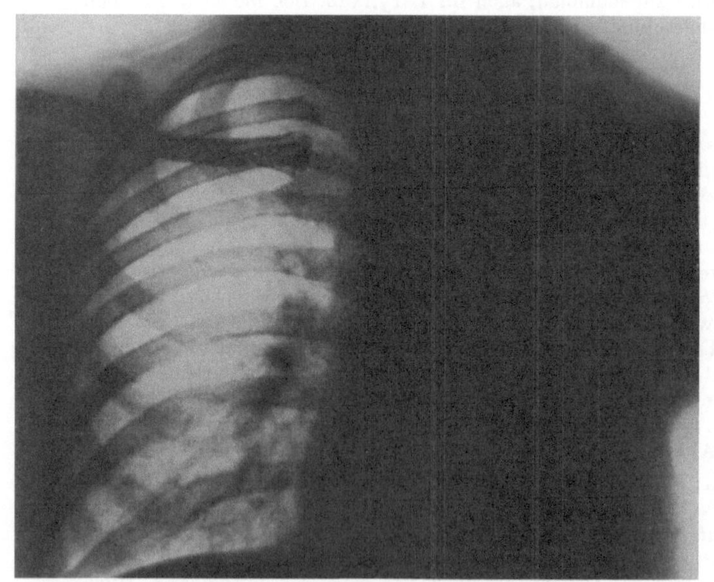

Abb. 48.

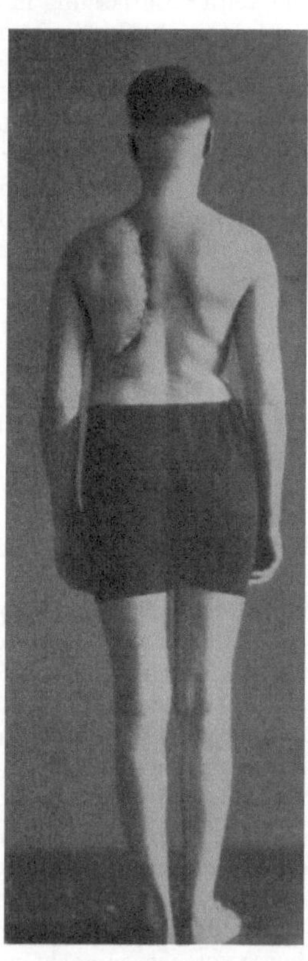

Abb. 49.

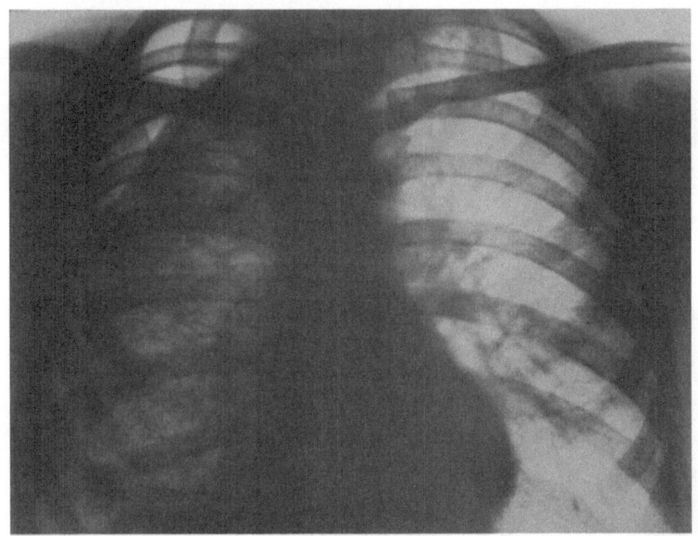

Abb. 50.

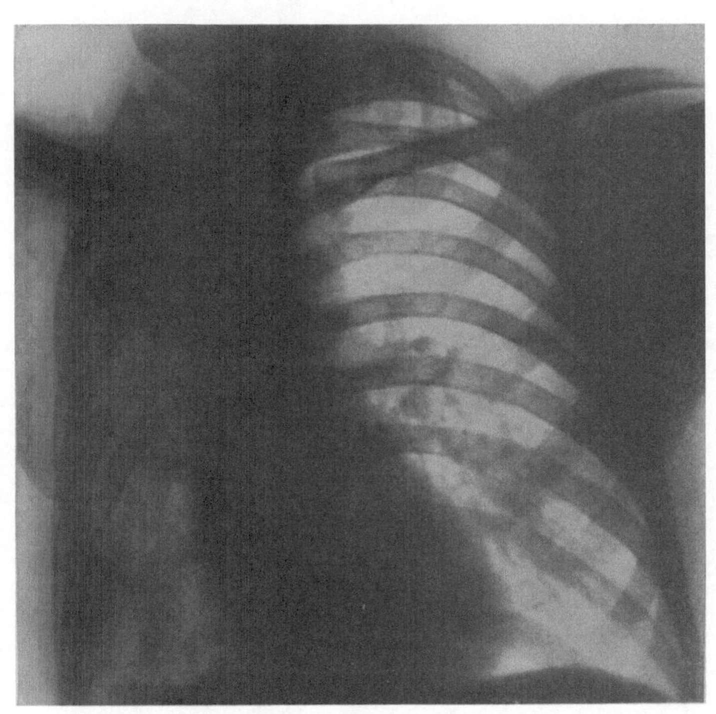

Abb. 51.

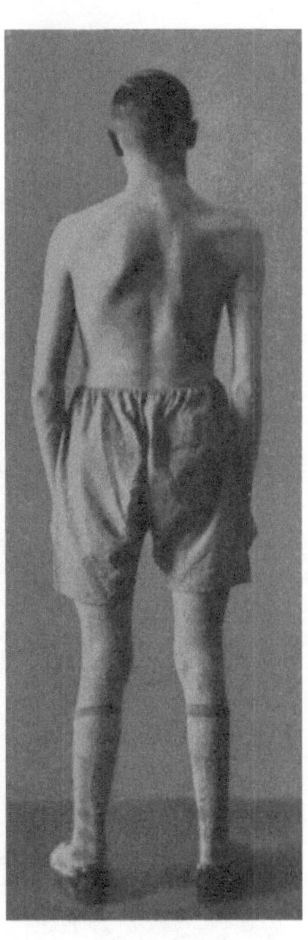

Abb. 52.

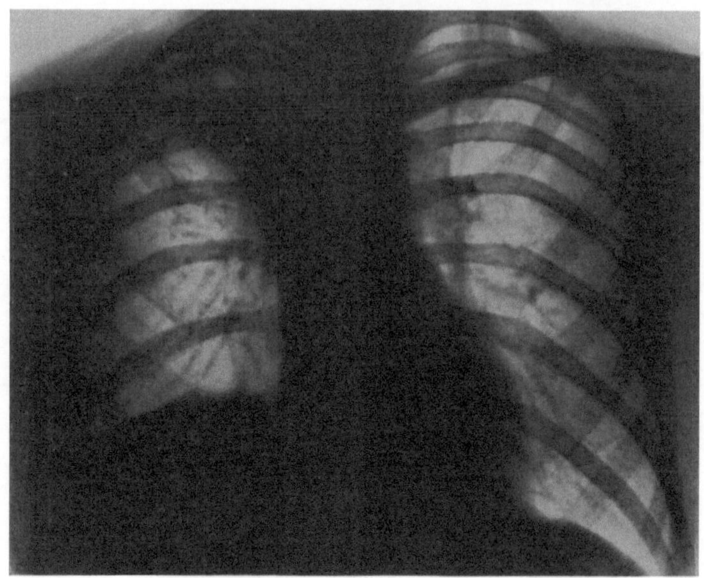

Abb. 53.

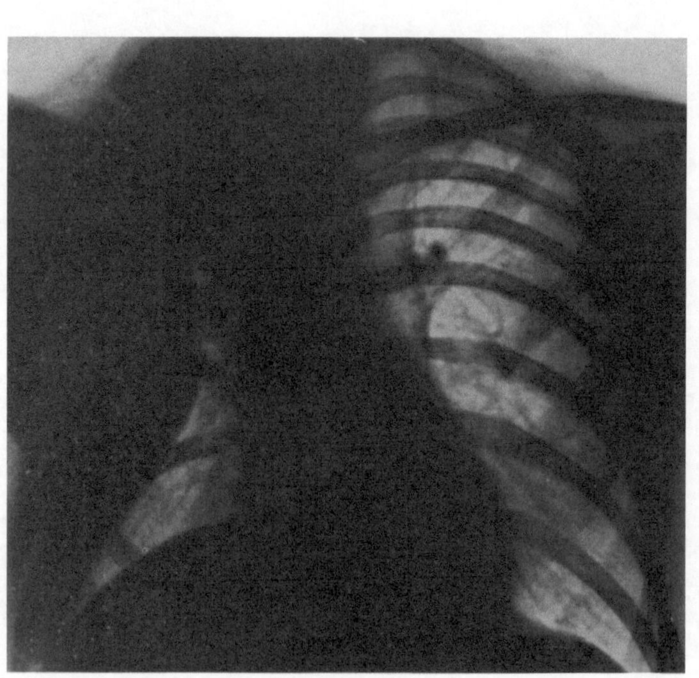

Abb. 54.

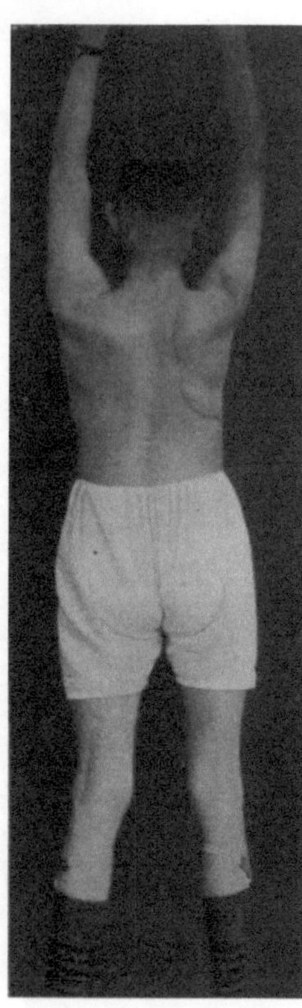

Abb. 55.

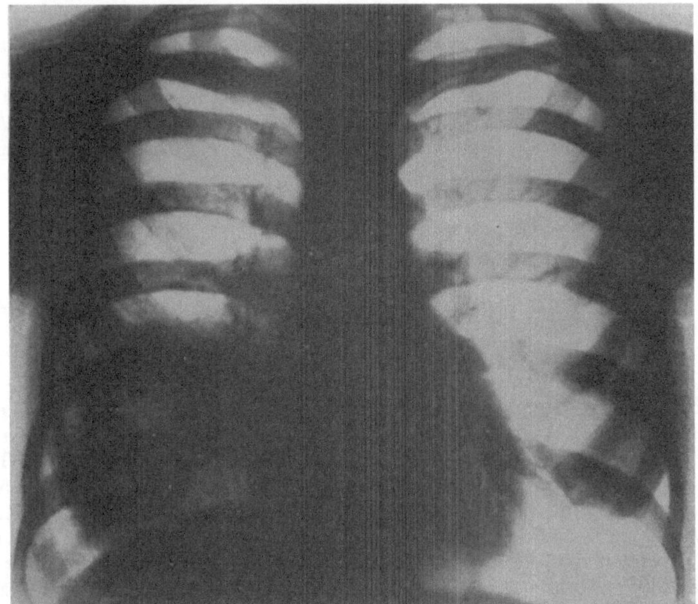

Abb. 56.

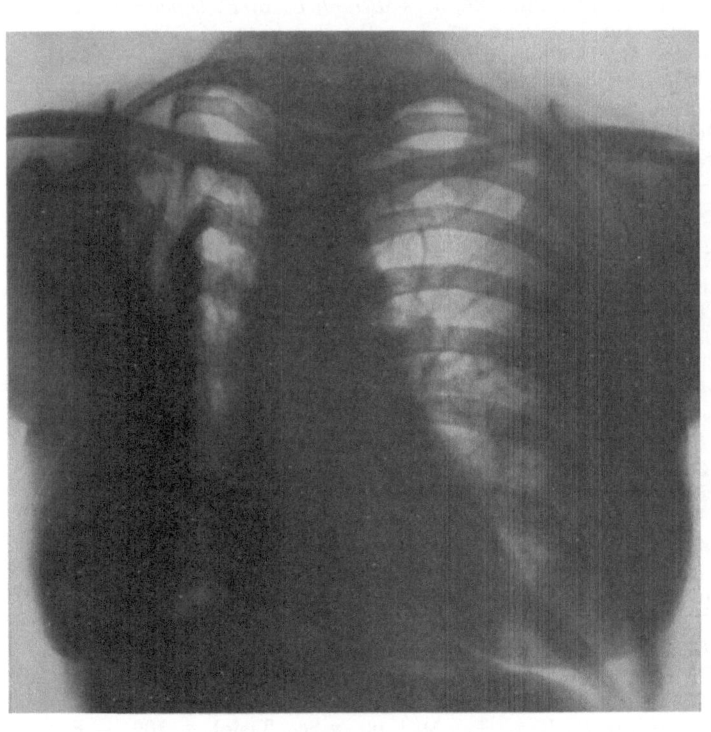

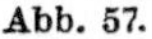

Abb. 57.

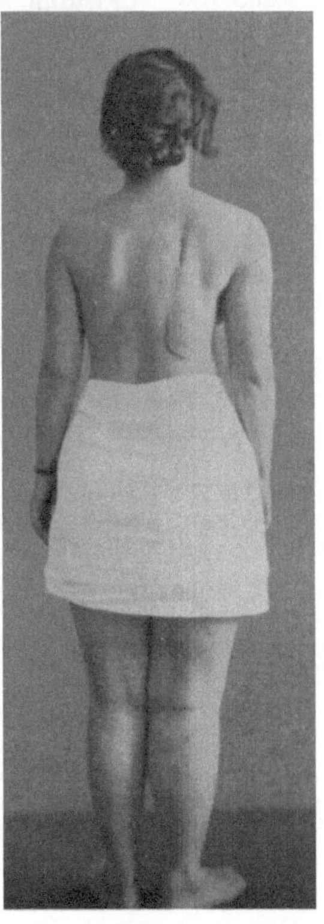

Abb. 58.

starkem Wall und Flüssigkeitsspiegel (Abb. 56). 40 ccm Auswurf, Gaffky 10. Die Kranke ist in ziemlich elendem Zustande, von Zeit zu Zeit Hämoptysen. Nochmals vergeblicher Pneumothoraxversuch. Da das Zwerchfell fixiert ist und Exhairese deswegen nicht in Frage kommt, Unterlappenplastik. Danach Thrombophlebitis, die nach einigen Wochen abklingt. Die Kranke erholt sich, der Auswurf wird bacillenfrei, die Kaverne ist auf den späteren Aufnahmen nicht mehr feststellbar (Abb. 57). Die Kranke ist jetzt wieder seit mehreren Jahren beruflich tätig und beschwerdefrei (Abb. 58).

Literaturverzeichnis.

Delorme, E., 10. Congr. de chir. Paris **1896**. — *Estlander, J. A.*, Rev. mens. Méd. et Chir. **3** (1879). — *Schede, M.*, 9. Kongr. Inn. Med. — *Quincke, H.*, Berl. klin. Wschr. **1888**, Nr 18. — *Spengler, C.*, Ver. Naturforsch. Vers. Bremen **1890**. — *Turban, K.*, Berl. Klin. Wschr. **1899**, Nr 21. — *Landerer, A.*, Münch. med. Wschr. **1902**, 1948. — *Brauer, L.*, Beitr. Klin. Tbk. **12** — Beitr. Klin. Tbk. **51**, 4 — Handbuch der Tuberkulose. — *Wilms, M.*, Münch. med. Wschr. **1911**, Nr 15 — Dtsch. med. Wschr. **1914**, 14 — Münch. med. Wschr. **1913**, 9. — *Sauerbruch, F.*, Die Chirurgie der Brustorgane. — *Brunner, A.*, Tbk.bibl. **13**. — *Saugmann, Ch.*, Tubercle **1**, 7. — *Bull, P.*, Acta chir. scand. (Stockh.) **52**, 1 — Lancet **199**, 16. — *Walge*, Inaug.-Diss. Berlin 1919. — *Jehn, W.*, Kongr. Inn. Med. **1921**. — *Cortés, D. A.*, Rev. méd. Sevilla **40**, Juniheft. — *Shortle, A. G.*, u. *Gekler*, J. amer. med. Assoc. **78**, 3. — *Burnand, R.*, Bull. Soc. méd. Hôp. Paris **38**, 3. — *Diederichs*, 15. Kongr. russ. Chir. — *Stöcklin, H.*, Beitr. Klin. Tbk. **51**, 4. — *Ranzi, E.*, Wien. med. Wschr. **72**, 48. — *Riviere, C.*, u. *W. H. C. Romani*, Lancet **204**, 11. — *Scharl, P.*, Generalvers. ung. Tbk.-Ärzte **1922**. — *Jakoboeus, H. C.*, u. *E. Key*, Acta chir. scand. (Stockh.) Suppl. **3**. — *Hauke, H.*, Bruns' Beitr. **129**, 2. — *Brown, P. H.*, u. *L. Eleesser*, Arch. int. Med. **31**, 5. — *Claus, F.*, Zbl. Tbk. **20**, 7. — *Ferrari, V.*, Osp. magg. **11**, 10. — *Moreau, I.*, u. *Olbrecht*, Arch. franco-belg. Chir. **26**, 5. — *Berard, L.*, u. *F. Dumarest*, Arch. franco-belg. Chir. **26**, 5. — *Lenormant*, J. de Chir. **22**, 3. — *Descarpentries, M.*, Arch. francobelg. Chir. **26**, 5. — *Guillemetin, M.*, Technique, indications et valeur de la thoracoplastic. Paris 1923. — *Ameuille, P.*, u. *G. Lardennois*, Bull. Soc. méd. Hôp. Paris **39**, 35. — *Thearle, W.*, Amer. Rev. Tbc. **10**, 1. — *Watson, E.*, Amer. Rev. Tbc. **10**, 1. — *Lambert, A.*, Amer. Rev. Tbc. **10**, 1. — *Scharl, P.*, Orv. Hetil. (ung.) **68**, 31. — *Winternitz, A.*, Gyógyászat (ung.) **64**, 41. — *Denk, W.*, Wien. klin. Wschr. **38**, 1. — *Archibald, E.* Ann. Surg. **57**, 6 — Arch. Surg. **10** II, 1 — J. amer. med. Assoc. **85**, 9. — *Bacmeister, A.*, Fortschr. Röntgenstr. **32**, 1. — *Santrucek*, Rozhl. Chir. a. Gynaek. (tschech.) **3**, 1 u. 2. — *Losio, L.*, Policlinico **32**, 3. — *Hauke, H.*, Arch. klin. Chir. **133**, 452. — *Fonso-Gandolfo, C.*, Rev. Hig. y Tbc. **17**, 195. — *Gumersindo, S.*, Rev. Hig. y Tbc. **17**, 195. — *Eizaguirre, E.*, Rev. Hig. y Tbc. **17**, 195. — *Amberson, I. B.*, Med. Rec. **121**, 1. — *Bull, P.*, Proc. roy. Soc. Med. **17**, 5. — *Sayago, G.*, u. *J. M. Allende*, Rev. méd. del Rosario **14**, 6. — *Schwarz, N. W.*, Vopr. Tbk. (russ.) **1**, 34. — *Bérard*, Lyon chir. **22**, 2. — *Thearle, W.*, Med. J. a. Rec. **122**, 7. — *Davies, H. M.*, Brit. J. Surg. **13**, 49. — *Rieppi, L.*, Riforma med. **41**, 49. — *Peters, L. S.*, Amer. Rev. Tbc. **13**, 2. — *Knopf, S. A.*, Arch. Surg. **12**, 2. — *Ziegler, O.*, Zentralkommitee zur Bekämpfung der Tbk. 1924 — Dtsch. med. Wschr. **1926**, 14. — *Gravesen, J.*, Surgical treatment of pulmonary and pleural tuberculosis. London 1925. — *Forestier, J.*, Bull. Soc. méd. Hôp. Paris **42**, 15. — *Sayé*, Bull. Soc. méd. Hôp. Paris **42**, 40. — *Piotet, G.*, u. *E. Urech*, Rev. méd. Suisse rom. **47**, 3—5. — *Whittemore, W.*, Boston med. J. **196**, 1. — *Lilienthal, H.*, Arch. Surg. **14**, 1. — *Münnich, G.*, Arch. Soc. méd. Valparaiso **1**, 4—6. — *Henius, K.*, Med. Klin. **23**, 27. — *Beule, de*, Rev. belge Tbc. **18**, 4. — *Divis, J.*, Cas. lék. cesk. **66**, 21. — *Milko, W.* Orv. Hetil. (ung.) **72**, 2. — *Arce, J.*, u. *O. Ivanissevich*, Bol. Inst. Clin. quir. Univ. Buenos Aires **3**, 26. — *Bonniot, A.*, Arch. méd.-chir. Appar. respirat. **2**, 1. — *Haed, Jr.*, Arch. Surg. **16**, 5. — *Vos, B. H.*, Nederl. Tijdschr. Geneesk. **72** I, 24. — *Gullbring, A.*, Beitr. Klin. Tbk. **68**, 2 u. 3. — *Hegner, C. F.*, Amer. Rev. Tbc. **17**, 3. — *Ellsworth, Ad.*, u. *J. H. Pettis*, California Med. **28**, 6. — *Schröder, G.*, u. *F. Michelsson*, Die chirurgische Behandlung der Lungentuberkulose. Berlin 1926. — *Maendl, H.*, Die Kollapstherapie der Lungentuberkulose. Wien 1927. — *Graf*, 4. Tag. südostdtsch. Ges. Tbk. **1928**. — *Girode, J.*, u. *A. Cournand*, Bull. Soc. méd. Hôp. Paris **1928** II, 1241. — *Curti, O. P.*, Rev. Soc. Med. int. y Soc. Tisiol. **4**, 109. — *Rutkowski, M.*, Polski Przgle. chir. **7**, 485. — *Lubich, V.*, Archives de Biol. **5**, 47. — *Morin, C.*,

Cardis u. *Picot*, Rev. méd. Suisse rom. **48**, 999. — *Fischel, K.*, Amer. Rev. Tbc. **18**, 551. — *Gjessing, M. H.*, Norsk. Mag. Laegevidensk. **89**, 885. — *Berry, F. B.*, Arch. Surg. **18**, 257. — *Faltin, R.*, Finska Läk.sällsk. Hdl. **70**, 1088. — *Jessen, H.*, Beitr. Klin. Tbk. **65**, 6. — Z. Tbk. **52**, 369. — *Öhmann, R. C.*, Finska Läk.sällsk. Hdl. **70**, 1100. — *Perera, A.*, Rev. méd. Barcelona **10**, 117. — *Curti, E.*, Policlinico **1929** I, 156. — *Duval, P., J. Quénu* u. *H. Welti*, J. de Chir. **32**, 641. — *Bettmann, R. B.*, Internat. Clin **3**, Ser. 38, 294. — *Piotet, G.*, u. *E. Urech*, Schweiz. med. Wschr. **1929** I, 602. — *Jessen, F.*, Z. Tbk. **53**, 214. — *Maurer, A.*, u. *E. Rist*, Revue de la Tbc. **10**, 136. — *Maurer, A., E. Coulaud* u. *J. Rolland*, Revue de la Tbc. **10**, 143. — *Maurer, A.*, u. *J. Rolland*, Revue de la Tbc. **10**, 72. — *Eizaguirre, E.*, Rev. Hig. y Tbc. **22**, 65. — *Redaelli, M.*, Giorn. Tisiol. **7**, 33. — *Orszagh, O.*, Tuberculosis (Berl.) **1**, 32. — *Thomsen, H.*, Prakt. Tbk.bl. H. **3**. — *Heidrich, L.*, Bruns' Beitr. **147**, 642. — *Maendl, H.*, Med. Klin. **1929** II, 1664. — *Flick, J. B.*, Pennsylvania med. J. **32**, 855. — *Archibald, E.*, Arch. méd.-chir. Appar. respirat. **4**, 128. — *Hellsing, G.*, Acta med. scand. (Stockh.) **71**, 521.

Die Behandlung der Lungentuberkulose mit künstlicher Zwerchfellähmung.

Von

Dr. Walter Sachs.

Mit 18 Abbildungen im Text.

Die Ansichten über die Stellung des Zwerchfells im Atemmechanismus haben verschiedene Wandlungen durchgemacht. Ursprünglich wurden dem Diaphragma keine besondere Wichtigkeit bei dem Funktionieren der Atmung zugemessen. So bezweifelte noch der Anatom *Hyrtl*, daß das Mittelstück des Zwerchfells sich überhaupt bei der Atmung bewege, bis *Hasse* durch Leichenversuche mit künstlicher Atmung und *Gerhardt* am Lebenden bei einem Falle von Anus praeternaturalis eine geringe Verschieblichkeit nachwiesen (*Hitzenberger*). Nach Entdeckung der Röntgenstrahlen schoß man über das Ziel hinaus und glaubte, dem Zwerchfell die Rolle des wichtigsten Atemmuskels zuerkennen zu müssen, ohne welchen die Lungenatmung nicht funktionieren könne (*Falkenstein*). Später stellte sich heraus, daß zwar die Atmung durch die Zwerchfellbewegung wesentlich unterstützt wird, daß der Ausfall der Zwerchfellbewegung aber den Atemmechanismus nicht gefährdet. Gibt es doch zahlreiche Lungentuberkulöse, bei denen man vor dem Durchleuchtungsschirm doppelseitige Fixation des Zwerchfells nach vorausgegangener doppelseitiger Pleuritis basalis feststellen kann, ohne daß ihre Atmung gestört ist. Diese erst durch die Röntgenuntersuchung gewonnene Erkenntnis war die Voraussetzung für die Einführung der künstlichen Zwerchfellähmung in die Therapie der Lungenerkrankungen, die 1911 durch *Stuertz* geschah. Er machte den Vorschlag, bei schweren, chronischen, einseitigen, besonders mit Höhlenbildung einhergehenden Unterlappenerkrankungen, bei welchen die Behandlungsmittel der inneren Medizin versagt haben und die Anlegung eines künstlichen Pneumothorax wegen Verwachsung der Pleurablätter nicht möglich ist, die Phrenicusdurchschneidung vorzunehmen, bevor man sich zu schwereren chirurgischen Eingriffen entschließt. Gegen diesen Vorschlag erhob *Hellin* auf Grund von Tierversuchen mit offenem Pneumothorax den Einwand, daß sich die gelähmte Zwerchfellhälfte nach der Durchschneidung des Nerven weiter so wie die gesunde Hälfte aktiv bewegte. Nachdem dann *Bardenheuer* 1912 zum ersten Male die Phrenicusdurchschneidung bei einem Kranken der Stuertzschen Tuberkuloseklinik ausgeführt hatte, der an starken Bronchiektasen der linken Lunge litt, konnte *Stuertz* feststellen, daß es sich nicht um aktive gleichsinnige, sondern um passive „waagebalkenartige" Bewegung der gelähmten Zwerchfellhälfte handelte. Seine Erklärung, daß das gelähmte Zwerchfell bei der Inspiration von dem negativen Druck im Thorax angesaugt und gleichzeitig von dem steigenden Bauchinnendruck nach oben gedrängt wird, besteht noch heute zu Recht. 1913 empfahl dann *Sauerbruch*, der bereits 1904 die künstliche Zwerchfellähmung im Tierversuch zur Erleichterung der Speiseröhrenresektion studiert hatte, die Phrenicotomie zur Behandlung schwerer einseitiger Unterlappentuberkulosen.

Aber die einfache Phrenicusdurchschneidung war in ihrer Wirkung zu unsicher. Entweder fing in manchen Fällen das Zwerchfell nach anfänglicher Lähmung an, sich wieder zu bewegen, indem sich die durchschnittenen Nervenendigungen wieder vereinigten. Dann unterschied sich die Durchschneidung nicht von der temporären Lähmung, wie sie einfacher nach *Henschen* durch Novocainumspritzung, nach *Trendelenburg* durch Vereisung, nach *Friedrich* durch Quetschung bewirkt werden kann. Oder die Lähmung des Zwerchfells blieb überhaupt aus, weil ein Nebenphrenicus bestand. Daß die Durchschneidung des Phrenicus zur sicheren Zwerchfellähmung nur genügt, wenn man sie im Brustraum vornahm, war schon durch die Tierversuche *de Jagers* aus dem Jahre 1884 bekannt. *Felix* stellte 1922 auf Grund eingehender anatomischer und experimenteller Untersuchungen fest, daß in etwa 25% der Fälle der Phrenicus am Hals in mehreren Varietäten verläuft, als deren häufigste der sog. Nebenphrenicus aus C V selbständig oder vereinigt mit dem Nervus subclavius zur oberen Brustkorböffnung zieht, und schlug deswegen auf Anregung von *Lebsche* vor, die Methode der Neur-Exhairese anzuwenden, die im Tierversuch übrigens schon vor ihm der Amerikaner *W. E. Schröder* 1912 und die Japaner *Ken Kure, Hiramatsu, Naito* 1914 ausgeführt hatten. *Felix* berichtet in seiner Publikation über 28 Phrenicoexhairesen der Sauerbruchschen Klinik, bei denen sich 10 mal ein 4—6 cm distal von der Durchschneidungsstelle in den Hauptstamm einmündender Nebenphrenicus fand. Einen anderen Vorschlag machte im gleichen Jahre *Götze* mit seiner „radikalen Phrenicotomie". Von einem langen Schnitt am hinteren Sternocleidomastoideusrande durchtrennt er zunächst den Nervus subclavius an der Vorderseite des Plexus brachialis, zieht dann den Phrenicusstamm bis zum Sichtbarwerden der zum Ganglion cervicale inf. laufenden Sympathicusfasern vor und reseziert diese und den Phrenicus. Ein dritter Vorschlag ging von *Kutamanoff* aus, der einen großen Winkelschnitt benutzte, um den Phrenicus ganz freizulegen und bei seltenen Varietäten des Nerven den claviculären Teil des M. sternocleidomastoideus durchtrennt. Die beiden letzten Verfahren haben sich wegen ihrer Umständlichkeit nicht eingebürgert. Das wohl überall jetzt geübte Verfahren ist die Felixsche Phrenicoexhairese.

Über den Wert der künstlichen Zwerchfellähmung und ihre Indikationen sind in den letzten 10 Jahren zahlreiche Veröffentlichungen erschienen:

Sauerbruch erkennt der Phrenicotomie die Bedeutung einer selbständigen Operation nicht zu. Er verwendet sie zur Ruhigstellung des Unterlappens bei Oberlappenplastik, zur Unterstützung der Wirkung bei Unterlappenplastik und als Belastungsprobe für die gesunde Seite vor ausgedehnter Plastik. In einer Mitteilung aus dem Jahre 1923 berichtet er zusammenfassend über 60 Kranke, die nur mit Phrenicotomie behandelt wurden: 17 wurden gebessert, keiner jedoch geheilt. Nach einzelnen überraschenden Besserungen, die 1—2 Jahre anhielten, trat stets wieder Verschlimmerung auf, die weitere und größere chirurgische Eingriffe notwendig machte. Bei der Götzeschen Operation würde nur eine Varietät des Phrenicus berücksichtigt, während bei der Exhairese, wenn sie richtig ausgeführt würde, alle Varietäten betroffen würden.

Frisch sieht gute Resultate nur bei akuten Fällen, wo die Phrenicotomie sogar mit dem Pneumothorax in Konkurrenz treten kann. Dagegen wird sie bei chronischen Fällen nicht viel ausrichten, da hier die Lunge durch derbes, fibröses Narbengewebe und durch ausgedehnte pleurale Adhäsionen ausgespannt ist. Er schlägt als erster die Kombination von Pneumothorax und Phrenicotomie vor. Bei einem Pneumothoraxfalle kommen wiederholte Lungenblutungen wegen Adhäsionen am Zwerchfell erst dann zum Stehen, nachdem die Phrenicotomie als Zusatzoperation ausgeführt war. In einer zweiten Mitteilung weist er darauf hin, daß sich auch das Gas langsamer resorbiert, wenn seine Kombinationsmethode durchgeführt wird, und daß die Verkleinerung der Brusthöhle durch den Zwerchfellhochstand beim Auflassen des Pneumothorax von Vorteil ist. In einer dritten Mitteilung sieht er die Indikation für den Eingriff nur gegeben, wenn sich die Pneumothoraxanlage als unmöglich erwiesen hat.

F. Jessen hält die Phrenicotomie als einzigen Eingriff für nutzlos, gelegentlich sogar für gefährlich, weil eine teilweise Ruhigstellung der Lunge ungünstig wirkt. Als unterstützende Operation zieht er sie in Betracht bei begrenztem Pneumothorax und Oberlappenplastik. *Kroh* kommt auf Grund von Tierversuchen zu dem Schlusse, daß sich das gelähmte Zwerchfell nur dann paradox bewegt, wenn der Tonus der Zwerchfellmuskulatur schon vor der Phrenicotomie herabgesetzt war. Ist das nicht der Fall, dann macht das Zwerchfell ausgiebige, nichtparadoxe Atembewegungen auch nach der Lähmung mit. Nach *Neuhöfer* hat die Operation keine große Bedeutung für die Ruhigstellung der unteren Lungenteile, da die Ausschaltung keine vollständige ist. *Hanns Alexander* hält die Exhairese indiziert bei schweren und schwersten Fällen, wo trotz Schrumpfungstendenz eine weitere Schrumpfung mechanisch nicht möglich ist. Die Operation hat eine Entgiftung mit oder ohne Entfieberung zur Folge. *Fischer* geht so vor, daß er zunächst den Phrenicus probeweise vereist und ihn erst dann reseziert, wenn nach der Vereisung keine Propagation des Prozesses auf der anderen Seite eingetreten ist. Nach einer späteren Mitteilung werden gerade die infiltrierenden, rasch progredienten und zerfallenden Prozesse, die bei Plastik häufig Mißerfolge geben, sehr günstig beeinflußt. Von 20 operierten Fällen sind 7 geheilt, 9 gebessert, einer zeigt weiteres Fortschreiten, 3 unbestimmt. *Götze* weist auf die Gefahr der Gefäßblutung, der Verletzung der Pleura und des Anreißens von Lungenherden bei der Exhairese hin. Die Indikationen seiner „radikalen Phrenicotomie" sind die gleichen wie beim Pneumothorax und bei der Thorakoplastik, was von *Zadeck* abgelehnt wird, da die Wirkung nicht entfernt die eines Pneumothorax oder einer Plastik sei. *Zadeck* warnt direkt vor der Methode bei mehr exsudativen Prozessen, da er Verschlechterungen gesehen habe. Er empfiehlt Kombination mit Plastik und Pneumothorax. Insbesondere wird beim Pneumothorax die nicht ganz seltene Ausbuchtung des Zwerchfells nach unten zu vermieden, Exsudate treten seltener auf und das Risiko, einen alten

Pneumothorax eingehen zu lassen, ist geringer, weil die Lunge infolge irreparabler Zwerchfellähmung wesentlich geringere Tendenz zur Wiederausdehnung hat. *Riviere* und *Romanis* erkennen eine Kollapswirkung der Phrenicotomie nicht an und wollen sie nur als unterstützende Operation bei Plastik ausgeführt sehen. Auch nach *Sultan* kommt die Exhairese nur in vereinzelten Ausnahmefällen als selbständiger Eingriff in Frage. Von 21 Fällen sind nur 12 zu werten, davon 2 in Heilung, 4 wesentlich, 1 mäßig gebessert, 5 ungünstig. Ein schwerer Kollaps im Anschluß an die Leitungsanästhesie veranlaßt ihn, ausschließlich in Infiltrationsanästhesie zu operieren. *Schulte-Tigges* gibt dem Götzeschen Verfahren als dem ungefährlicheren den Vorzug vor der Exhairese, kombiniert aber auch beide Methoden. Er läßt die Phrenicotomie als gelegentliche Ersatzoperation für den Pneumothorax gelten. *Bacmeister* hat die Wirkung der Phrenicoexhairese mit therapeutischer Röntgenbestrahlung erprobt. Ganz langsam progrediente, relativ gutartige produktive Tuberkulosen cirrhotischer Natur, die infolge ungenügender mechanischer Schrumpfungsmöglichkeit auf die Allgemeinbehandlung nicht genügend ansprechen, werden durch die Operation soweit gebracht, daß die Vorbedingungen für eine erfolgreiche Röntgenbestrahlung erfüllt sind. Am besten reagieren nicht zu ausgedehnte Prozesse, die in den unteren und mittleren Teilen der Lunge lokalisiert sind. Auch Kavernen, die noch nicht starrwandig waren, sind durch diese kombinierte Behandlung zur völligen Schrumpfung bei restlosem Verschwinden von Auswurf und Bacillen gebracht worden. Exsudative Prozesse, die durch Bettruhe subfebril geworden waren, entfieberten nach künstlicher Zwerchfellähmung, und durch die 3 Wochen nach Entfieberung einsetzende Röntgenbestrahlung verschwanden alle klinischen Symptome. Dagegen hat *Lehmann* bei exsudativen Prozessen keinen Erfolg; der Wert der Operation besteht nach ihm nur in ihrer Kombination mit anderen chirurgischen Behandlungsmethoden. *Burrell* berichtet über gute Erfolge bei der Phrenicotomie, besonders bei Kombination mit Pneumothorax in solchen Fällen, die Zwerchfelladhäsionen haben. Weniger günstige Erfolge sah *Capelle*.

Kohlhaas beschränkt die Operation auf Fälle mit Kavernen oder ausgesprochener Infiltration, bei denen wegen Pleuraverwachsungen ein Pneumothorax nicht anzulegen ist. In Verbindung mit Pneumothorax ist sie nur angezeigt bei im Unterlappen sitzenden Kavernen, bei vorzeitigem Sichanlegen des Unterlappens und bei sich zu langsam resorbierendem Exsudat. *Curti* empfiehlt doppelseitige Phrenicotomie in Fällen, bei denen der doppelseitige Entspannungspneumothorax indiziert wäre, aber wegen vorhandener Adhäsionen nicht ausführbar ist. In 2 Fällen von 3 war nach einer zweiten Mitteilung der Ausgang ein guter. Nach *John Alexander* ist die künstliche Zwerchfellähmung dem Pneumothorax deswegen überlegen, weil mit ihr keine nennenswerten Gefahren verknüpft sind. Sie ist daher indiziert bei Frühfällen, wenn die indizierte Pneumothoraxtherapie wegen zu erwartender Komplikationen nicht ausgeführt wird. Tierversuche zeigten, daß nach der Operation keine Pleuraverwachsungen entstehen, die eine spätere Pneumothoraxbehandlung verhindern könnten; auch bewirkt der künstliche Pneumothorax bei den üblichen Druckwerten kein Tiefertreten des Zwerchfells. Auf Grund von Tierversuchen tritt *Schloepfer* für Kombination der Phrenicoexhairese mit Pulmonalisunterbindung ein, da dieses Verfahren, beim Menschen zwar noch nicht erprobt, das wirksamste sei, um eine tuberkulös erkrankte Lunge völlig außer Funktion zu setzen. *Ruhemann* hat die Verlaufsvarietäten des Phrenicus an 17 Leichen untersucht, ein Nebenphrenicus fand sich bei 11 der untersuchten Leichen, 4 mal beiderseits. *Rolland, Maurer* und *Valtis* buchen bei 10 Fällen einen glänzenden unmittelbaren Erfolg. Bei der großen Elastizität ist ein Fernergebnis auf alle Teile der Lunge zu erwarten. Zum mindesten gewinnt der Patient Zeit, auch wenn Plastik später nachfolgt.

Brunner entfernt 12 cm des Nerven, um alle Wurzeln zu erfassen. Irgendwelche Komplikationen, insbesondere Blutungen, hat er nie gesehen. Der Eingriff ist nur von einem topographisch gut geschulten Chirurgen ausführbar, weil bei Halsoperationen immer die Gefahr einer Luftembolie droht. Der endgültige Hochstand des Zwerchfells und damit der Effekt tritt erst in Wochen, oft erst in Monaten ein, wenn das Zwerchfell atrophisch geworden ist. Die Verkleinerung der Lunge beträgt dann $^1/_6$—$^1/_3$. Als selbständiger Eingriff kann sie nur bei tuberkulösen Unterlappenprozessen gewertet werden. *Landgraf* hält die Exhairese auch indiziert bei doppelseitigen Lungentuberkulosen, bei denen die hauptsächlich krankmachenden Erscheinungen auf eine Seite zurückgeführt werden, und zwar erstens stets, wenn bei schwerer Tuberkulose einer Seite die andere Seite zu krank ist, um Pneumothorax oder Plastik noch zu erlauben, zweitens bei doppelseitig weniger ausgedehnten Tuberkulosen, auch Oberlappentuberkulosen, dann, wenn die eine Seite infolge Einschmelzungserscheinungen einen progredienten Charakter angenommen hat, jedoch nicht die Anzeichen eines exsudativ-pneumonischen Prozesses bietet. Von 20 doppelseitigen Lungentuberkulosen 4 unbeeinflußt, 16 gebessert, 3 entfiebert, 5 Auswurf völlig verloren.

Denk berichtet über 39 Fälle, bei denen niemals üble Zufälle oder üble Folgeerscheinungen bei der meist als Exhairese ausgeführten Phrenicotomie beobachtet wurden, hauptsächlich handelte es sich um Ergänzung eines inkompletten Pneumothorax. Als neue Indikation gibt *Davies* unstillbares Erbrechen und unstillbaren Hustenreiz bei linksseitigen oder vorwiegend linksseitigen Prozessen an. Nach *Morelli* genügt nicht selten schon die Parese ohne völlige Lähmung, um guten Erfolg zu erzielen. Die Wirkung beruht in der Aufhebung der Zwerchfellbewegung durch Wegfall der dauernden Zerrung. *Losio* bewertet die Exhairese nicht als selbständigen, sondern nur als Unterstützungseingriff bei nicht vollständigem Pneumothorax und Plastik. *Morone* hat unter 54 Fällen einmal nach vollständiger Ausreißung des Nerven eine tödlich verlaufende Pneumonie erlebt, 2 Fälle starben nach kurzer Besserung an interkurrenter Pneumonie. Bei einseitigen Prozessen war der Erfolg der Operation günstig, er blieb aus oder war nur vorübergehend bei Fällen mit doppelseitiger Affektion, bei denen die Operation nur einseitig gemacht worden war. In einer zweiten Mitteilung berichtet er über einen Fall, bei dem nach Ablauf eines Jahres die Lunge sich zu einem kleinen Klumpen nach oben retrahiert hatte wie nach einem therapeutischen Pneumothorax. *Viscontini* durchtrennt den Musculus omohyoideus, reseziert 3—4 cm des N. phrenicus und 4—5 cm des N. subclavius und seiner Anastomose. Er operiert teils in Chloroformnarkose, teils mit Infiltrationsanästhesie, bei der er außerhalb der oberflächlichen Aponeurose bleibt. Beim Hantieren am Nerven sind verschiedentlich Angstzustände bei seinen Kranken aufgetreten. *Unverricht* warnt davor, ohne wirklich präzise Indikationsstellung Exhairese mit Pneumothorax zu kombinieren. Nach Jahren anhaltender Besserung trat bei Fällen, bei denen wegen einseitiger Tuberkulose der Pneumothorax mit Exhairese kombiniert worden war, auf der vorher gesunden Seite ein Herd auf, der wieder Pneumothoraxbehandlung notwendig machte. Es zeigte sich aber, daß diese unausführbar war, da die Kranken eine unerträgliche Atemnot bekamen. Eine ähnliche Beobachtung machte *Brieger*. Bei einem mit Exhairese kombinierten Pneumothorax trat schwerste Atemnot auf, weil die Mehrlüftung der gesunden Lunge durch Hineinsaugen in die Pneumothoraxseite nicht mehr stattfinden konnte. Dagegen haben *Ricci* und *Milani* nach der Phrenicotomie auf der anderen Seite zweimal eine exsudative Pleuritis entstehen sehen, ohne daß seitens der Atmung oder des Kreislaufs die geringsten Beschwerden auftraten. *Felix* hat günstige Erfahrungen bei sich wiederholenden Lungenblutungen gemacht, bei denen sich wegen Pleuraobliteration kein Pneumothorax anlegen ließ; in einigen, allerdings seltenen Fällen traten im Anschluß an die Operation frische Blutungen auf. Trotzdem im allgemeinen Rückgang der Auswurfmenge und des Fiebers mit Hebung des Allgemeinzustandes beobachtet wurde, kann *Felix* der Phrenicotomie keine selbständige Bedeutung in der Einengungstherapie zusprechen. *Perret, Pignet* und *Giraud* sehen als allgemeine Indikation neben ausgesprochener Schrumpfungstendenz Sitz der Erkrankung in den basalen Teilen an. Die Unschädlichkeit des Eingriffes gestattet nach Ansicht der Autoren, die nur über 5 Fälle verfügen, weite Indikationsstellung.

Loffreda gelang es nie, Blutungen mit der künstlichen Zwerchfellähmung zu stillen. Den künstlichen Pneumothorax kann die Phrenicotomie nicht ersetzen, bei destruktiven Prozessen hält der Erfolg nicht an. Auch *Schürch* rät davon ab, bei Kranken, die bluten, die Exhairese anzuwenden. Als selbständige Maßnahme kommt ihr nur eine sehr beschränkte Bedeutung zu. *Gergeley* und *Markovits* geben eine Erfolgsstatistik über 89 Fälle: 48mal gutes Resultat, 16mal symptomatische Besserung, 9mal unveränderter Zustand, 4mal Verschlimmerung, 12 gestorben. Der erste Autor berichtet später noch einmal über 100 Fälle, deren Ergebnis ihn veranlaßt, die Exhairese als selbständige Operation zu empfehlen. *Ricci* und *Milani* weisen durch Röntgenaufnahmen nach, daß auch Spitzenkavernen durch Retraktion des Gewebes beeinflußt werden. Sie sahen auch Besserung bei starker Mediastinalverschiebung mit konsekutiver Herzarrythmie. *Plenk* und *Matson* finden bei Präparation von 48 Phrenici 29mal Nebenwurzeln. *Aievoli* warnt vor allzu leichtherziger Ausführung der Exhairese mit dem Hinweis auf den Zusammenhang der Zwerchfellatmung mit der Blut- und Lymphströmung in den Abdominalorganen. *Sergens, Baumgartner* und *Bordet* betonen, daß der therapeutische Effekt sich oft sehr langsam ausbildet. Sie erwähnen 2 Todesfälle im Anschluß an den Eingriff Spontanpneumothorax mit Mediastinalemphysem und Aspiration in die gesunde Lunge. *Dünner* und *Mecklenburg* sahen bei $^1/_3$ ihrer Fälle Absinken der Temperatur, Schwinden des Sputums, Gewichtszunahme und Abnahme der Rasselgeräusche. Die letzteren verschwanden auch bei Kavernen im Oberlappen, trotzdem das amphorische Atmen unverändert blieb. Sie schließen daraus, daß nicht nur die Kompression eine Rolle spielt, sondern auch andere Umstände den exsudativen Prozeß beschränken, die sie nach späteren Mitteilungen in nervösen Faktoren, der Entfernung von zur Lunge ziehenden Vagusfasern, sehen. *Mathieu* und *Cornil* finden im Tierexperiment, daß die Luftzirkulation der nichtphrenicotomierten Seite nach der Operation bis zum 3fachen des Ausgangswertes zunehme. *Fornet* beweist die Wirkung des Zwerchfellhochtretens auf die Lungenspitze durch die im Röntgenbild sichtbare Verschiebung eines interlobären Schattenstreifens aus der horizontalen in die vertikale Verlaufsrichtung. *Jullien* publiziert als erster einen Fall, bei dem rechts wegen Unterlappenkaverne die Exhairese, 8 Tage später links wegen ausgedehnter kavernöser Phthise der Pneumothorax mit gutem Erfolg angelegt wurde.

Thearle hat selbst bei fortgeschrittener beiderseitiger Lungentuberkulose gute Erfolge, wenn die Herde der schwerer erkrankten Seite in den Unterlappen sitzen. *Baumgartner* und *Alany* empfehlen die Götzesche Operation, wenn die Exhairese auf zu großen Widerstand stößt. *Bordet* wendet sich gegen die kritiklose Empfehlung der Zwerchfellähmung bei Frühformen und als grundsätzliche Hilfsmaßnahme beim künstlichen Pneumothorax. Bei Kranken, bei denen das Zwerchfell verzögert hochtrat, hat er mehrfach frische pleuropulmonale entzündliche Schübe beobachtet. In etwa der Hälfte der 64 Fälle *Michelssons* brachte die Exhairese so weitgehende Besserung, daß keine Veranlassung zu weiteren chirurgischen Maßnahmen bestand. *Pigger* berichtet über 60 Fälle, bei denen nach jahrelanger vergeblicher Kur kein weiterer Fortschritt mehr erzielt werden konnte: 18mal war der Erfolg der Operation günstig, in einem Falle klinische Heilung, 2 Kranke kamen ad exitum. *Deist* lehnt die grundsätzliche Verbindung von Pneumothorax und Exhairese ab. Er hat zweimal akute pneumonische Erkrankungen nach der Operation gesehen, die er auf Aspiration infolge ungenügender Expektoration zurückführt, einmal unter 38 Fällen den gastrokardialen Symptomenkomplex, einmal einen Spontanpneumothorax mit tödlichem Ausgang erlebt. Nach *Schlapper* ist die künstliche Zwerchfellähmung die Methode der Wahl bei Unterlappenerkrankungen; grundsätzlich soll sie vor der Plastik, dagegen nicht als Ergänzung des Pneumothorax ausgeführt werden.

Pissavy hält die Exhairese für gefährlich und befürwortet die Resektion des Nerven. Nach ihm führt der Eingriff selten zu Dauererfolgen, meist nur zu vorübergehenden Besserungen. *Schön* bringt die Ergebnisse von 50 Fällen eines ungarischen Sanatoriums. Als Belastungsprobe nicht geeignet, ist die Methode wertvoll bei Unterlappenprozessen, und zwar bei bilateral fibrösen und unilateral exsudativen Prozessen. *Lobmayer* hat ein 18 Monate altes Kind wegen eines käsigen Prozesses mit gutem Erfolg operiert. *Puder* beschreibt einen Fall, bei dem die Höhe der Zwerchfellkuppel post operationem nach und nach die 2. Rippe erreichte. Der therapeutische Effekt der einfachen Durchschneidung steht nach den Erfahrungen *Kusans* nicht hinter dem der Exhairese zurück, vor welcher sie den Vorteil der vollkommenen Gefahrlosigkeit besitzt. *Lemon* stellt an Tierversuchen fest, daß der Eingriff mit ganz geringer oder gar keiner

Gefahr verbunden ist, die Organfunktion nicht beeinflußt und die Atmung nicht behindert. Die Kompensation ist auch bei beiderseitiger Phrenicotomie genügend. Atrophie des Zwerchfells tritt später ein, die Zellen schrumpfen auf ein Viertel ihrer Ausdehnung zusammen und verfetten. *Ricci* sah bei Oberlappenkavernen 2mal starke Verkleinerung, ein dritter Fall zeigte keine Veränderung, die andere Hälfte der Fälle ging in kurzer Zeit an ihrer Erkrankung zugrunde. Nach einer späteren Mitteilung erzielte er weitgehende Besserung bei 6 Kranken, bei denen ein Teilpneumothorax durch die Exhairese ersetzt wurde. *Rodenacker* erreichte in 10 Fällen von 33 Operierten in kurzer Zeit Bacillenfreiheit.

Eizaguirre berichtet über 78 Fälle. Er wendet die Phrenicoexhairese in jedem Falle an, in welchem der Pneumothorax angezeigt, aber wegen Pleuraverwachsungen nicht ausführbar ist. Ihr Erfolg ist glänzend, wenn sie zur Ergänzung des unvollständigen Pneumothorax vorgenommen wird. *Schnittenkötter* empfiehlt systematische Bauchatmung, um die Wirkung der Zwerchfellähmung zu verstärken.

Ricciuti tritt für die erweiterte Götzesche Operation mit Resektion der Nebenwurzeln ein, da die Exhairese die Funktion der Lunge nicht genügend einschränkt. *Lamberti-Bocconi* hält die Operation indiziert bei kavitären Lungentuberkulosen mit Neigung zur Fibrose, besonders wenn der Zerfallsherd nahe der Lungenbasis sitzt, dagegen nicht bei ausgedehnten käsig-ulcerösen Prozessen, zumal wenn sie im Oberlappen lokalisiert sind. Nach *Baillet* kann die Resektion des Nerven die Heilung schrumpfender Prozesse begünstigen, auch wenn es nicht zu einem Hochstand des Diaphragmas kommt. *Berla* fand bei 28 Leichenpräparaten 13mal einen akzessorischen Ast, 2mal in Form einer dünnen Faser vom N. hypoglossus ausgehend, 4mal war ein doppelseitiger, 7mal ein einseitiger akzessorischer Nerv vorhanden. In den allerdings sehr seltenen Fällen, in denen die äußeren Fasern tief unten, wenige Zentimeter oberhalb des Zwerchfells, in den Hauptstamm einmünden, erfolgt durch die Exhairese keine Unterbrechung, dagegen durch die Götzesche Operation. *Bettmann* zieht die Phrenicotomie erst in Betracht, wenn eine Pneumothoraxanlage mißlungen ist. Ein wesentlicher Effekt tritt nur bei fixiertem Mediastinum ein, der Kollaps entspricht einer Luftmenge von 500 cm beim Pneumothorax. Nach *Balice* zeitigt die Operation im Tierversuch nur bei umschriebenen tuberkulösen Prozessen dauernde Erfolge, sonst nur vorübergehende. *Wolf* und *Lossen* treten für die Berechtigung der Exhairese als selbständige Operation auch bei Oberlappenkavernen ein an der Hand eines Falles, in welchem der geschrumpfte Oberlappen nach dem Eingriff als schmales Schattenband neben der Wirbelsäule sichtbar war. Später berichtet der erste Autor über 20 Fälle von Oberlappenkavernen, bei welchen der Erfolg ein guter war. Dagegen glaubt *Zadek* nicht an die Erfolge bei Oberlappenprozessen, jedoch sah er Unter- und Mittelfeldkavernen restlos heilen. Von 17 Fällen *Sarnos* und *Gomez'* zeigten 4 ganz ausgesprochene Besserung mit Neigung zu vollkommener Heilung, 3 zwar eine Besserung, aber Bestehenbleiben von Erscheinungen seitens der Lungen mit positivem Auswurf, 6 blieben ohne Einfluß, bei 4 wurde der Erfolg durch Komplikationen und Ergänzungsoperationen verschleiert. *Thomsen* konnte Spätfolgen der Phrenicusausschaltung nicht beobachten. Als selbständige Operation bei Lungentuberkulose, selbst mit Kavernen, vermag sie allein Heilung herbeizuführen. *Tapie* hat bei 2 Fällen von ausgedehnter, progredienter, kavernöser Oberlappentuberlukose Stillstand, Beschwerdefreiheit und Arbeitsfähigkeit erzielt. *Maendl* berichtet über einen Fall von schwerer doppelseitiger Lungentuberkulose, die auf der einen Seite mit Phrenikotomie, auf der anderen mit Pneumothorax mit Erfolg behandelt wurde. *Curti* hat beiderseitige Phrenikotomie bei fibrösen Unterlappenprozessen ohne große Kavernen zum Teil einzeitig, zum Teil zweizeitig unter Resektion des Nerven von 2 cm Länge ausgeführt. Nur in einem Falle wurde die Exhairese vorgenommen, dieser Kranke starb 10 Tage später an Herzkollaps. Bei den übrigen Operierten trat keine wesentliche Störung auf. *Gravesen* lehnt Kombination von Exhairese und Pneumothorax auf derselben Seite und Kombination jeder Plastik mit der Exhairese ab. Dagegen kann die Indikation zur Plastik durch sie eingeengt werden. Um die Wirkung der nichtgenügenden Zwerchfellähmung zu verstärken, wendet *Einis* ein thrakoabdominelles Hemikorsett bzw. eine pneumatische Pelotte, die nach Art einer Bandage auf der Höhe des Mesogastriums fixiert wird, mit gutem Erfolg an. *Berg* erlebt einen Todesfall bei einer 43 Jahre alten Pneumothoraxpatientin, anschließend an die Exhairese, hervorgerufen durch eine Lungenembolie, *Vilardell* die Verletzung des Ductus thoracicus bei stumpfer Trennung des losen Zellgewebes von dem Scalenus, die ohne Folgen blieb. *Ricci* hatte Gelegenheit, mikroskopische Untersuchungen bei 4 an Lungentuberkulose gestorbenen Kranken vorzunehmen, bei denen 1 Monat bis 3 Jahre vorher eine Exhairese ausgeführt worden war; schon 1 Monat nach der Operation waren an den Muskelfasern des Zwerchfells deutliche Zeichen der Atrophie wahrzunehmen. Mitten unter den atrophischen Muskelfasern konnte man Bezirke gut erhaltenen Muskelgewebes entdecken, die er auf die Innervation durch die Intercostalnerven zurückführt. Eine hochgradige Relaxatio diaphragmatica, 4 Jahre nach künstlicher Zwerchfellähmung, sah *Uebelhoer*. Bei der Operation erwies sich das Zwerchfell in eine dünne Membrane verwandelt, die bis zur Höhe der 4. Rippe hinaufgetreten war. *Redaelli* verbindet die Exhairese mit Teilplastik, indem er die 2. bis 4. Rippe vorn reseziert, mit gutem Erfolg. *Köller* wendet bei Phrenikoexhairese die Avertinnarkose an. *Ody* tritt für Kombination mit Pneumothorax ein, wenn Pleuraadhäsionen bestehen oder persistierende Hämoptysen auftreten. Er gibt der Götzeschen Operation den Vorzug, weil bei der Exhairese mediastinales Emphysem entstehen kann. Ähnlich äußert sich *Gilbert*. Er hält die künstliche Zwerchfellähmung besonders indiziert beim Eingehen eines Pneumothorax, wenn das Lungengewebe durch fibröse Umwandlung so verändert ist, daß eine vollkommene Entfaltung nicht zu erwarten ist. Da der Erfolg der Operation nicht parallel geht mit dem Höhertreten des Zwerchfells, verfolgt ihn *Luzzato-Fegiz* mit der Senkungskurve. *Bérard, Guilleminet* und *Desjaques* sehen etwa 25% Besserungen, keine guten Resultate bei akuten Fällen. Nach *Toussaint* kann erst nach 14 Monaten der Hochstand als definitiv bezeichnet werden und führt in den anliegenden Lungenpartien zu Pseudoverdichtungen, die klinisch nachweisbar sind. *Gullbring* hält in allen Fällen den Versuch einer Pneumothoraxanlegung vor der Exhairese für notwendig, da der bei der künstlichen Zwerchfellähmung erzielte

Kollaps nur dem durch einen Entspannungspneumothorax bewirkten gleich sei. *Killian* untersucht, ob Avertinnarkose bei Phrenikotomie angewendet werden kann. Da Tierversuche eine Herabsetzung der Atemleistung um 25% bei einfacher, um 50% bei doppelseitiger Nervendurchschneidung ergeben, lehnt er die Avertinnarkose, die in derselben Richtung wirke, ab. *Zucali* weist darauf hin, daß es nicht immer einen starken Zwerchfellhochstand braucht, um einen günstigen therapeutischen Effekt zu erzielen, andererseits können auch bei maximalem Höhertreten des Zwerchfells große Kavernen unbeeinflußt bleiben. Die langsame Besserung nach dem Eingriff weist darauf hin, daß mehr die Hypofunktion der Lunge und die veränderten Kreislaufbedingungen die klinische Besserung bewirken. Auch nach *Redaelli* geht das Resultat nicht parallel mit dem erzielten Hochstand, sondern mit der Retraktionsfähigkeit der Lunge. Unter 222 Operationen verlief der Nerv 2mal in 2 Bündeln, einmal wurde er nicht gefunden. *Paolucci* dagegen sah bei Nachuntersuchungen nach 3 Jahren nur dann ein Dauerresultat, wenn das Zwerchfell besonders hoch gestiegen war. Bei 70% der Fälle war der Erfolg nur ein vorübergehender. *Ronzoni* hatte die besten Resultate bei starker Fibrose. Er rät, die Operation beim Eingehenlassen des Pneumothorax immer auszuführen, wenn die Herde im Unterlappen saßen und Neigung zum Wiederaufflackern zeigen, ferner bei starrer Lunge, die sich nicht wieder völlig ausdehnen kann. *Maendl* und *Schwarzmann* geben eine Erfolgsstatistik über 100 Kavernenträger, deren Beobachtungszeit sich auf 1—7 Jahre nach dem Eingriff erstreckt. 91% lebten, davon waren 60% arbeitsfähig. Von den operierten Frauen hatten einige Schwangerschaften ohne Schaden überstanden. *Ricci* berichtet über 95 Exhairesen bei Lungentuberkulose, die nur ausgeführt wurden, wenn ein künstlicher Pneumothorax nicht möglich war; die Indikationen sind dieselben. Bei 4 Sektionen, die in einem Zeitraum von 1 Monat bis 3 Jahren nach dem Eingriff stattfanden, zeigte sich eine vollständige Atrophie der Muskeln, nur an der Peripherie blieben die Muskeln normal, was auf eine Innervation der randständigen Partien durch Intercostalnerven schließen läßt.

Grinsfunt beschreibt einen Fall von Mediastino-Perikarditis, die 2 Wochen nach der Operation mit Fieber und einem Reibegeräusch im Bereiche des Herzens aufgetreten ist. *Schrödl* hat bei in Avertinnarkose vorgenommenen Exhairesen einen Todesfall erlebt.

Naegeli und *Schulte-Tigges* glauben auf Grund ihrer Erfahrungen an 100 Fällen, daß die Phrenicusoperation mit der Pneumothoraxtherapie in Konkurrenz treten kann, besonders bei sekundären Rundkavernen. Im ganzen erzielten sie bei 48% Bacillenfreiheit. Bei 2 Patienten, bei denen 20 bzw. 30 cm lange Nervenstücke herausgedreht waren, blieb die Zwerchfellbeweglichkeit ungestört. *Dünner* und *Heilborn* haben die doppelseitige Exhairese bei einem Fall ausgeführt, bei dem die doppelseitige Pneumothoraxanlage nicht möglich war; die Respiration vollzog sich nach dem Eingriff ohne jede Störung. Pneumothorax und Exhairese auf verschiedenen Seiten haben die Verff. in mehreren Fällen ausgeführt, ohne daß es zu Atemnot gekommen wäre. *Tamarin* und *Vainsenker* führten die Exhairese bei 17 Fällen ambulant aus. Nach ihnen ist sie kontraindiziert bei allen exsudativen Prozessen. Unter 95 Operierten *Belkinas* sind 61 gebessert,

20 stationär geblieben, 12 später gestorben, 2 verschlimmert. Nach *Gravesen* und *Tuxen* teilt sich die entspannende Wirkung der Zwerchfellähmung bei freiem Pleuraspalt mehr der ganzen Lunge mit, bei Synechie der Pleurablätter ist sie eine mehr lokale auf die unteren Abschnitte der Lunge. Bei Durchführung der Pneumothoraxbehandlung ist die Wirkung eher ungünstig als günstig. Die Resultate bei 70 Fällen zeigen, daß man den Wert nicht überschätzen darf, einzelne gute Erfolge besonders bei älteren Patienten. Auch *Holmboe* warnt vor allzu großem Optimismus, die Heilungschancen sind bei der Pneumothoraxtherapie besser. *Löwenthal* beobachtet unter 350 Fällen 5mal Auftreten von unspezifischen Pneumonien, für die er als Ursache ein durch die Exhairese ausgelöstes Trauma der Lunge annimmt. *Menne* berichtet über 14 Fälle, bei denen eine sehr ausgebreitete Tuberkulose vorlag: gestorben 1, gebessert 13, größtenteils auch arbeitsfähig. *Kan* sieht auf Grund des Resultates von 34 Fällen in der künstlichen Zwerchfellähmung nur ein Palliativmittel, welches nur in seltenen Fällen einen Erfolg bringt. Bei großen Kavernen und exsudativen Prozessen bleibt die Einwirkung ganz aus. Er warnt vor Anwendung zur Stillung von Blutungen, da in einigen Fällen durch den Eingriff profuse Blutungen auftraten. *Ferrari* dagegen sah prompte Wirkung bei schwerer Blutung. Erfahrungen bei 100 Fällen lassen ihn die Exhairese als selbständigen Eingriff anerkennen, aber andererseits entschieden die Meinung ablehnen, daß der Pneumothorax durch sie ersetzt werden kann. Nach *Sickenga* werden Basal- und parahiläre Kavernen am besten beeinflußt. Von fixierenden Verbänden auf der operierten Seite hat er keinen Nutzen gesehen. *Castelli* bringt eine Erfolgsstatistik über 100 Fälle. Nach $1/2$—3 Jahren waren 60 gebessert, 18 gestorben, 22 unbeeinflußt. *Maendl* und *Lichtwitz* teilen 2 Fälle mit, bei welchen nach Zwerchfellähmung auf der Gegenseite eine Pleuritis exsudativa auftrat, die ohne Schädigung überstanden wurde. *Zehner* weist darauf hin, daß eine vor der Exhairese vergeblich versuchte Pneumothoraxanlage manchmal nach derselben glückt. Die größte bisher veröffentlichte Statistik stammt von *Wirth* und *Köhn* von *Jaski*; sie berichten über 600 Fälle und 185 Nachuntersuchungen. Am Schlusse der Kur hatten 26,5% die Bacillen verloren, 1,7% waren voll erwerbsfähig, 25,5% für mittlere Arbeit, 72,8% für leichte Arbeit. Die Nachuntersuchungen nach 1—5 Jahren ergaben 52% Besserungen, 29% Verschlechterungen, 19% waren unverändert. Die Indikation zur Exhairese deckt sich nach ihrer Auffassung mit der zum Pneumothorax. Sie geben der ersteren den Vorzug wegen des einmaligen Eingriffes im Verhältnis zur jahrelangen, oft schwer durchführbaren ambulanten Pneumothoraxbehandlung, wegen der geringeren Gefährlichkeit und aus sozialen Gründen. Sie machen prinzipiell erst die Exhairese und schließen den Pneumothorax an, wenn die erstere keinen Erfolg bringt. Einen ähnlichen Standpunkt nimmt *Lossen* auf Grund röntgenologischer Beobachtungen ein. Er wünscht häufigere Anwendung der Phrenikotomie, deren Erfolg dem Pneumothorax ähnlich sei, die aber den Vorteil vor dem Pneumothorax voraushabe, daß es ein einmaliger Eingriff sei. Auch fehle ihr das drohende Schreckgespenst der Ergußbildung. Zu einem ganz entgegengesetzten Resultat kommt *Kahn*. Er folgert aus seinen Erfahrungen bei 102 Fällen: die Phrenikoexhairese ohne vorhergehenden Pneumothoraxversuch ist meist ein Kunstfehler. Bei Fällen von Lungen-

tuberkulose mit anhaltendem sekundär-allergischen Zustande ist die Phrenikoexhairese nutzlos; bei chronisch fortschreitender kavernöser Tuberkulose erfährt der Verlauf durch sie keine Veränderung, die Kavernen kollabieren nicht; es liegt kein Grund vor, den günstigen Verlauf torpider, fibrös-produktiver Prozesse mit wechselnder Bacillenausscheidung nach Phrenicoexhairese dem Einfluß derselben zuzuschreiben. Einen in der Mitte stehenden Standpunkt nimmt *Hanns Alexander* ein. Grundsätzlich ist im Einzelfalle zu prüfen, welcher von beiden Eingriffen in Frage kommt. Die prinzipielle Verbindung erst Phrenicus, dann Pneumothorax, lehnt er ab.

Wohl selten sind bei einem operativen Verfahren derartig entgegengesetzte Anschauungen über Indikationsstellung und Erfolge veröffentlicht worden, wie bei der künstlichen Zwerchfellähmung. Auf der einen Seite wird sie für wirksamer als der altbewährte Pneumothorax gehalten, die Indikationsstellung sehr breit gehandhabt, ja sogar zu gleichzeitiger Anwendung auf beiden Thoraxhälften geraten, auf der anderen Seite wird sie als unsichere Palliativmaßnahme angesehen und ihr jeder Dauererfolg abgesprochen. Diese differenten Ansichten richten in der Praxis erhebliche Verwirrung an; wir haben Kranke zu Gesicht bekommen, bei denen „nach ambulanter Ausführung" der Phrenikoexhairese von einer Heilstättenkur abgeraten wurde, und Kranke, bei denen der behandelnde Arzt die Ausführung der Operation vorschlug, der zuständige Fürsorgearzt sie aber als veraltete Methode bezeichnete, die nicht mehr angewandt würde. Streitfragen über das Verwendungsgebiet und die Erfolgsmöglichkeit einer operativen Behandlungsmethode können nicht von theoretischen Gesichtspunkten aus oder, wie es versucht wurde, durch Tierversuche entschieden werden, sondern nur dadurch, daß immer wieder die Ergebnisse der Methode bei einer größeren Anzahl von so behandelten Fällen an der Hand der Indikationsstellung nachgeprüft werden, bis volle Klarheit herrscht. Noch ein anderer Grund veranlaßt uns, die Ergebnisse unserer 163 Phrenicusfälle bekanntzugeben. Die Operation ist bei uns seit 8 Jahren ausgeführt worden, während sie in den meisten Heilstätten erst in den letzten 3—4 Jahren Eingang gefunden hat; wir sind also eher in der Lage, die Endresultate zu beurteilen, zumal wir unsere Fälle zum Teil weiter verfolgt haben.

Es wurden operiert nach der Goetzeschen Methode in den Jahren 1922—24 11 Fälle, nach der Felixschen Methode in den Jahren 1924—1930 152 Fälle. Das Goetzesche Verfahren verbürgt keinen größeren Erfolg, gelegentliche Versager können hier sowohl wie bei der Exhairese vorkommen; es steht auch an Gefährlichkeit der Exhairese nicht nach. Wenn *Goetze* der Exhairese den Vorwurf macht, daß bei Schlingenbildung durch einen Nebenphrenicus Gefäßverletzungen vorkommen können, so besteht bei der Goetzeschen Operation, die auch wesentlich umständlicher und schwieriger ist, die Gefahr der Luftembolie in erhöhtem Maße, weil man in der Tiefe des Operationsfeldes mit zahlreichen Venen in Berührung kommt. Der Hauptbeweggrund, die Goetzesche Operation aufzugeben, war für uns das schlechte kosmetische Resultat durch Zurückbleiben einer immer etwa 8 cm langen Narbe. Derartige Narben, die den Lungenkranken auch für Außenstehende als solchen kennzeichnen, müssen vermieden werden, wenn man nicht von vornherein bei einer großen Anzahl besonders weiblicher Kranker auf den Eingriff verzichten will. Deswegen haben wir auch bei der Exhairese den bequemeren schrägen Hautschnitt am Hinterrande des Sternokleidomastoideus zugunsten des Knopflochschnittes in der natürlichen Spaltrichtung der Haut verlassen, dessen Narbe schon nach wenigen Wochen vollständig verschwindet. Die Auffindung des Phrenicus wird hierbei wesentlich erleichtert, wenn man statt der meist üblichen Infiltrationsanästhesie Leitungsanästhesie verwendet, indem man am äußeren Rande des Sternokleidomastoideus genau in der Mitte zwischen Schlüsselbein und Proc. mastoideus mit dünner Kanüle eingeht, außerdem den oberen Schlüsselbeinrand unterspritzt. Bei 2 Kranken erlebten wir dabei allerdings einen Zwischenfall, es entstand eine vorübergehende Parese des rechten Armes, insbesondere war das Heben zur Wagerechte eingeschränkt. Eine Nervenverwechslung konnte nicht vorgekommen sein, da der Phrenicus in ziemlich seiner ganzen Länge herausgedreht worden war. Die neurologische Untersuchung ergab eine Schädigung des Accessorius mit Beteiligung der M. deltoideus, supra- und infraspinatus. Da bei dem einen Kranken mehrere Tage nach der Operation ein kleines Hämatom unter der Haut sichtbar wurde, ist anzunehmen, daß bei der Anästhesie ein kleines Gefäß verletzt wurde, wodurch der Nerv vorübergehend geschädigt worden ist, vielleicht infolge des Druckes durch das Hämatom. Nach mehrwöchentlicher Massage, Übungstherapie und elektrischer Behandlung ging die Parese vollständig zurück. Entartungsreaktion und Muskelatrophie waren nicht aufgetreten.

Die Lagerung des Kranken erfolgt mit Rücksicht auf die Gefahr der Luftembolie flach, möglichst mit etwas tiefer liegendem, stark nach der der kranken entgegengesetzten Seite gedrehtem Kopf. Genau 2 Querfinger oberhalb des Schlüsselbeinrandes wird der 2 cm lange Querschnitt durch die Haut gelegt, und zwar so, daß noch ein Drittel des Schnittes auf den hinteren Rand des Sternokleidomastoideus fällt. Nach Spaltung des Unterhautgewebes, des Platysma und der oberflächlichen Fascie hält der Assistent die Wundränder mit kleinen stumpfen Haken auseinander, indem er die meist sichtbare V. jugularis externa nach medial beiseite zieht. Mit einer kleinen Klemme, diese mehrfach auseinander spreizend, werden das Bindegewebe und Fetttröpfchen durchgangen, bis man auf die vordere Fascie des Scalenus trifft. Gewöhnlich schimmert der Nerv bereits durch die Fascie durch, welche vorsichtig gespalten wird. Nach Freipräparieren wird der Nerv auf ein kleines Schielhäkchen geladen, hochgezogen, mit der Phrenicusklemme gefaßt, oben durchtrennt und langsam herausgedreht. Irgendwelche Zwischenfälle haben wir dabei nicht erlebt, wir sahen aber bei einem auswärts operierten Falle ein Aneurysma der Art. subclavia (Abb. 1). Die in der rechten Oberschlüsselbeingrube sichtbare Geschwulst hatte sich allmählich im Laufe von 8 Wochen zu dieser Größe entwickelt. Einmal wurde der Nerv trotz eifrigen Suchens nicht gefunden, weil er anscheinend atypisch verlief. In diesem Falle ist später auswärts ein nochmaliger Versuch gemacht worden, der aber ebenfalls trotz zweistündiger Dauer vergeblich war. Nach der zweiten Operation trat ein typischer Hornerscher Symptomenkomplex auf. Bezüglich der Nervenlänge wurde darauf gesehen, daß mindestens 12 cm herausgedreht wurden, häufig konnte der Nerv ganz entfernt werden. Bei der Naht achten wir darauf, daß das Platysma sorgfältig wieder vereinigt wird, weil davon das kosmetische Resultat abhängt. Bei der Hautnaht haben wir eine Zeitlang fortlaufende subcutane Naht angewandt, ohne aber bessere Narben zu erhalten als mit Kopfnähten.

Wenn der Patient nicht zu angegriffen ist, werden der Hochstand des Zwerchfells und das Fortfallen der aktiven Zwerchfellbewegung sofort nach der Operation röntgenologisch kontrolliert. Die Beobachtung mancher Autoren, daß die paradoxe Bewegung und ausgiebiger Hochstand oft erst später einsetzen, wenn das Zwerchfell atrophisch geworden ist, können wir bestätigen. Dagegen sahen wir in 8 Fällen, in welchen nach dem Vorschlage *Dünners* die Exhairese bei fixiertem Zwerchfell vorgenommen war, entsprechend der fehlenden Veränderung des Zwerchfellstandes, auch klinisch keine erhebliche Einwirkung. Wir glauben nicht, daß die Vermutung *Dünners*, in derartigen Fällen würde die Heilung auch bei fixiertem Zwerchfell durch nervöse Einflüsse, wie Abriß von Vagusfasern usw., gefördert, zutrifft; unserer Ansicht nach kann man den Heileffekt der Exhairese nur aus mechanischen Gesichtspunkten heraus erklären: Es wirkt erstens die Aufhebung der aktiven Eigenbewegung des Zwerchfells und die Ausschaltung des sagittalen Zuges an der Lunge, es wirkt zweitens das mehr oder minder starke Hochtreten des gelähmten Zwerchfells durch Auswirkung des abdominellen Druckes und

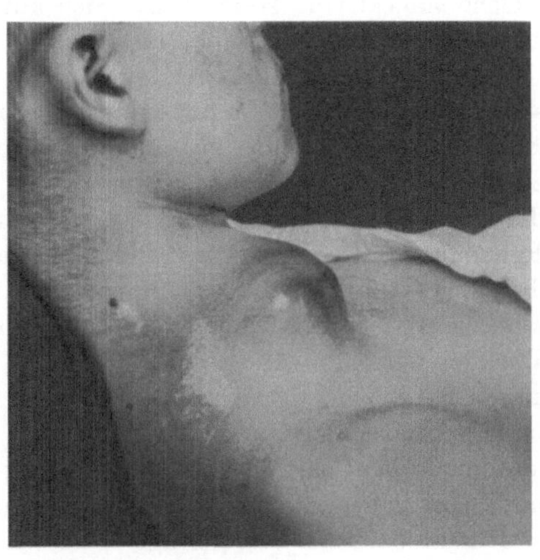

Abb. 1.

drittens ist die Einwirkung abhängig von der Retraktionsfähigkeit des kranken Lungengewebes. Ist diese bei älteren Erkrankungen nicht mehr vorhanden, das kranke Gewebe also schon starr geworden, dann kann selbstverständlich auch ein maximaler Hochstand sich nicht mehr in heilendem Sinne auswirken. Daraus ist es zu erklären, daß häufig trotz starken Hochstandes der Heileffekt ausbleibt und bei mäßigem Hochstand eintritt. Aber eine Änderung im Zwerchfellstand ist auch bei erhalten gebliebener Retraktionsfähigkeit der Lunge Vorbedingung für die Wirkung; deswegen hat es keinen Zweck, die Exhairese bei vollständig fixiertem und eingemauertem Zwerchfell auszuführen. Der in der Literatur immer wiederkehrende Vorwurf, daß die Heilwirkung der Exhairese absolut unsicher sei, würde verschwinden, wenn es gelänge, ein Mittel zu finden, den Effekt vorher zu übersehen, soweit die mechanischen Verhältnisse in Frage kommen. Wir sind dabei, das mehrfach empfohlene Verfahren der temporären Ausschaltung durch Vereisung nachzuprüfen.

Als klinisches Zeichen der künstlichen Zwerchfellähmung beobachtet man meist Leiserwerden der Atmung, Abnahme der Rasselgeräusche und Schwinden mancher toxischer Symptome, wenn eine Einwirkung eintritt. Erfolgt der

Hochstand sehr rasch, so kann unter Umständen eine Schädigung des Lungengewebes auftreten. So sahen wir bei einem Kranken mit einem tuberkulösen Oberlappenprozeß unmittelbar nach der Exhairese eine pneumonische Verdichtung des Unterlappens, die wir als unspezifische deuten mußten, weil sie sich nach 10 Tagen zurückbildete. Bei linksseitigem starkem Hochstand traten in mehreren Fällen Magenbeschwerden auf, die nach einiger Zeit wieder verschwanden. Der Magen war in diesen Fällen nach links verlagert und mit seinem kardialen Teil stark hochgezogen. Einen typischen Fall von gastrokardialem Symptomenkomplex haben wir nicht erlebt. Dagegen sahen wir häufig Ausweichen des Herzens nach der anderen Seite und in einem Falle eine deutliche Schaukelbewegung des Herzens bei der Atmung, ohne daß irgendwelche subjektiven Herzbeschwerden auftraten. Dauerschädigungen haben wir bei unseren Kranken nicht beobachtet.

Bei der Indikationsstellung müssen wir zwischen der Exhairese als selbständiger und als unterstützender Operation unterscheiden. Als selbständiger Eingriff ist sie indiziert bei allen schweren und mittelschweren einseitigen Prozessen oder doppelseitigen, bei denen eine Seite leichter erkrankt ist und sich auf der schwerer erkrankten Seite Kavernen finden. Voraussetzung ist, daß die Pneumothoraxtherapie nicht indiziert oder nicht durchführbar ist. Der neuerdings von einigen Autoren vertretenen Ansicht, daß die Phrenikoexhairese dem künstlichen Pneumothorax in jedem Falle vorzuziehen und erst bei fehlender Wirkung mit ihm zu kombinieren sei, können wir nicht beipflichten. Ganz abgesehen davon, daß wir die Exhairese nach den zahlreichen in der Literatur beschriebenen Zwischenfällen nicht für „die kleine und harmlose Operation" halten, als diese gerade von denen hingestellt wird, die sie nicht selbst ausführen, muß man immer wieder darauf aufmerksam machen, daß der durch die Exhairese erzielte Kollaps ein viel geringerer ist, als der eines vollständigen Pneumothorax, und nur dem eines Entspannungspneumothorax entspricht, ferner daß bei der Exhairese dauernde Verhältnisse geschaffen werden, die man nicht in der Hand hat, während man beim künstlichen Pneumothorax, den Kollaps zu beseitigen jederzeit in der Lage ist. Erkrankt bei zufällig eingetretenem maximalem Hochstand die andere Seite, so kann die Situation sehr ungünstig werden; Abb. 2 zeigt einen derartig extremen Zwerchfellhochstand bei einem auswärts operierten Kranken, der nachträglich eine Spitzenkaverne auf der anderen Seite hinzubekam. Beim künstlichen Pneumothorax läßt man auf, um die andere Seite zu entlasten, oder geht auf den Tiefdruckpneumothorax zurück, ihn gleichzeitig auf der neuerkrankten Seite anlegend. Diese Chance des dosierbaren Eingriffes darf man sich, solange Pleuraverwachsungen ihn nicht unmöglich machen, nicht entgehen lassen; denn dieser Vorteil wiegt den Nachteil der öfteren Nachfüllungen und der bei richtiger Technik übrigens gar nicht so sehr zu fürchtenden Exsudatgefahr voll auf. Hinzu kommt, daß jetzt, nach Einführung der Thorakokaustik, ein großer Teil der unvollständigen Pneumothoraces zu vollständigen gemacht werden kann.

Was die Art der Erkrankung anlangt, so eignen sich lokalisierte Prozesse nach unseren Erfahrungen eher für den Eingriff als ausgedehnte, zerstreutherdige, dabei ist es gleich, ob die Erkrankung in den oberen oder unteren Lungenpartien sitzt. Ebenso eignen sich eher produktiv-zirrhotische Prozesse als exsudative und subkompensierte, chronisch verlaufende eher als stark progrediente, dekompensierte. Unsere Indikationsstellung geht am besten aus folgender Tabelle hervor, in welcher wir der besseren Übersicht halber die Prozentzahlen der operierten Fälle eingesetzt haben:

Frühinfiltrate mit Kavernen 4,3%
Produktiv-zirrhotische Tuberkulosen ohne Kavernen . . 1,7%
Produktiv-zirrhotische Tuberkulosen mit Kavernen . . . 50,2%
Zerstreutherdige Tuberkulosen ohne Kavernen 5,6%
Zerstreutherdige Tuberkulosen mit Kavernen 21,6%
Isolierte Kavernen 11,9%
Käsig-exsudative Prozesse mit Kavernen 4,7%

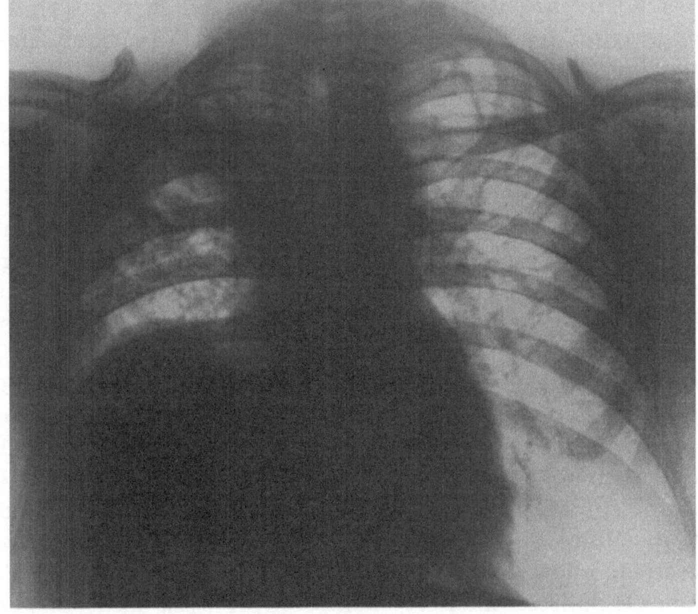

Abb. 2.

Dem Stadium II gehörten an 2,8%, dem Stadium III gehörten an 97,2%. Einseitig waren 30,8% der Erkrankungen, doppelseitig 69,2%. Bei rund 92% gab also das Vorliegen einer oder mehrerer Kavernen den Grund zur Ausführung der Operation. Dabei ist aber zu bemerken, daß nach unserer Erfahrung Kavernen, die größer als ein Fünfmarkstück sind, durch die Exhairese wohl verkleinert, aber nicht beseitigt werden können.

Indiziert ist die Exhairese ferner bei protrahierten Blutungen, die auf andere Weise nicht zum Stehen kommen. Wir haben diese Indikation allerdings nur zweimal bei unseren Fällen gestellt.

Als Gegenindikation gilt bei uns stark emphysematöser Brustkorb und höheres Lebensalter über 50 Jahre, selbstverständlich auch schwere Komplikationen, die an sich einen operativen Eingriff nicht zulassen.

Als unterstützende Operation haben wir die Exhairese bei der Plastik, Plombe und dem künstlichen Pneumothorax ausgeführt. Als Testoperation vor der Plastik wandten wir die Exhairese in früheren Jahren mehrmals an und erhielten auch einige Male positive Ausschläge. Theoretisch ist dagegen eingewandt worden, daß die Belastung der anderen Seite durch die Exhairese eine viel zu geringe sei, als daß man aus ihrer Einwirkung einen sicheren Schluß ziehen könnte; es ist ferner darauf hingewiesen worden, daß die Einwirkung sich nur durch Ausschwemmung tuberkulinähnlicher Stoffe aus der schwerkranken Lunge in den Kreislauf erklären lasse und daß man dies viel einfacher erreichen könne, wenn man eine Tuberkulinspritze verabreiche (*Brauer*). Wir selbst haben die praktische Erfahrung gemacht, wie auch *Ziegler*, daß sich bei Phrenikotomierten häufiger Komplikationen nach Ausführung der Plastik einstellen, als bei Nichtphrenikotomierten; trotzdem behält die Exhairese ihren Wert als Voroperation zur Plastik in beschränktem Maße dadurch, daß in manchen Fällen die Plastik durch die schon nach der Exhairese einsetzende Besserung erspart wird. Es wird sich hier allerdings immer um Fälle handeln, die an der Grenze zur Indikation zur Plastik stehen. Als einleitender Eingriff kommt die Exhairese bei der Plastik ferner in Frage bei Fällen, bei denen nur eine Teilplastik beabsichtigt ist; als ergänzender Eingriff ist die Exhairese indiziert, wenn die Plastik keinen genügenden Kollaps gebracht hat. Aus ähnlicher Indikationsstellung heraus ist die Exhairese auch bei der Plombierung als Vor- oder Nachoperation von uns angewandt worden.

Wichtiger ist ihre Kombination mit dem künstlichen Pneumothorax. Der Vorschlag ging bekanntlich von *Frisch* aus und führte so weit, daß manche Autoren die prinzipielle Verknüpfung von Exhairese und Pneumothorax empfahlen, weil dadurch seltenere Nachfüllungen notwendig und Exsudate vermieden werden. Wir haben schon oben darauf hingewiesen, daß dieser Vorteil zu teuer mit dem Dauerzustand, den die Exhairese schafft, erkauft ist, wenn die andere Seite erkrankt. Es gibt genügend wohlgelungene Pneumothoraces, die keiner Zusatzoperation bedürfen. Bei allen Pneumothoraces aber, die unvollständig sind, die Kavernen nicht zum Schluß und die Bacillen nicht zum Schwinden bringen, ist die Exhairese indiziert, wenn die Kaustik nicht anwendbar ist (Fall 1 und 2). Die Exhairese ist ferner indiziert bei hartnäckigen oder stets wiederkehrenden Pneumothoraxexsudaten, beim Eingehen des Pneumothorax, wenn nach längerer Durchführung die starrgewordene Lunge sich nur unvollkommen ausdehnt, und bei vorzeitigem unfreiwilligem Auflassen, ehe der tuberkulöse Prozeß abgeheilt ist. Auch soziale Ursachen können die Kombination veranlassen, wenn die öfteren Nachfüllungen auf Schwierigkeiten stoßen, wie *Wirth* es bezüglich der Hausangestellten hervorgehoben hat, oder örtliche Momente, wenn, wie es bei uns manchmal der Fall ist, Pneumothoraxträger auf einer Insel wohnen und in der ungünstigen Jahreszeit eine umständliche mehrtägige Reise ausführen müssen, um zu ihrer Nachfüllung zu kommen. Die kombinierte Methode ist schließlich als seltene Indikation zu erwähnen bei linksseitigen Pneumothoraxfällen, bei denen unstillbares Erbrechen nach Pneumothoraxanlage durch Tiefertreten des Zwerchfells auftritt. Wir erlebten einen derartigen Fall, bei dem einige Jahre vorher wegen Magenulcus eine Gastroenterostomie ausgeführt worden war. In diesem Zusammenhang muß noch auf ein seltenes Ereignis hingewiesen werden, auf das *Zehner* aufmerksam gemacht hat und das wir ebenfalls schon beobachtet haben: Ein vor der Exhairese vergeblich ausgeführter Pneumothoraxversuch kann nach derselben glücken. Es empfiehlt sich jedenfalls, bei Kranken ohne Pleuraschwarte einen Pneumothoraxversuch nach der Exhairese zu wiederholen, auch wenn vor der Exhairese ein freier Pleuraspalt nicht vorhanden war.

Mehrfach ist die Exhairese von uns angewandt worden als Ersatz für den Pneumothorax bei Fällen, bei denen der doppelseitige Pneumothorax indiziert war, auf der einen Seite die Pneumothoraxanlage aber nicht glückte oder der Pneumothorax der einen Seite vorzeitig einging.

Bei der *Erfolgsstatistik* scheiden wir zunächst 24 Fälle aus, welche erst in letzter Zeit operiert worden sind und bei welchen man das Resultat noch nicht übersehen kann, ebenso 32 Fälle, bei welchen die Exhairese mit anderen Kollapsoperationen kombiniert wurde. Es bleiben danach 107 Fälle, bei denen die Exhairese als selbständige Operation ausgeführt wurde und 1—8 Jahre zurückliegt.

Am Schlusse der durchschnittlich 17 Wochen durchgeführten Kur waren arbeitsfähig von 107 operierten Kranken

$$92 = 86,8\%;$$
$$15 = 13,2\% \text{ blieben arbeitsunfähig.}$$

Bacillen schieden aus am Anfange der Kur $103 = 96,2\%$, von Anfang an negativ waren $4 = 3,8\%$ der Kranken. Von den 103 positiven Fällen verloren

$$39 = 37,8\% \text{ ihre Bacillen;}$$
$$64 = 62,2\% \text{ blieben positiv.}$$

Die 4 negativen Fälle schieden auch am Schlusse der Kur keine Bacillen aus.

Von den 74 einseitigen Prozessen waren 4 von Anfang an negativ; bei den restlichen 70 Kranken verloren $30 = 42,8\%$ ihre Bacillen; von den 33 doppelseitigen Fällen, die alle positiv waren, wurden $9 = 27,2\%$ negativ.

Kavernen ließen sich bei 85 der 107 Kranken nachweisen. Davon verloren die Kavernen $27 = 31,8\%$. Einseitige Prozesse mit Kavernen lagen 61 mal vor, davon waren bei $20 = 32,8\%$ die Kavernen am Schlusse der Kur nicht mehr nachweisbar. Bei den 33 doppelseitig Erkrankten fanden sich bei 24 Fällen Kavernen, die 7 mal $= 29,2\%$ verschwanden.

Das Schicksal von 66 Operierten konnte weiter verfolgt werden. Davon waren nach 1—8 Jahren am Leben $53 = 80,3\%$, gestorben waren $13 = 19,7\%$.

Von den 53 Überlebenden waren arbeitsfähig $44 = 83\%$ der Überlebenden oder $66,6\%$ der Gesamtzahl, nichtarbeitsfähig waren $9 = 17\%$ der Überlebenden oder $13,7\%$ der Gesamtzahl.

Bacillenfrei waren $39 = 73,6\%$ der Überlebenden oder $59,1\%$ der Gesamtzahl, Bacillen schieden aus $14 = 26,4\%$ der Überlebenden oder $21,2\%$ der Gesamtzahl.

Von den 44 Arbeitsfähigen hatten Bacillen $9 = 20,4\%$, bacillenfrei waren $35 = 79,6\%$. Von den 9 Arbeitsunfähigen waren $4 = 44\%$ bacillenfrei, $5 = 56\%$ schieden Bacillen aus.

Am Schlusse der Kur waren von den 53 Überlebenden 29 positiv gewesen, davon hatten $18 = 62,1\%$ die Bacillen später noch verloren, $11 = 37,9\%$ ihre Bacillen behalten. 3 Kranke, die am Anfang der Kur positiv gewesen waren und ihre Bacillen während der Kur verloren hatten, schieden wieder Bacillen aus. 17 Kranke, die am Anfang der Kur positiv gewesen waren und ihre Bacillen während der Kur verloren hatten, blieben negativ, ebenso 4 Kranke, die von Anfang an negativ gewesen waren.

Von den 66 näher verfolgten Fällen waren 63 Kavernenträger, von diesen waren 1—8 Jahre später

$$\begin{aligned} &\text{am Leben} &&\dots\dots\dots\dots\dots\;50 = 79,4\%, \\ &\text{arbeitsfähig} &&\dots\dots\dots\dots\dots\;41 = 65,1\%, \\ &\text{bacillenfrei} &&\dots\dots\dots\dots\dots\;36 = 57,1\%. \end{aligned}$$

Da nach einer Statistik *Bacmeisters* nach 5—8 Jahren von allen Kavernenträgern, die nur mit allgemeiner Kur behandelt worden waren, 80% gestorben und nur 20% am Leben waren, haben wir die in den Jahren 1922—1925 operierten Fälle von Kavernenträgern gesondert berechnet. Es waren 63,6% am Leben, 36,4% gestorben.

Wir fassen unsere Ergebnisse dahin zusammen, daß die Exhairese ihren Platz als selbständiger Eingriff unter den einengenden Operationen bei Lungentuberkulose behaupten kann, daß aber ihre Bedeutung bezüglich der Beseitigung von Bacillen und Kavernen nicht überschätzt werden darf. In dieser Beziehung reicht ihre Heilwirkung an diejenige des künstlichen Pneumothorax und der Thorakoplastikoperation, die wir anderenorts dargelegt haben, nicht heran. Sie ist aber andererseits geeignet, als unterstützende Operation die Wirkung der anderen Kollapsmethoden zu verstärken.

Zum Schlusse bringen wir eine kleine Anzahl Röntgenbilder, welche die Auswirkung der Exhairese bei verschiedenem Hochstand illustrieren sollen. Beispiele für die Kombination mit Thorakoplastikoperation und Plombierung lassen wir fort, weil sie von uns andernorts veröffentlicht werden.

Fall 1 (Abb. 3): Teilpneumothorax über den rechten oberen Partien, pflaumengroße, breit offenstehende Kaverne, Auswurf stark positiv, Thorakoskopie ergibt die Unmöglichkeit, die breiten Spitzenadhäsionen zu durchtrennen.

(Abb. 4): Nach der Exhairese bei nur mäßigem Zwerchfellhochstand großer Pneumothorax, Kaverne gut kollabiert, Patient wird bacillenfrei.

Fall 2 (Abb. 5): Schmaler Pneumothorax links mit breiter Adhäsion der Lunge am Zwerchfell und faustgroßer Kaverne im Oberlappen, die durch Stränge offen gehalten wird und bei der Thorakoskopie perforationsverdächtig ist.

(Abb. 6): Nach der Exhairese Zwerchfell hochgestiegen, Lunge leidlich gut entspannt, Kaverne bis auf einen Restschatten kollabiert, Perforationsgefahr beseitigt. Wie die Kranke uns jetzt mitteilt, ist der Pneumothorax 2 Jahre weitergeführt worden, sie war dauernd berufstätig und wurde allmählich bacillenfrei.

Fall 3 (Abb. 7): 2 ältere deutlich umwallte mittelgroße Kavernen im rechten Obergeschoß, die in letzter Zeit mehrfache Blutungen veranlaßt haben.

(Abb. 8): Nach der Exhairese Sistieren der Blutungen, Kavernen stark eingeengt. Patient ist jetzt, $1^1/_2$ Jahre nach der Operation, bacillenfrei, seit Entlassung berufstätig.

Fall 4 (Abb. 9): Seit 1 Jahr Bacillen im Auswurf und häufige Blutungen. Mehrmals vergeblicher Pneumothoraxversuch. Im Spitzengebiet und seitlich subapikal ein System von 3 mittelgroßen Kavernen.

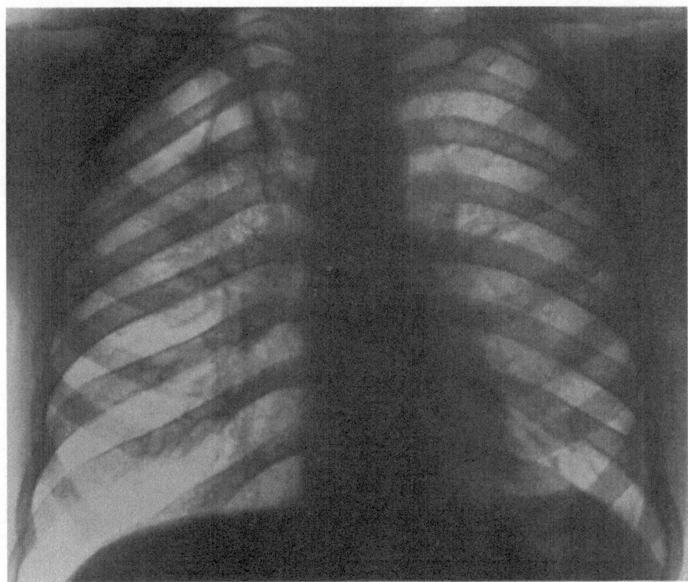

Abb. 3.

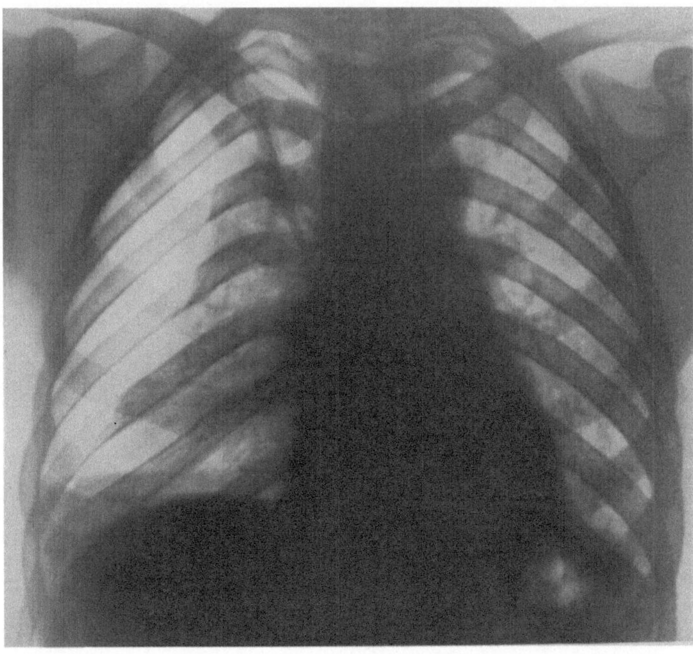

Abb. 4.

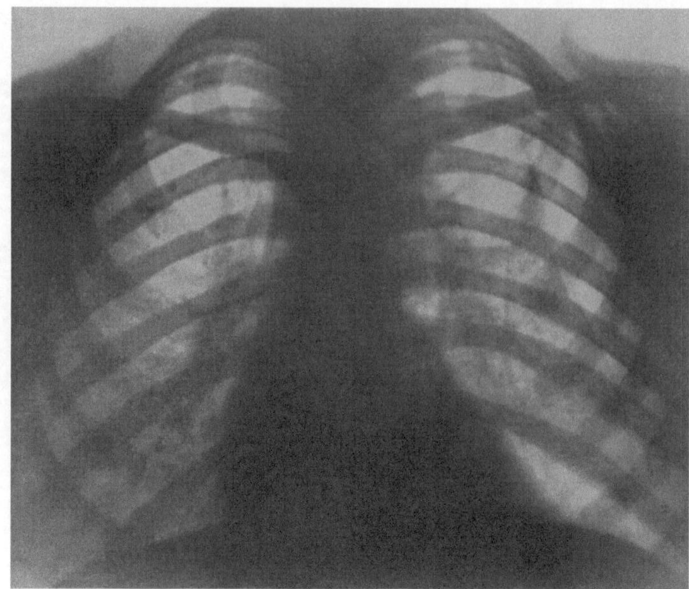

Abb. 5.

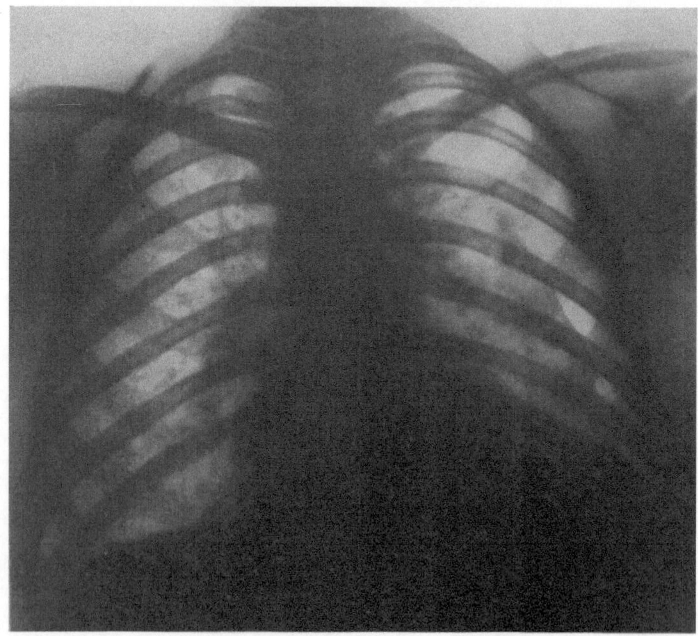

Abb. 6.

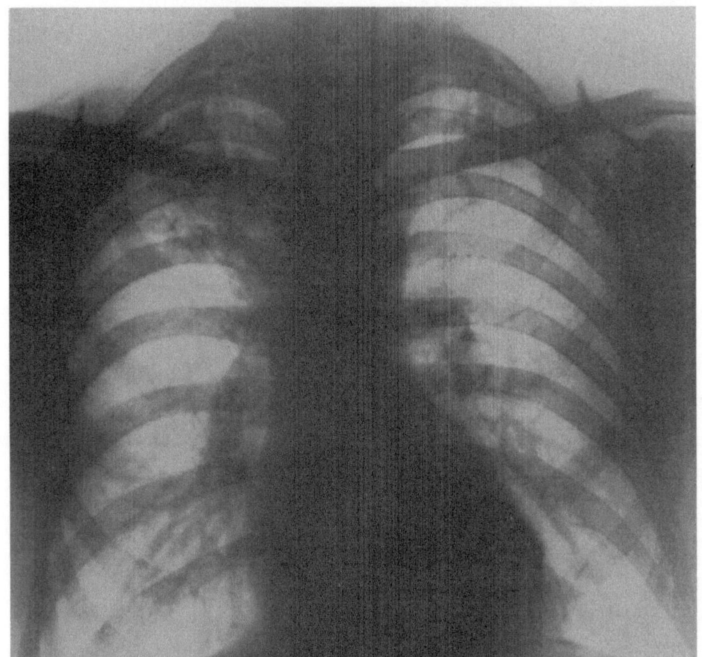

Abb. 7.

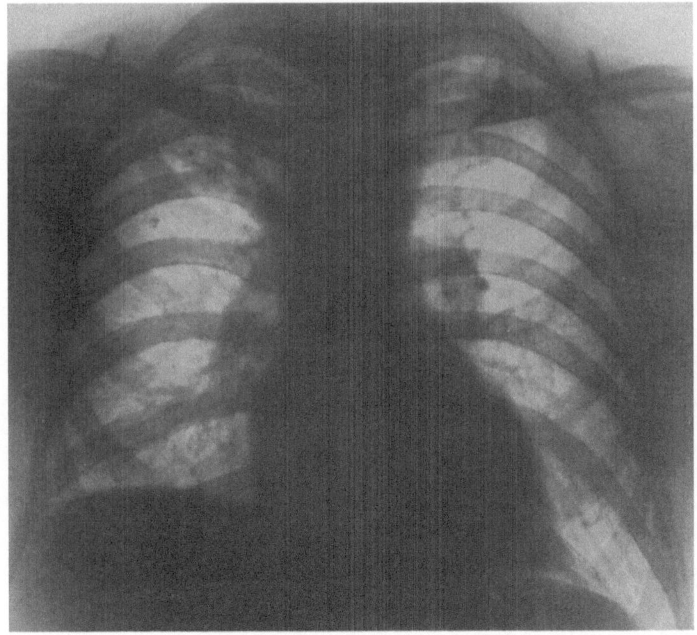

Abb 8.

Bremische Heilstätte „Niedersachsen“.

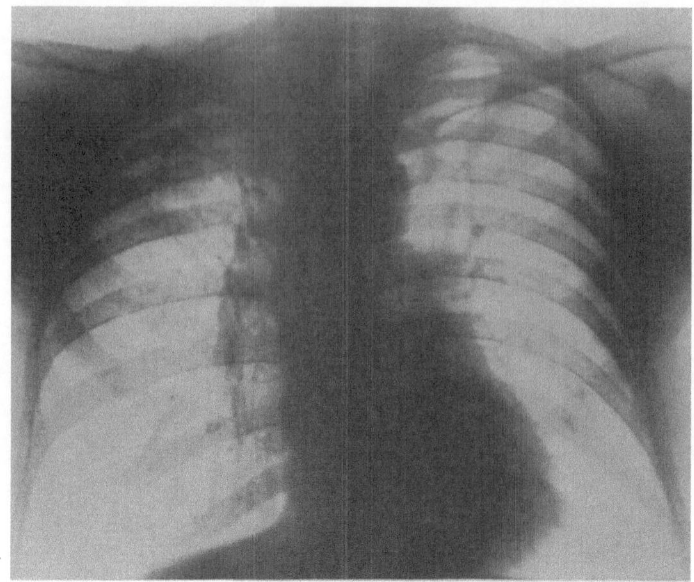

Abb. 9.

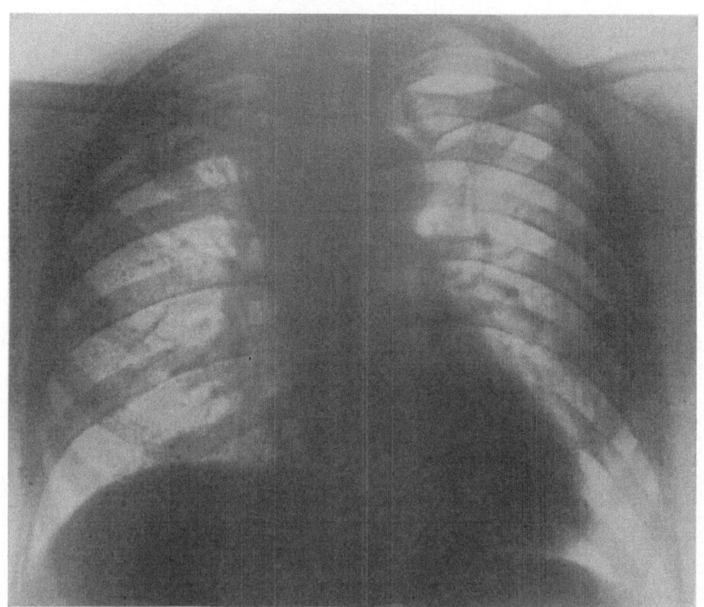

Abb. 10.

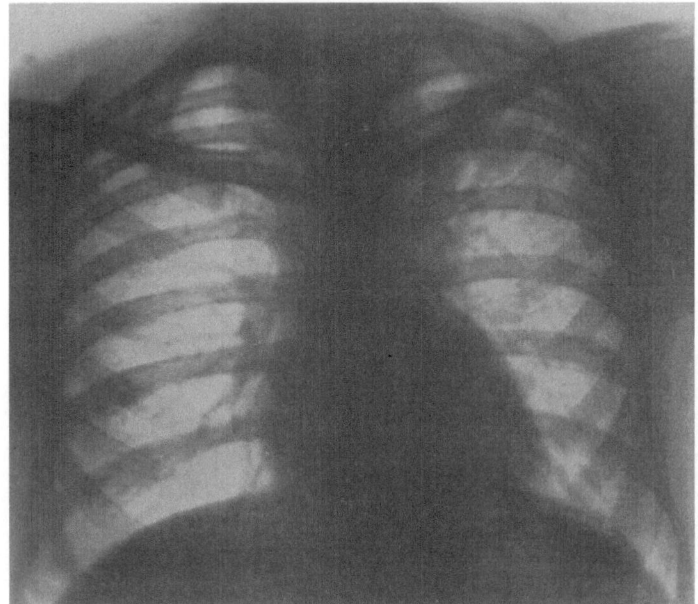

Abb. 11.

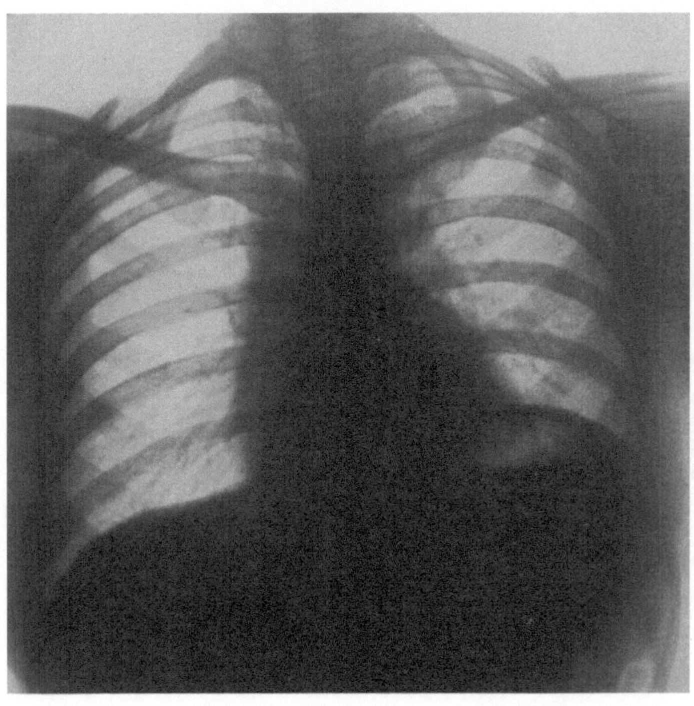

Abb. 12.

5*

                    W. Sachs:

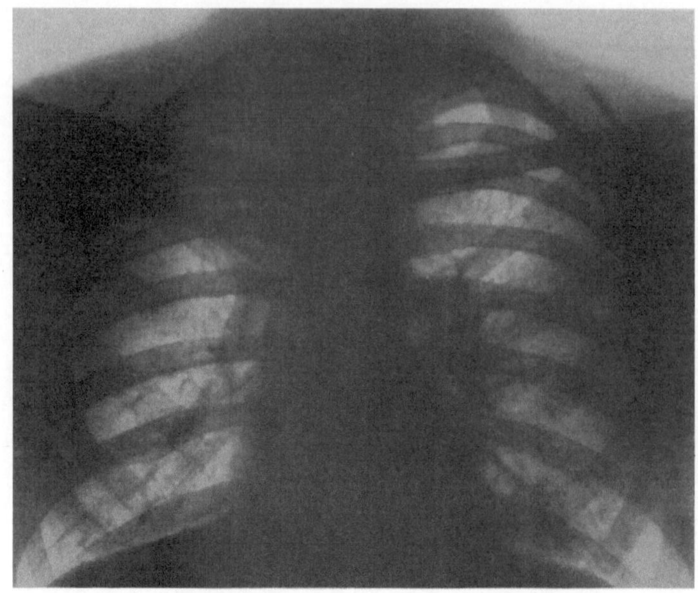

Abb. 13.

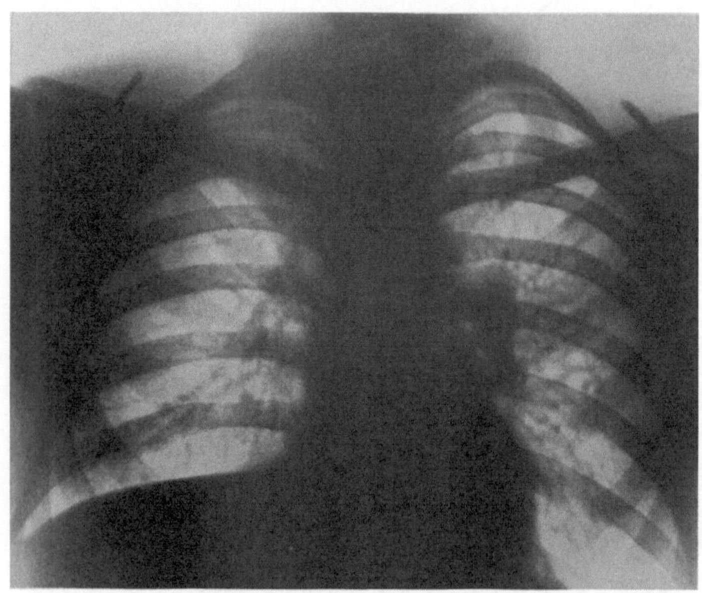

Abb. 14.

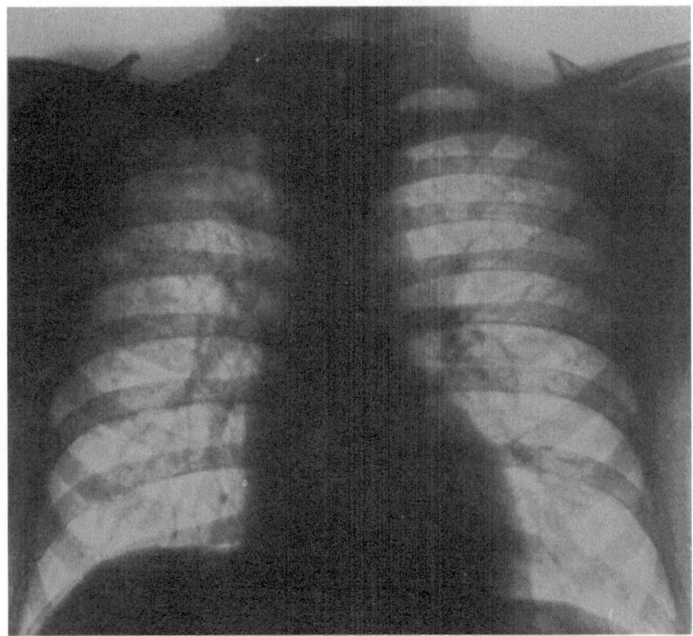

Abb. 15.

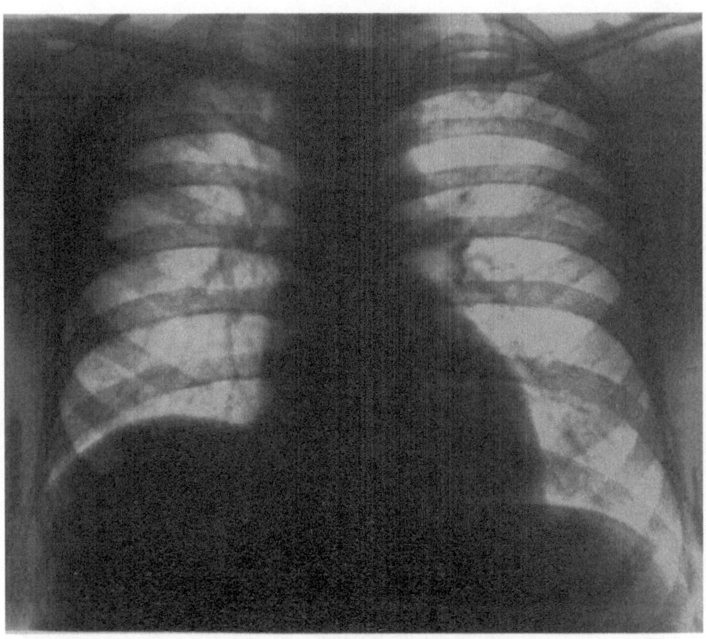

Abb. 16.

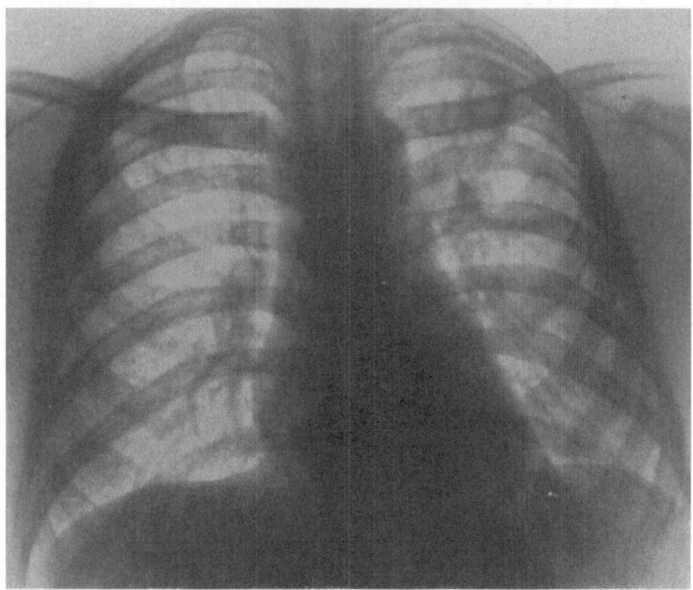

Abb. 17.

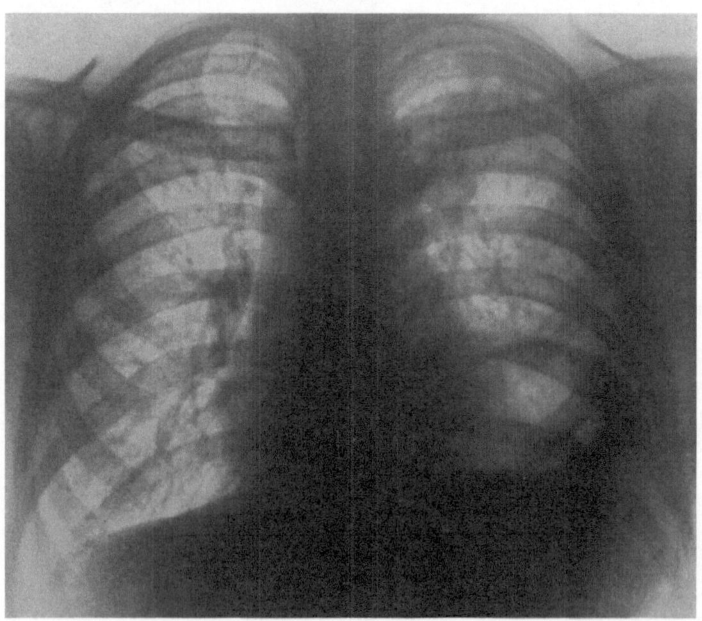

Abb. 18.

(Abb. 10): Nach der Exhairese sind die Kavernen bis auf geringe Reste, soweit sie unter dem Schlüsselbein lagen, verschwunden. Die Blutungen haben sich nicht wiederholt, der Kranke hat seit 2 Jahren beschwerdefrei gearbeitet.

Fall 5 (Abb. 11): Frühinfiltrat links infraclaviculär mit Einschmelzung. Da trotz längerer Allgemeinkur das Infiltrat unverändert bleibt, ständig reichlich Bacillen ausgeschieden werden, und ein Pneumothoraxversuch an Verwachsungen scheitert, Exhairese.

(Abb. 12): 2 Monate nach der Operation ist das Frühinfiltrat bis auf einen geringen Rest verschwunden, die Kranke hat 20 Pfund zugenommen und ist bacillenfrei.

Fall 6 (Abb. 13): Große längliche Kaverne im rechten Oberfeld mit Flüssigkeitsspiegel, welche durch längere Pneumothoraxbehandlung nicht beeinflußt wurde. Ständig subfebrile bis leicht febrile Temperaturen.

(Abb. 14): Nach der Exhairese trotz nur mittleren Hochstandes verschwindet die Kaverne und die Verschattung unter dem Schlüsselbein allmählich unter gleichzeitiger Entfieberung.

Fall 7 (Abb. 15): Zweimarkstückgroße Rundkaverne rechts unterhalb Schlüsselbein. Pneumothoraxversuch vergeblich.

(Abb. 16): Nach der Exhairese Kaverne nicht mehr deutlich nachweisbar, vielleicht noch in Schlüsselbeinhöhe angedeutet. Streuungsherde verringert. Die vorher nachweisbaren Bacillen sind geschwunden.

Fall 8 (Abb. 17): 2 taler- bis fünfmarkstückgroße Kavernen in der oberen Hälfte der linken Lunge. Vergeblicher Pneumothoraxversuch.

(Abb. 18): Nach der Exhairese trotz maximalen Hochstandes nur Verkleinerung und Hochrücken der Kaverne.

Literaturverzeichnis.

Hitzenberger, K., Das Zwerchfell im gesunden und kranken Zustand. 1927. — *Hyrtl*, Handbuch der topographischen Anatomie. 1871. — *Gerhardt, D.*, Z. klin. Med. **1896**, Nr 30, — *Falkenstein*, Zur Pathologie des Diaphragma. 1904. — *Stuertz*, Dtsch. med. Wschr. **1911**, Nr 18 und **1912**, Nr 19. — *Hellin, D.*, Dtsch. med. Wschr. **1912**, Nr 4. — *Sauerbruch, F.*, Dtsch. Kongr. inn. Med. **1913** — Münch. med. Wschr. **1913**, Nr 19 — Chirurgie der Brustorgane 1920 u. 1930. — *de Jager*, Pflügers Arch. **33**, Nr 17 (1884). — *Felix, W.*, Dtsch. Z. Chir. **171**, H. 3/6 — Erg. Chir. **18**, 690. — *Goetze, O.*, Münch. med. Wschr. **1922** — Klin. Wschr. **1922**, Nr 30 — 35. Kongr. inn. Med. — *Kusamanoff, P.*, Dtsch. Z. Chir. **193**, 29. — *Frisch, A.*, Wien. klin. Wschr. **34**, Nr 37 — Beitr. Klin. Tbk. **53**, 341 — Klin. Wschr. **2**, 72. — *Jessen, F.*, Die operative Behandlung der Lungentuberkulose. 1921. — *Kroh, F.*, Münch. med. Wschr. **69**, Nr 22. — *Neuhöfer, P.*, Mitt. Grenzgeb. Med. u. Chir. **35**, 1. — *Alexander, H.*, Z. Tbk. **36**, 325. — *Fischer, H.*, Klin. Wschr. **2**, 535 — Z.org. Chir. **50**, 781. — *Zadek, Z.*, 35. Kongr. inn. Med. — Med. Klin. **19**, 1014. — *Riviere, C.*, u. *W. H. C. Romanis*, Lancet **204**, 531 — *Sultan, H.*, Dtsch. med. Wschr. **49**, 944. — *Schulte-Tigges, H.*, Z. Tbk. **38**, 254. — *Bacmeister, A.*, Tuberkulose Sond.-H. 4, 36. — *Lehmann, E.*, Z. Tbk. **39**, 426. — *Burrell*, Proc. roy. Soc. Med. **17**, 39. — *Capelle, W.*, Semana méd. **31**, 479. — *Kohlhaas*, Z. ärztl. Fortbildg. **21**, 326.l— *Curti, E.*, Policlinico **31**, 671 u. **32**, 1180. — *Alexander, J.*, Amer. Rev. Tbc. **10**, 27. — *Schaepfer, K.*, Amer. Rev. Tbc. **10**, 35. — *Ruhemann, E.*, Beitr. Klin. Tbk. **59**, 535. — *Rolland, I.*, *A. Maurer*, *J. Valtis*, Bull. Soc. méd. Hôp. Paris **40**, 1746. — *Brunner, A.*, Ther. Gegenw. **65**, 488. — *Landgraf, Th.*, Beitr. Klin. Tbk. **60**, 81. — *Denk, W.*, Wien. klin. Wschr. **38**, 19. — *Davies, H. M.*, Brit. med. J. **3338**, 1145 u. **3399**, 315. — *Morelli, E.*, Boll. Soc. med.-chir. Pavia **36**, 553. — *Losio, L.*, Policlinico **32**, H. 3, 83. — *Morone, G.*, Boll. Soc. med.-chir. Pavia **37**, 19. — *Viscontini, C.*, Arch. franco-belg. Chir. **27**, 910. — *Unverricht*, Dtsch. med. Wschr. **51**, 314. — *Brieger, E.*, Beitr. Klin. Tbk. **61**, 87. — *Ricci, F.*, u. *A. Milani*, Boll. Soc. med.-chir. Pavia **37**, 393. — *Perret, Ch.*, *Ch. A. Piguet* u. *A. Giraud*, Presse méd. **33**, 466. — *Loffreda, R.*, Fol. med. (Napoli) **11**, 378. — *Gergely, E.*, u. *S. Markovits*, Gyógyászat (ung.) **60**, 922. — *Plenk, A.*, u. *R. Matson*, Beitr. Klin. Tbk. **62**, 350. — *Aievoli, E.*, Riforma med. **41**, 1044. — *Sergens, E.*, *R. Baumgartner* u. *F. Bordet*, Bull. Soc. méd. Hôp. Paris **42**, 20. — *Dünner, L.*, u. *M. Mecklenburg*, Ther. Gegenw. **66**, 285 — 1. Kongr. d. dtsch. Tbk.-Ges. — *Mathieu, P.*, u. *L. Cornil*, C. r. Soc. Biol. Paris **93**, 773.

— *Fornet, B.*, Beitr. Klin. Tbk. **63**, 92. — *Jullien, W.*, Bull. Soc. méd. Hôp. Paris **41**, 1635. — *Thearle, W.*, J. amer. med. Assoc. **86**, 811. — *Baumgartner, A.*, u. *P. Alary*, Arch. méd.-chir. Appar. respirat. **1**, 73. — *Bordet, F.*, Arch. méd.-chir. Appar. respirat. **1**, 46. — *Michelsson, F.*, Fortschr. Ther. **2**, 109. — *Pigger*, 1. Tag. Dtsch. Tbk.-Ges. — *Deist, H.*, Beitr. Klin. Tbk. **63**, 424. — *Schlapper, K.*, Fortschr. Ther. **2**, 482. — *Pissavy, A.*, Progrès méd. **54**, 360. — *Schön*, 8. Generalvers. ung. Tbk.-Ärzte. — *Lobmayer*, 8. Generalvers. ung. Tbk.-Ärzte. — *Puder, A.*, 8. Generalvers. ung. Tbk.-Ärzte. — *Kusan, V.*, Med. Pregl. (serb.-kroat.) **1**, 187. — *Lemon, W.*, Arch. Surg. **14**, 345. — *Ricci, F.*, Boll. Soc. med.-chir. Pavia **1**, 1537 u. **42**, 454. — *Rodenacker, G.*, Beitr. Klin. Tbk. **65**, 744. — *Eizaguirre, E.*, Rev. Hig. y Tbc. **20**, 224, 1. — *Schnippenkötter, W.*, Tuberkulose **7**, 66. — *Ricciuti, G.*, Riforma med. **43**, 611. — *Lamberti-Bocconi, V.*, Riv. Pat. e Clin. Tbc. **1**, 336. — *Baillet, L.*, Bull. Soc. Sci. méd. et biol. Montpellier **8**, 418. — *Berla, E.*, Clinica chir. **3**, 322. — *Bettmann, R.*, Illinois med. J. **52**, 374. — *Balice, H.*, Rinnov. med. **30**, 352. — *Wolf, I.*, u. *H. Lossen*, Beitr. Klin. Tbk. **66**, 791. — *Wolf, I.*, Ann. Méd. **24**, 306. — *Zadeck, I.*, Tuberkulose **7**, 289. — *Sarno, A.*, u. *F. Gomez*, An. f. Med. Montevideo **12**, 248. — *Thomsen*, Beitr. Klin. Tbk. **68**, 134. — *Tapie, J.*, Bull. Soc. méd. Hôp. Paris **43**, 1636. — *Maendl, H.*, Wien. klin. Wschr. **41**, 564. — *Curti, E.*, Policlinico **34**, 1474. — *Einis, V.*, Vopr. Tbk. (russ.) **5**, 35. — *Berg, W.*, Dtsch. med. Wschr. **54**, 874. — *Vilardell, J.*, An. Hosp. Cruz y Pablo Barcelona **1**, 152. — *Ricci, F.*, Boll. Soc. med.-chir. Pavia **5**, 785. — *Uebelhoer, O.*, Dtsch. Z. Chir. **211**, 266. — *Redaelli, M.*, Osp. magg. Milano **6**, 329. — *Köller, Th.*, Z.org. Chir. **1928**, 2498. — *Ody, F.*, Rev. méd. Suisse rom. **48**, 90. — *Gilbert, M.*, Rev. méd. Suisse rom. **48**, 686. — *Luzzaw-Fegiz, G.*, Riv. Pat. e Clin. Tbc. **2**, 727. — *Bérard, Guilleminet* et *Desjacques*, Lyon chir. **24**, 154. — *Toussaint*, Le Scalpel **1928**, 929. — *Gullbring, A.*, Sv. Läkartidn. **1928**, 1409. — *Killian, H.*, Z.org. Chir. **1928**, 26. — *Zucali, A.*, Osp. magg. Milano Suppl. **6**, 385. — *Redacki, M.*, Osp. magg. Milano Suppl. **6**, 301. — *Paolucci, R.*, Rinasc. med. **5**, 1076. — *Ronzoni, H.*, Boll. Special med.-chir. **2**, 47. — *Maendl, H.*, u. *E. Schwarzmann*, Beitr. Klin. Tbk. **80**. — *Ricci, F.*, Boll. Soc. med.-chir. Pavia **6**, 1063. — *Grinsfunt, E.*, Vopr. Tbk. (russ.) **6**, 59. — *Schrödl, P.*, Z.org. Chir. **55**, 1231. — *Naegeli, Th.*, u. *H. Schulte-Tigges*, Beitr. Klin. Chir. **141**, 6 Tbc. — *Dünner, I.*, u. *A. Heilborn*, Dtsch. med. Wschr. **1929**, 98. — *Tamarin, I.*, u. *H. Vainsenker*, Vopr. Tbk. (russ.) **9**, Nr 10, 115. — *Belkina, E.*, Vestn. Chir. (russ.) **14**, 78. — *Gravesen, I.*, u. *G. Tuxen*, Acta tbc. scand. (Kobenh.) **4**, 147. — *Holmboe, W.*, Norsk Mag. Laegevidensk. **99**, 508. — *Löwenthal, M.*, Beitr. Klin. Tbk. **71**, 712. — *Menne, E.*, Prakt. Tbk.bl. **7**, 101 u. **8**, 122. — *Kan, T.*, Vopr. Tbk. (russ.) **7**, 210. — *Ferrari, V.*, Osp. Magg. milano **17**, 203. — *Sikenga, F. N.*, Nederl. Tijdschr. Geneesk. **1929**, 4985. — *Castelli, A.*, Osp. magg. Milano **17**, 355. — *Maendl, H.*, u. *O. Lichtwitz*, Z. Tbk. **55**, 41. — *Zehner, K.*, Tuberkulose **9**, 74. — *Wirth, A.*, u. *H. Köhn von Jaski*, Beitr. Klin. Tbk. **73**, 1. — *Lossen, H.*, Chirurg **2**, 263. — *Kahn, T. D.*, Tuberkulose **10**, 47 u. 84. — *Alexander, H.*, Dtsch. med. Wschr. **56**, 518.

Ergebnisse der Behandlung der Lungentuberkulose mit künstlichem Pneumothorax.

Von

Dr. Walter Sachs.

Der künstliche Pneumothorax hat als Behandlungsmethode der Lungentuberkulose eine derartig verbreitete Anwendung, daß es überflüssig erscheint, durch neue Erfolgsstatistiken seine Berechtigung beweisen zu wollen. *Holmgreen* bezeichnet, um nur einige Autoren herauszugreifen, die Pneumothoraxbehandung als den größten Fortschritt, der seit *Brehmer* und *Dettweiler* in der Behandlung der Lungentuberkulose gemacht worden ist; *Brauer*, wohl der beste Kenner der gesamten Kollapstherapie, stellt fest, daß an der Bedeutung der Pneumothoraxtherapie nach 20jähriger Erfahrung nicht mehr gezweifelt werden kann; *Saugmann* ist bei Besprechung seiner Dauererfolge mit Pneumothoraxbehandlung keine andere Therapie bekannt, die dasselbe leistet; nach *von Muralt* unterliegt es keinem Zweifel, daß der künstliche Pneumothorax in der Phthiseotherapie einen gewaltigen Fortschritt darstellt, da bei 50% der Operierten die Bacillen zum Verschwinden gebracht werden; *Harms* gewinnt trotz ungünstigen Materials den Eindruck, daß die Pneumothoraxtherapie für die Behandlung der Lungentuberkulose eine entscheidende Rolle spielt; *Zinn* und *Siebert* schließen ihren Bericht über 15jährige Beobachtungen an 351 Pneumothoraxpatienten mit folgendem Urteil: „Die Anzahl der günstig beeinflußten Fälle gibt uns, bei strenger Kritik, das Recht, die Pneumothoraxtherapie einen großen Fortschritt und Gewinn für die Behandlung der vorgeschrittenen Lungentuberkulose zu nennen." *Zinns* Assistent *Katz* betont in einer späteren Arbeit auf Grund von 723 Beobachtungen die klinische und soziale Bedeutung der Methode und ihren Vorteil vor allen anderen therapeutischen Maßnahmen; *Carpi* hält es bei Untersuchung der Dauerresultate für bewiesen, daß durch den Pneumothorax die phthisische Lunge wirklich und definitiv geheilt werden kann und der Organismus langsam in einen Zustand der aktiven Immunität gegen die tuberkulöse Infektion versetzt wird; *Dorner* sieht in der Pneumothoraxtherapie ein sowohl auf theoretischer Basis wie auf praktischer Erfahrung gut gegründetes Verfahren, welches bei der Lungentuberkulose zum Teil überraschende und selbst bei sonst hoffnungslosen Fällen ungeahnte Erfolge erzielt hat; *Katsura* berichtet aus Japan, daß die Pneumothoraxbehandlung während 10 Jahren die Arbeitsfähigkeit der

Lungentuberkulösen um das Dreifache gesteigert und die Sterblichkeit an Tuberkulose auf die Hälfte vermindert hat.

Und doch werden von Zeit zu Zeit stärkste Bedenken gegen die Methode geltend gemacht, weil sie zu langwierig, zu gefahrvoll und zu wenig wirksam sei. Der bekannteste Vorstoß ging von der Sauerbruchschen Schule aus, welche neben der Luftemboliegefahr die Empyemgefahr in den Vordergrund stellte und Anwendung der Plastik statt des Pneumothorax empfahl. *Jehn* kommt in seiner „Kritik des künstlichen Pneumothorax" zu dem Ergebnis: „Im allgemeinen darf gesagt werden, daß die Dauerresultate der Pneumothoraxbehandlung einseitiger Lungentuberkulose weit hinter unseren Erwartungen zurückgeblieben sind. Entgegen den immer wieder auftauchenden Mitteilungen über günstige Resultate der Pneumothoraxbehandlung betonen wir vom chirurgischen Standpunkt aus die Unsicherheit und die Gefährlichkeit der Methode, außerdem die Tatsache, daß oft kostbare Zeit für wirkungsvollere chirurgische Eingriffe verloren geht." Die Behauptungen *Jehns* sind schon von *Schoop* und *Kruchen* widerlegt worden, wir kommen unten nach Anführung unserer Ergebnisse darauf zurück.

In jüngster Zeit haben *Wirth* und *Köhn von Jaski* einen Vergleich ihrer bei der Exhairese erzielten Erfolge mit denjenigen ihrer Pneumothoraxfälle angestellt, der zu ungunsten des Pneumothoraxverfahrens ausgefallen ist; sie ziehen daher den einmaligen Eingriff der Exhairese dem Pneumothoraxverfahren vor.

Dieses letztere Ergebnis veranlaßt uns, die Erfolge unserer Pneumothoraxtherapie zusammenzustellen, um sie mit den gleichzeitig zusammengestellten Erfolgen der Phrenicus- und Plastikoperation vergleichen zu können.

In den Jahren 1920 bis 1928 wurden insgesamt 649 Patienten mit künstlichem Pneumothorax klinisch behandelt. Die an Zahl nicht viel geringeren ambulanten Patienten lassen wir unberücksichtigt. Von den 649 klinisch behandelten Patienten wurden 153 bereits mit einem Pneumothorax aufgenommen, bei 496 Kranken wurde er von uns angelegt. Zum Vergleich ziehen wir heran 186 Kranke, bei denen der Pneumothoraxversuch nicht gelang, und 43 Kranke, welche die Anlage eines Pneumothorax ablehnten. Diejenigen Kranken, bei welchen als Zusatz- oder Nachoperation eine Phrenicoexhairese oder Thorakoplastik vorgenommen werden mußte, sind in der obigen Zahl nicht mit inbegriffen, weil wir die Erfolge der reinen Pneumothoraxtherapie untersuchen wollen.

Unter den Pneumothoraxfällen befanden sich 53% Männer und 47% Frauen, während die durchschnittliche Belegzahl 56% Männer und 44% Frauen umfaßte. Der Pneumothorax ist also relativ häufiger bei Frauen als bei Männern angelegt worden. Der Pneumothorax war in 48% rechtsseitig und 42% linksseitig angelegt. Unter den 496 hier angelegten Pneumothoraxfällen waren 357 = 72% Kavernenträger. Bacillen wurden vor der Anlage nachgewiesen bei 442 = 90%, bei den restlichen 10% waren Kavernen vorhanden, welche die Pneumothoraxanlage indizierten, Bacillen konnten nur aus äußeren Gründen nicht gefunden werden, weil die Kranken keinen Auswurf entleerten und wir bis zum Jahre 1928 den Larynxabstrich zum Bacillennachweis noch nicht verwendeten. Seit dieser Zeit wird bei uns daran festgehalten, daß ein Pneumothorax nur angelegt wird, wenn der Bacillennachweis erbracht ist. Die durchschnittliche Kurzdauer der Pneumothoraxkranken betrug $13^{1}/_{2}$ Wochen.

Angewandt wurde sowohl bei den Anlagen wie bei den Nachfüllungen die Stichmethode nach *Forlanini-Saugmann* mit dem Apparat und der Nadel nach *Denecke*. In der ersten Zeit erfolgten die Punktionen in Lokalanästhesie mit $2^1/_2$ proz. Novocainlösung, seit 5 Jahren haben wir bis auf ganz seltene Ausnahmefälle auf jede Anästhesierung verzichtet. Wenn *Hofschulte* in seiner kürzlich erschienenen Arbeit angibt, daß Patientinnen in seine Anstalt zur Nachfüllung gereist kamen, weil der nachbehandelnde Arzt sich geweigert habe, Lokalanästhesie anzuwenden, daß eine solche Weigerung die Methode in Mißkredit bringe, so haben wir die gegenteilige Erfahrung gemacht, daß uns die meisten Patienten baten, von jeder Anästhesierung abzusehen, weil der Einstich der Pneumothoraxnadel nicht größere Schmerzen auslöse als die Anästhesienadel; Voraussetzung allerdings dabei ist, daß man mit dünnen Pneumothoraxnadeln arbeitet. Auch der Ansicht *Hofschultes*, daß es nicht notwendig sei, wegen einer Pneumothoraxnachfüllung mit großem aseptischem Aufwand zu arbeiten, müssen wir widersprechen. Es erscheint uns selbstverständlich, daß sich der nachfüllende Arzt bei Eingang in die so empfindliche Pleurahöhle genau so desinfiziert, wie vor einer großen Operation. Als Füllmittel benutzten wir in den ersten Jahren bei der Anlage Sauerstoff, bei den Nachfüllungen Stickstoff, seit 6 Jahren nur Luft. Als Einstichstelle wählen wir bei Seitenlagerung des Patienten den höchsten Punkt, also die mittlere Axillarlinie, wenn nicht durch Adhäsionen eine andere Einstichstelle bedingt wird. Die Einstichstelle wird in der üblichen Weise mit Jodtinktur desinfiziert und mit einem sterilen Lochtuch abgedeckt. Vor dem Einstich wird die Haut mit einem Skalpell in 2 mm Länge gespalten. Bei jeder Punktion werden die Druckwerte in die Krankengeschichte notiert und danach die Nachfüllungsmengen bestimmt. Erhebliche positive Druckwerte vermeiden wir in den letzten Jahren strikte. Wenn auch von vielen Autoren der Zusammenhang zwischen positivem Druck und Exsudat geleugnet wird, so haben wir doch den bestimmten Eindruck, daß hohe Exsudate bei uns entschieden seltener geworden sind, seitdem wir lieber die Nachfüllungszeiten verkürzen, als den Druck höher zu nehmen. Wenn wir die schnell verschwindenden Randexsudate unberücksichtigt lassen, so traten bei den hier angelegten Pneumothoraces nur in 30 = 6% der Fälle ein Exsudat auf. Von den vorher angelegten Pneumothoraxfällen hatten 35 = 18,8% ein Exsudat. Wenn auch in manchen Fällen bei ungenügendem Kollaps das Auftreten eines Exsudates nützlich sein kann, so stellt es doch in den meisten Fällen eine unangenehme Komplikation dar. Die Behandlung der Exsudate war bis auf gelegentliche Abpunktionen wegen Verdrängungserscheinungen oder zu langer Dauer eine rein konservative. Empyeme, die auf die Pneumothoraxbehandlung bezogen werden müßten, haben wir nicht erlebt.

Vor und nach jeder Punktion wird eine Röntgendurchleuchtung vorgenommen, deren Unterlassung wir für einen Kunstfehler halten. Die Durchleuchtung vor der Nachfüllung ist notwendig, um in der Zwischenzeit aufgetretene Exsudate zu erkennen, die Durchleuchtung nach der Nachfüllung ist erforderlich, um Überblähungen und starke Verlagerung des Mediastinums rechtzeitig zu diagnostizieren. Auch bei vergeblichem Pneumothoraxversuch wird an der Durchleuchtung am Tage nach dem Versuch festgehalten, weil wir schon mehrfach das Auftreten eines Spontanpneumothorax, wie er idealer nicht hätte angelegt werden können, dabei festgestellt haben.

Die gefürchtete Luftembolie haben wir nur zweimal in leichter Form erlebt, indem die Kranken während einer Nachfüllung für kurze Zeit bewußtlos wurden und Zuckungen bekamen. In beiden Fällen traten irgendwelche Folgen nicht auf. Ein Todesfall, wie er in der Literatur durch Pleurareflex oder Luftembolie beschrieben worden ist, ist nicht vorgekommen. Selbstverständlich ist, daß die Einblasung erst vorgenommen wird, wenn ein einwandfreier Manometerausschlag das Eindringen der Nadel in den freien Pleuraspalt garantiert.

Einige Male trat nach vergeblichem Anlageversuch eine geringe Hämoptoe auf, die aber sofort stand. Sechsmal erlebten wir ein mehr oder minder ausgedehntes Hautemphysem, das nach einigen Tagen resorbiert war. Sonstige Zwischenfälle sind nicht vorgekommen.

Am Schluß der Kur waren arbeitsfähig von 496 Kranken, bei denen der Pneumothorax hier angelegt worden war, 410 = 89,9%; von 357 Kavernenträgern waren 239 = 66,9% arbeitsfähig. Bei den 153 vorher angelegten Pneumothoraxfällen wurde Arbeitsfähigkeit bei 120 = 78,4% erzielt. Insgesamt waren also von 649 Pneumothoraxfällen am Schluß der Kur 564 = 86,9% arbeitsfähig. Dagegen konnten von den 229 Kranken, bei denen der Pneumothorax nicht durchgeführt wurde, nur 113 = 50,2% arbeitsfähig gemacht werden. Unter diesen 229 Kranken befanden sich 176 = 76,8% Kavernenträger; davon wurden 90 = 51,1% arbeitsfähig. Bei der hohen Zahl der Arbeitsfähigen muß berücksichtigt werden, daß es sich bei unseren Kranken um Mittelstandspatienten handelt, die meist keine körperliche Arbeit zu verrichten brauchen.

Ihre Bacillen verloren von den 442 Kranken, bei denen der Pneumothorax hier angelegt wurde und die vor der Anlage positiv waren, 323 = 73,1%. Von den 153 auswärts angelegten Pneumothoraxfällen waren bei der Aufnahme noch 87 = 56,9% positiv, davon verloren die Bacillen 52 = 59,8%. Von den insgesamt 649 Pneumothoraxkranken hatten also 529 = 81,5% positiven Auswurf, davon wurden negativ 375 = 70,9%. Bei den 229 Kranken, die zum Vergleich dienen, hatten Bacillen 193 = 84,3%, negativ wurden durch die Allgemeinkur nur 29 = 15,1%.

Von den 876 Pneumothorax- und Vergleichsfällen konnte das Schicksal bei 491 = 54,9% bis zum Abschluß der Arbeit verfolgt werden. Um über die Dauererfolge einen besseren Überblick zu bekommen, haben wir diese Kranken nach den Jahrgängen 1920 bis 1922, 1923 bis 1925, 1926 bis 1928 in 3 Kategorien eingeteilt, welche wir getrennt anführen:

A. Jahrgänge 1920 bis 1922.

I. 54 Kranke, bei denen der Pneumothorax hier angelegt wurde; von diesen verfolgt 28 = 51,8%, davon sind:

gestorben	7 = 25,0%,	leben 21 = 75%,		
arbeiten	19 = 67,9%,	mit Bacillen 1 = 4,8%,	ohne Bacillen 18 = 85,6%,	
arbeiten nicht	2 = 7,1%,	mit Bacillen 1 = 4,8%,	ohne Bacillen 1 = 4,8%.	
	28 = 100%.	Mit Bacillen 2 = 9,6%,	ohne Bacillen 19 = 90,4%.	

II. 19 Kranke, bei denen der Pneumothorax vor der Kur angelegt worden war; von diesen verfolgt 5 = 26,3%, davon sind:

gestorben . . . . 1 = 20,0%, leben 4 = 80%,
arbeiten . . . . 2 = 40,0%, mit Bacillen 0 = 0,0%, ohne Bacillen 2 = 50,0%,
arbeiten nicht . . . . 2 = 40,0%, mit Bacillen 2 = 50,0%, ohne Bacillen 0 = 0,0%,

5 = 100,0%. Mit Bacillen 2 = 50,0%, ohne Bacillen 2 = 50,0%.

III. 19 Kranke, bei denen der Pneumothorax vergeblich versucht oder abgelehnt worden war; von diesen verfolgt 10 = 52,6%, davon sind:

gestorben . . . 10 = 100%.

B. Jahrgänge 1923 bis 1925.

I. 85 Kranke, bei denen der Pneumothorax hier angelegt wurde; von diesen verfolgt 43 = 50,6%, davon sind:

gestorben . . . 7 = 16,3%, leben 36 = 83,7%,
arbeiten . . . . 30 = 69,8%, mit Bacillen 2 = 5,5%, ohne Bacillen 28 = 78,8%,
arbeiten nicht . 6 = 13,9%, mit Bacillen 2 = 5,5%, ohne Bacillen 4 = 11,0%.

43 = 100%. Mit Bacillen 4 = 11,0%, ohne Bacillen 32 = 89,0%.

II. 52 Kranke, bei denen der Pneumothorax vor der Kur angelegt worden war; von diesen verfolgt 30 = 57,7%, davon sind:

gestorben . . . 10 = 33,3%, leben 20 = 66,7%,
arbeiten . . . . 14 = 46,7%, mit Bacillen 1 = 5,0%, ohne Bacillen 13 = 65,0%,
arbeiten nicht . 6 = 20,0%, mit Bacillen 4 = 20,0%, ohne Bacillen 2 = 10,0%.

30 = 100%. Mit Bacillen 5 = 25,0%, ohne Bacillen 15 = 75,0%.

III. 49 Kranke, bei denen der Pneumothorax vergeblich versucht oder abgelehnt worden war; von diesen verfolgt 29 = 59,1%, davon sind:

gestorben . . . 12 = 41,4%, leben 17 = 58,6%,
arbeiten . . . . 12 = 41,4%, mit Bacillen 2 = 11,8%, ohne Bacillen 10 = 58,7%,
arbeiten nicht . 5 = 17,2%, mit Bacillen 4 = 23,6%, ohne Bacillen 1 = 5,9%.

29 = 100%. Mit Bacillen 6 = 35,4%, ohne Bacillen 11 = 64,6%.

C. Jahrgänge 1926 bis 1928.

I. 357 Kranke, bei denen der Pneumothorax hier angelegt wurde; von diesen verfolgt 204 = 57,1%, davon sind:

gestorben . . . 8 = 3,9%, leben 196 = 96,1%,
arbeiten . . . . 136 = 66,7%, mit Bacillen 13 = 6,6%, ohne Bacillen 123 = 62,7%,
arbeiten nicht . 60 = 29,4%, mit Bacillen 25 = 12,8%, ohne Bacillen 35 = 17,9%.

204 = 100%. Mit Bacillen 38 = 19,4%, ohne Bacillen 158 = 80,6%.

II. 82 Kranke, bei denen der Pneumothorax vor der Kur angelegt worden war; von diesen verfolgt 44 = 53,6%, davon sind:

gestorben . . . 4 = 9,1%, leben 40 = 90,9%,
arbeiten . . . . 25 = 56,8%, mit Bacillen 1 = 2,5%, ohne Bacillen 24 = 60,0%,
arbeiten nicht . 15 = 34,1%, mit Bacillen 5 = 12,5%, ohne Bacillen 10 = 25,0%.

44 = 100%. Mit Bacillen 6 = 15,0%, ohne Bacillen 34 = 85,0%.

III. 162 Kranke, bei denen der Pneumothorax vergeblich versucht oder abgelehnt worden war; von diesen verfolgt 95 = 58,6%, davon sind:

gestorben ...	29 =	30,5%,	leben 66 = 69,5%,			
arbeiten	19 =	20,0%,	mit Bacillen 12 = 18,2%,	ohne Bacillen	7 = 10,7%,
arbeiten nicht .	47 =	49,5%,	mit Bacillen 44 = 66,6%,	ohne Bacillen	3 = 4,5%.

95 = 100%.   Mit Bacillen 56 = 84,8%, ohne Bacillen 10 = 15,2%.

Wenn wir auch sonst das Gewicht nicht als Maßstab für den Zustand eines Tuberkulösen ansehen, so spricht doch Gewichtszunahme bei voller Berufstätigkeit für Kompensation des tuberkulösen Prozesses. An Gewicht nach der Kur haben weiter zugenommen von den arbeitenden Kranken des Jahrgangs

	Hier angelegte Pneumothoraces	Ausw. angelegte Pneumothoraces	Vergleichsfälle
1920—1922	77,8 %	50,0 %	0 %
1923—1925	75,8 %	75,0 %	30,7 %
1926—1928	69,9 %	74,8 %	37,0 %

Wir haben absichtlich die von uns angelegten Pneumothoraxfälle und die auswärts angelegten getrennt aufgeführt, weil die Indikationsstellung bei den von uns angelegten Pneumothoraces in allen Jahrgängen die gleiche ist, während bei den mit einem auswärts angelegten Pneumothorax hier aufgenommenen Kranken die Indikationsstellung naturgemäß eine verschiedene war; es kann daher der Erfolg unter gleicher Indikationsstellung bei den Kranken der Gruppe I und III besser verglichen werden. Die Zunahme der Pneumothoraxkranken in den späteren Jahrgängen hängt nicht mit geänderter Indikationsstellung zusammen, sondern mit der Vergrößerung unserer Anstalt und mit vermehrter Einweisung von Frühfällen, welche der Pneumothoraxbehandlung eher zugänglich sind.

Da *Wirth* und *Köhn von Jaski* ihre Erfolge bei Phrenicusoperationen mit denjenigen bei ihren Pneumothoraxfällen verglichen haben und *Jehn* von Mißerfolgen der Pneumothoraxtherapie und Erfolgen der Plastik spricht, haben wir im folgenden die Resultate der von uns angelegten Pneumothoraces denjenigen unserer Phrenicus- und Plastikfälle gegenübergestellt:

	Pneumothoraxfälle	Phrenicusfälle	Thorakoplastikfälle
Gestorben	8,1 %	13,0 %	19,4 %
Geheilt bzw. gebessert ..	81,7 %	66,6 %	77,9 %
Ungebessert	10,2 %	13,7 %	2,7 %

Wir müssen auf Grund unserer Erfahrungen die gegen die Pneumothoraxtherapie erhobenen Einwände zurückweisen. Die Pneumothoraxtherapie ist nicht so gefahrvoll, wie sie von mancher chirurgischer Seite hingestellt wird, denn wir haben bei 649 Pneumothoraxkranken kein Empyem und, abgesehen von 2 gut verlaufenen Luftembolien, keine ernsteren Zwischenfälle erlebt. Die Pneumothoraxtherapie ist auch nicht unwirksam, wie unsere Statistik über die Dauerergebnisse beweist. Sie ist allerdings langwierig; dabei ist aber hervorzuheben, daß auch die Plastikoperation und die Phrenicusexhairese den Kranken nicht sofort heilt, sondern nur die Bedingungen für eine Heilung schafft und daß bis zur vollen Wiederherstellung dieselbe Zeit vergeht, wie bei der Pneumothoraxtherapie. Der unbestrittene Vorteil der letzteren bleibt der, daß sie meist keinen

Dauerzustand schafft, der bei Erkrankung der anderen Seite die Prognose verschlechtern kann, und daß der Pneumothorax ein feindosierbarer Eingriff ist, was bei einer in Schüben verlaufenden Erkrankung von außerordentlichem Wert sein kann. Wir wollen damit durchaus nichts gegen die Berechtigung der Plastikoperation oder Phrenicoexhairese sagen, sondern nur betonen, daß jedes der 3 operativen Verfahren seine besondere Indikation hat, welche nicht zugunsten der einen oder anderen Methode verschoben werden sollte, wenn nicht ganz besondere soziale Erwägungen in einem speziellen Fall mitspielen. Erfreulich ist, und das haben wir unseren Führern auf dem Gebiete der Kollapstherapie, wie *Brauer, Ziegler* usw., zu verdanken, daß die Kollapstherapie, in den Heilstätten in weitestem Maße Eingang gefunden und uns in die Lage versetzt hat, vielen früher als unheilbar angesehenen Kranken zu helfen und sie wieder zu nützlichen Mitgliedern der menschlichen Gesellschaft zu machen.

———

Literaturverzeichnis.

Brauer, L., Z. Tbk. **51**, 517. — *Saugmann, Chr.,* Z. Tbk. **34**, 425. — *v. Muralt, L.,* Der künstliche Pneumothorax **1922**. — *Harms,* Beitr. Klin. Tbk. **46**, 105. — *Zinn, W.,* u. *W. Siebert,* Tbk.bibl. **24**. — *Katz, H.,* Tbk.bibl. **34**. — *Carpi, U.,* Handbuch der gesamten Tbc.-Therapie von Löwenstein **2**. — *Dorner, G.,* Med. Klin. **30**, 1039. — *Katsura, S.,* Med. Klin. **22**, 1294. — *Jehn, W.,* Münch. med. Wschr. **70**, 1012. — *Wirth, A.,* u. *G. Köhn v. Jaski,* Beitr. Klin. Tbk. **73**, 1. — *Schoop, A.,* Beitr. Klin. Tbk. **64**, 327. — *Kruchen, C.,* Z. Tbk. **49**, 108. — *Hofschulte, F.,* Z. Tbk. **55**, 220.

Über die Plombierung bei Lungentuberkulose.

Von
Dr. Walter Sachs und Dr. Wilhelm Sperl.

Mit 21 Abbildungen im Text.

Wenn auch in letzter Zeit sich der Name Baersche Operation für die Plombierung immer mehr einbürgert, so hat ohne Zweifel *Schlange* die Operation als erster ausgeführt.

Er löste 1907 eine isolierte Spitzenkaverne und tamponierte den Hohlraum mit Jodoformgaze, um eine starke Blutung zu stillen. 1911 kam dann *Tuffier* mit einer neuen Operationsmethode heraus, bei welcher er zwischen Pleura costalis und Thoraxwand Lipome oder Netzstücke implantierte, zunächst bei Lungenabsceß, später bei Lungentuberkulose. Bis 1926 verfügt er über 47 Fettplomben, von denen 18 durch Fortschreiten der Erkrankung starben, von den restlichen 29 war der Erfolg ein guter bis auf 7 Fälle, die eine Fistel bekamen. 1913 führte *Baer* seine Paraffinplombe in die Therapie der Lungentuberkulose ein. Er veröffentlicht insgesamt 12 Fälle, von denen 2 ad exitum kamen, bei einem mußte die Plombe am 15. Tag nach der Operation herausgenommen werden, ein Fall verschlechterte sich, bei den übrigen Fällen wurde klinische Besserung erzielt. *Jessen* hat bei den von ihm publizierten 2 Fällen keine günstigen Erfolge mit der Paraffinplombe gesehen, bei der einen erlebte er Ausstoßung, bei der anderen Mißerfolg durch zu geringe Ablösung; er empfiehlt Wachs-Vaseline als Plombenmasse oder Beschränkung auf die Pneumolyse mit temporärer Tamponade. Die Methoden *Mayers*, *Gwerders*, *Schönlacks* und *Krohs*, die Plombenmasse durch Luft oder Kolpeurynter zu ersetzen, können als verlassen übergangen werden. *Kroh* hat außerdem noch 2 tuberkulöse Kavernen mit Paraffinplombe bei negativem Erfolg behandelt (ein Exitus, einmal Vergrößerung der Kaverne). 1914 schlug *Wilms* vor, den Hohlraum mit Knochenstückchen zu füllen, die von den resezierten Rippen genommen werden. Er verfügt über 3 Paraffinplomben, von denen eine wegen Läsion der Kaverne entfernt werden mußte, und über 5 Fettplomben, bei denen ein Patient ad exitum kam. Im übrigen sah er gute Einheilung, aber geringen Nutzen. *Brauer* lehnt 1914 auf Grund seiner Erfahrungen die Paraffinplombe ab, da die Plombierung eines Lungenteils meist ungenügend ist und doch durch die Plastik ersetzt werden muß. Später (1929) stellt er die Bedingung, daß zunächst ein besseres physiologisches Plombenmaterial gefunden werden muß und empfiehlt das Vivocoll mit einem nicht resorbierbaren Körper (*Heine-Vogel*). *Sauerbruch* engt 1914 die von *Baer* aufgestellte Indikation zur Plombierung ein, indem er die totale Plombe als Ersatz für eine Thorakoplastik ablehnt. Er sieht das Hauptanwendungsgebiet der Plombe darin, die nach einer Plastik stehengebliebenen Kavernen lokal einzuengen und bei Kranken mit ausgeheilter Tuberkulose, bei denen Plastik nicht notwendig ist, bronchiektatische Kavernen zu beseitigen. Unter seinen 47 Plombierungen nach *Baer* kam es 7mal zur Eiterung und Ausstoßung der Plombe, in einem Fall mußte sogar nach 9 Monaten die Plombe wegen Eiterung entfernt werden. Später hat er an der Hand von fast 1000 Plombierungen seine Indikation noch insofern erweitert, als er die Plombe bei isolierten Oberlappentuberkulosen mit kleinen starrwandigen Kavernen und bei doppelseitiger Erkrankung auf der schwerer betroffenen Seite gelten läßt. Denselben Standpunkt vertritt sein Schüler *Henschen*. 1920 schlägt *Eden* vor, die Plombenhöhle mit Humanol, einem verflüssigten tierischen Fett, zu füllen, bekommt aber bei dem einzigen Fall, bei dem er es anwendet, ein mischinfiziertes Pleuraempyem. Ihm folgt 1921 *Archibald* mit dem Vorschlag einer Muskeltamponade, gebildet aus dem Musculus pectoralis vorn oder hinten aus dem Musculus trapezius und rhomboideus, evtl. vereint als Bügel über die Apex vernäht. Den gleichen Weg gehen *Lilienthal* und *Davies*. Sowohl Paraffin- als auch Luftfüllungen wandten *Riviere* und *Romanis* an und sahen ebenso wie *Hudson* und *Turini* keine wesentlichen Erfolge. Die Fettplombe propagieren dann wieder *Steenstrup* und *Gravesen*, der erstere sah die Plombe als Ergänzungsoperation nach Thorakoplastik zu gutem Erfolg führend, eine Besserung bei isolierter Fettplombe. Der letztere führte 2 mal die Fettplombe nach vorangegangener Thorakoplastik aus, einmal mit gutem und einmal mit schlechtem Erfolg und 3 mal Paraffinplomben, davon einmal doppelseitig, die in keinem Falle befriedigten. *Stöcklin* stellt an Hand von 13 Fällen 4 Hauptindikationen auf und sah bei seinen Patienten nur 4 mal eine Besserung eintreten. Gleiche Mißerfolge verzeichnet *Kutscha-Lissberg*, der bei 6 Fällen 3 mal Todesfälle erlebte und 3 mal Besserungen sah. Über 10 Fälle von Paraffinplombe referiert *Ranzi;* 4 davon starben, 3 wurden arbeitsfähig, die übrigen zeigten langsames Fortschreiten des Prozesses. In einem Fall brach die Plombe nach 10 Monaten in die Kaverne durch. *Brunner* berichtet 1924 über 10 Fälle, von denen 6 gebessert wurden und 4 ad exitum kamen (einmal Verletzung der Pleura, einmal primäre Infektion der Plombe, einmal Spätinfektion der Plombe, einmal unter langsamer Verschlechterung des allgemeinen Erkrankungsprozesses). *Ziegler* hält 1924 die Plombenoperation indiziert bei isolierten Kavernen, die möglichst scharf gegen die übrige noch gesunde Lunge abgegrenzt sind. Später (1929) hat er eine besondere Operationsmethode empfohlen, nach der er 26 Fälle mit gutem Erfolg operiert hat. *Hauke* berichtet 1927 von 6 Fällen ohne endgültiges Ergebnis, 1929 über insgesamt 32 Fälle, bei denen er auffallend wenig Störungen von seiten der Plombe beobachtet, trotzdem er Plomben bis zu 800 ccm einlegt. *Alexander* verfügt 1929 über 23 Fälle, zum Teil kombiniert mit Phrenicotomie und Plastik, von denen 4 ungebessert blieben, bei den übrigen wurde Besserung, teilweise Bacillenfreiheit erzielt. *Steinmeyer* sah bei 4 Fällen 3 mal Verschlechterung, 1 mal klinische Besserung, in keinem Fall Erzielung von Bacillenfreiheit. *Schröder* erlebte in einem Fall eine akute tuberkulöse Aspirationspneumonie im Unterlappen der operierten Seite mit Exitus, in einem anderen Falle Stenosierung des drainierenden Bronchus und dadurch schwere Fieberanfälle wegen Retention des Kaverneninhalts. *Maendl* und *Schwarzmann* modifizieren die Operationstechnik, indem sie das resezierte Rippenstück mit Zwischenrippenmuskulatur zusammen herunterklappen und nach Einlegung der Plombe wieder exakt befestigen; *Krampf*, indem er das resezierte Rippenstück samt Periost nach Einlegen der Plombe wieder einsetzt und mit Drähten befestigt. *Walzel* rückt mit *Neumann* von der Thorakoplastik auf Grund seiner Erfahrungen an 100 Plombierungen zugunsten der letzteren ab. Er hält die Plombenoperation der Thorakoplastik nicht nur für gleichwertig, sondern glaubt sogar, daß die Erfolge die der Plastik übertreffen. Seine Operationsmortalität beträgt nur 2% mit äußerst seltenen Spätkomplikationen. In jüngster Zeit sind noch 4 Arbeiten der Budapester Schule von *Winternitz*, *Roth*, *Gergely* und *Orgszagh* erschienen, die über insgesamt 43 Fälle berichten. Sie sahen 12 Verschlechterungen, die übrigen Fälle waren gebessert, davon 5 bacillenfrei.

Wir wollen im folgenden kurz über 8 abgeschlossene Plombenfälle berichten, deren Operationen 1 Jahr zurückliegen und bei denen der Erfolg bis zu einem gewissen Grade zu übersehen ist.

Fall 1. 24 jähriger Landwirt. 1928 plötzlich mit starker Lungenblutung erkrankt. Aufnahme in unsere Anstalt im Juni 1928. Das ganze rechte Oberfeld wird von einer über faustgroßen, stark umwallten Kaverne mit Flüssigkeitsspiegel eingenommen, übrige Lungenteile ohne Veränderung (Abb. 1). Im reichlichen Auswurf zahlreiche Bacillen. Pneumothoraxtherapie 4 Monate lang, ohne daß die Kaverne infolge flächenhafter Adhäsionen beeinflußt wird. Ebenso Phrenicoexhairese ohne Kleinerwerden der Kaverne. Am 7. I. 1929 Plombenoperation mit 300 g Paraffin-Wismut-Vioform von vorne. Nach der Plombierung Kaverne auf $^1/_3$ ihres vorigen Volumens eingeengt (Abb. 2). $^1/_2$ Jahr später wölbt sich ein apfelgroßer Tumor oberhalb der Plombennarbe vor (Abb. 3), der sich nicht zurückdrücken läßt. Durchbruch der Plombe 3 Monate später, es entleert sich während zweier Monate täglich ein Fingerhut voll Paraffin (Abb. 4). Nach Entleerung der Plombe befindet sich der Patient im besten Allgemeinzustand, hat keinen Auswurf, der Larynxabstrich ist dauernd negativ, Senkungszeit und Temperatur sind normal, auf dem Röntgenbild ist die Riesenkaverne vollkommen geschwunden (Abb. 5). Der Patient ist voll arbeitsfähig.

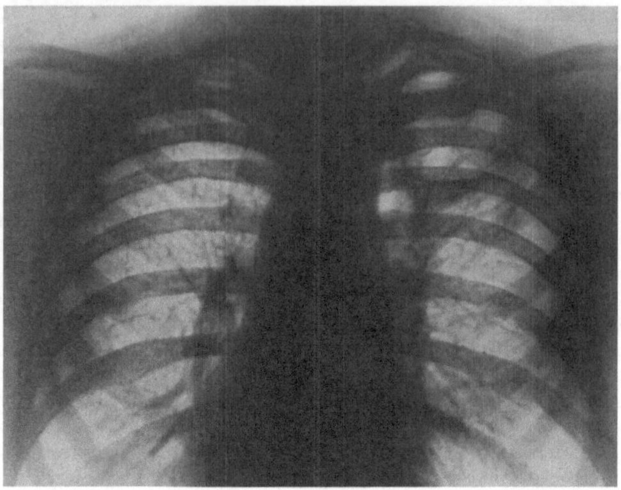

Abb. 1.

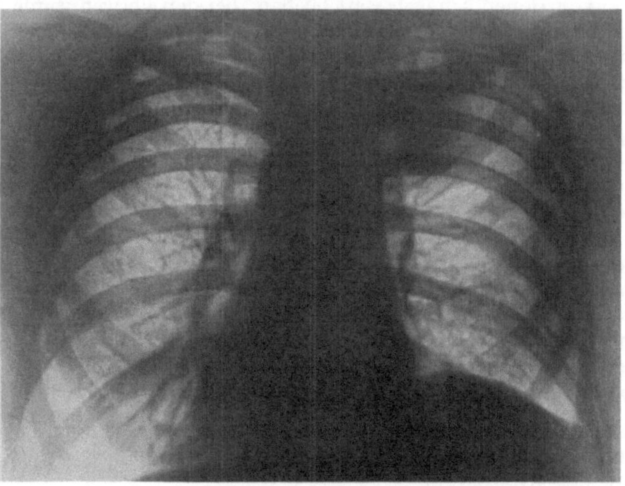

Abb. 2.

Es handelt sich also um eine Riesenoberlappenkaverne, welche trotz Pneumothorax und Exhairese sich dauernd vergrößerte und die durch die Plombe innerhalb Jahresfrist vollständig abheilte, trotzdem die Plombenmasse nach 9 Monaten anfing, sich langsam auszustoßen. Klinische Ausheilung mit Bacillenfreiheit und volle Arbeitsfähigkeit wurden erzielt. Es war bei dem Kranken erst an Thorakoplastik gedacht worden, die aber mit Rücksicht auf die gesunden mittleren und unteren Partien der rechten Lunge zurückgestellt worden war.

Fall 2. 25 jähriger Kaufmann erkrankte 1926 mit trockener, rechtsseitiger Rippenfellentzündung, 2 Jahre später Einweisung in die Anstalt. Wir fanden eine gänseeigroße Kaverne im rechten Oberfeld mit Streuung bis zur 3. Rippe, linke Seite frei (Abb. 6). Im Auswurf reichlich Bacillen. Mehrmalige Pneumothoraxversuche scheiterten an Verwachsungen. Dem Patienten wird eine Plastik vorgeschlagen, er ist aber sehr ängstlich und kann sich nur zur Plombierung entschließen. Am 19. II. 1929 Plombenoperation von vorn mit 200 g Paraffin-Wismut-Vioform. Nach 8 Tagen geringe Vorwölbung der Narbe, Punktion von 10 ccm klarer, seröser Flüssigkeit, danach komplikationslose Wundheilung. Patient erholt sich schnell, hat keinen Auswurf mehr, im Kehlkopfabstrich sind keine Bacillen nachweisbar, Senkungszeit und Temperatur normal. Auf dem Röntgenbild (Abb. 7) sieht man die Kaverne unter dem Plombenschatten gut kollabiert.

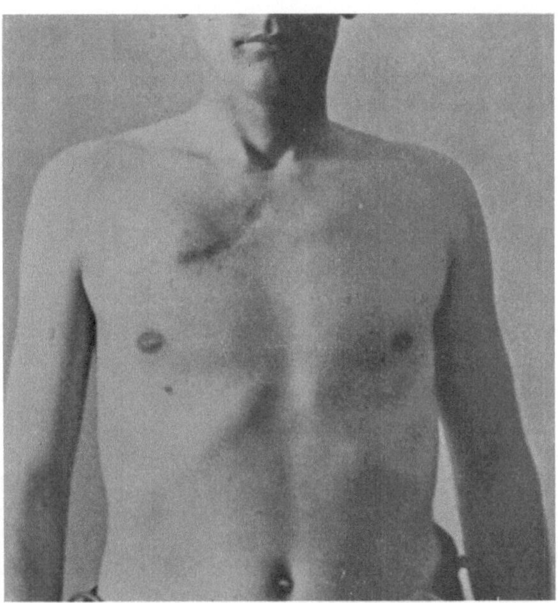

Abb. 3.

Es wäre in diesem Falle bei der ziemlich großen Oberlappenkaverne mit den weichen Verschattungen bis zur 3. Rippe eine Thorakoplastik indiziert gewesen, der Vorschlag wurde jedoch von dem Patienten abgelehnt. Durch die Plombe wurde eine sehr gute klinische Besserung mit Auswurf- und Bacillenfreiheit erzielt.

Fall 3. 22 jährige Verkäuferin. Erkrankt 1928 mit Blutspucken, das sich im Laufe eines Vierteljahres häufig wiederholt, Auswurf positiv, deshalb Pneumothoraxanlage rechts; nach 20 Nachfüllungen traten wiederum Blutspuren im Auswurf auf, daher Überweisung zu uns zwecks Thorakoplastikoperation. Wir fanden eine langgestreckte, über hühnereigroße Kaverne im rechten Spitzenfeld und dichtstehende, feinfleckige Herdschatten über die ganze rechte Seite verstreut, linke Seite frei (Abb. 8). Wiederaufnahme des Pneumothorax zeigt, daß der Oberlappen völlig adhärent ist. Thorakoplastik wird von der Patientin als zu eingreifend abgelehnt und deshalb als Ersatz

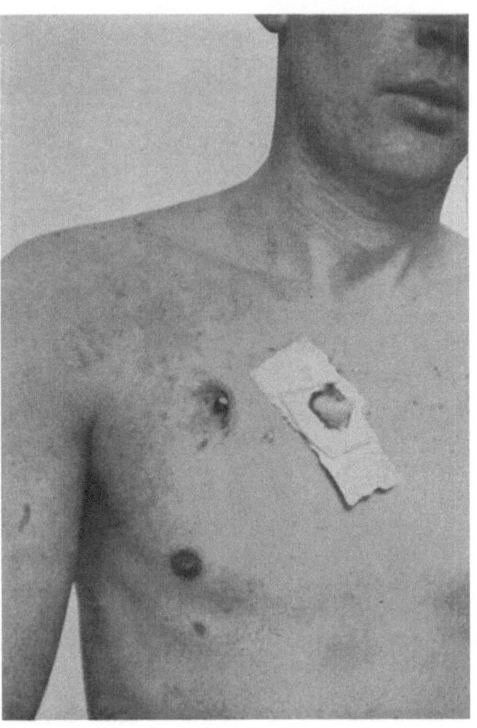

Abb. 4.

6*

die Plombierung von vorn am 5. II. 1929 mit 120 g Paraffin-Wismut-Vioform vorgenommen. Nach einigen Tagen wölbt sich die Plombenmasse etwas nach außen vor, kann aber durch Druckverband schnell wieder in ihre frühere Lage zurückgebracht werden und heilt glatt ein. Das Röntgenbild zeigt den dichten Plombenschatten, die Kaverne ist kom-

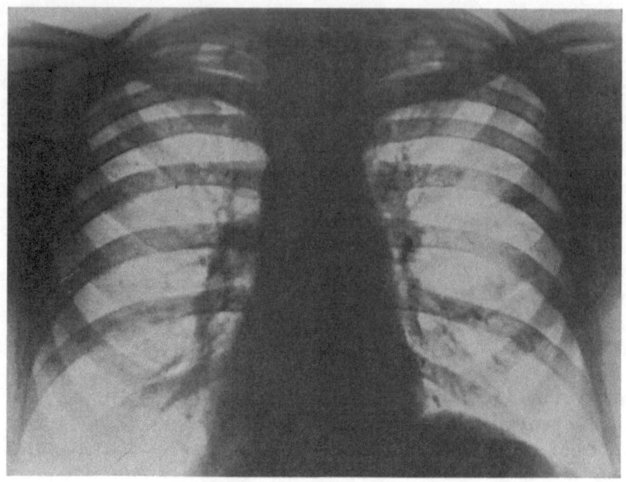

Abb. 5.

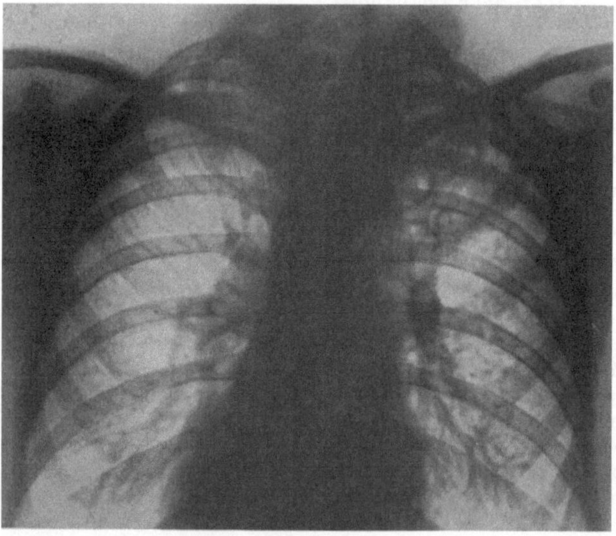

Abb. 6.

primiert, jedoch in den oberen Teilen weniger als in den unteren (Abb. 9). Schnelle Erholung, Patientin wird auswurffrei. 8 Wochen nach dem Eingriff verläßt sie uns, um im Hause weiter zu kuren. Anfang 1929 vermehrter Husten, Luftmangel, später tritt Auswurf hinzu, Ende des Jahres wird die Patientin wieder in unsere Anstalt aufgenommen. Die Plombe befindet sich in unveränderter Lage, die Kaverne ist deutlich verkleinert, jedoch ist kurz unterhalb der Plombe eine neue kleine Einschmelzung entstanden (Abb. 10). Der

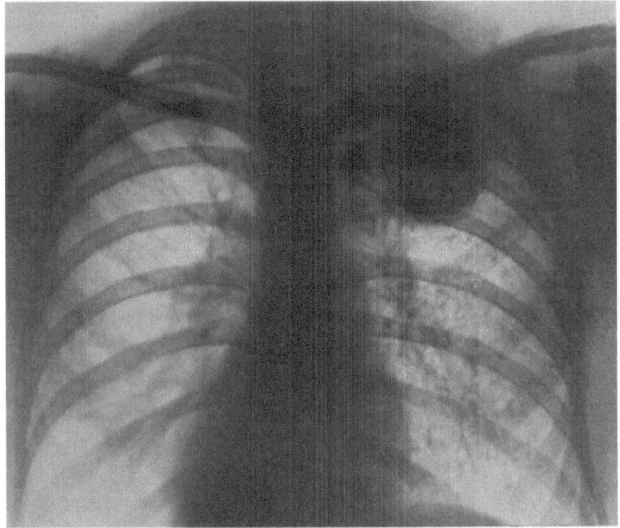

Abb. 7.

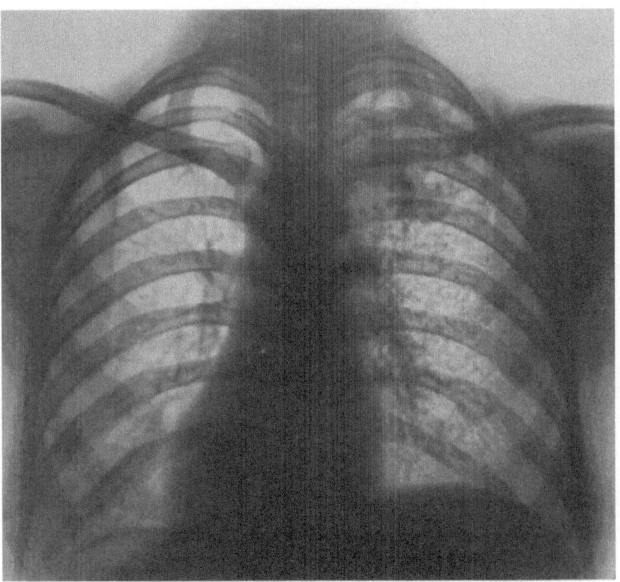

Abb. 8.

Patientin wurde deshalb geraten, falls das Infiltrat nicht von selbst zurückgeht, mit der Thorakoplastik nicht zu warten.

Es handelt sich bei dieser Patientin wieder um einen Fall, der an und für sich für eine Thorakoplastik geeignet gewesen wäre, bei der man jedoch wegen Ablehnung zur Plombenoperation schreiten mußte. Nach anfänglich guter kli-

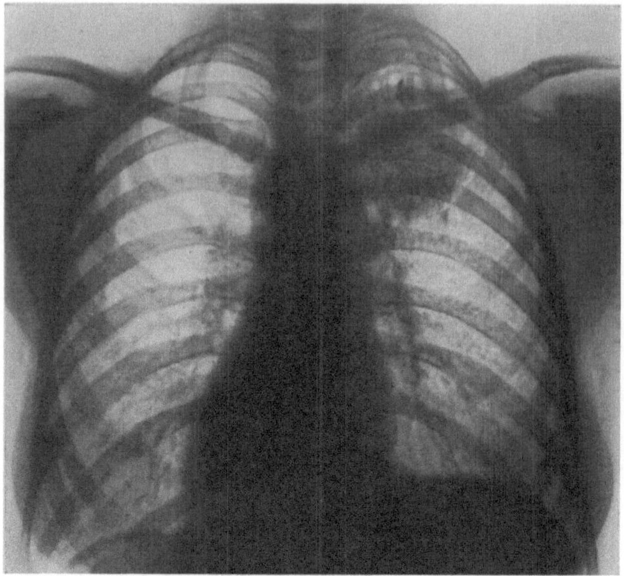

Abb. 9.

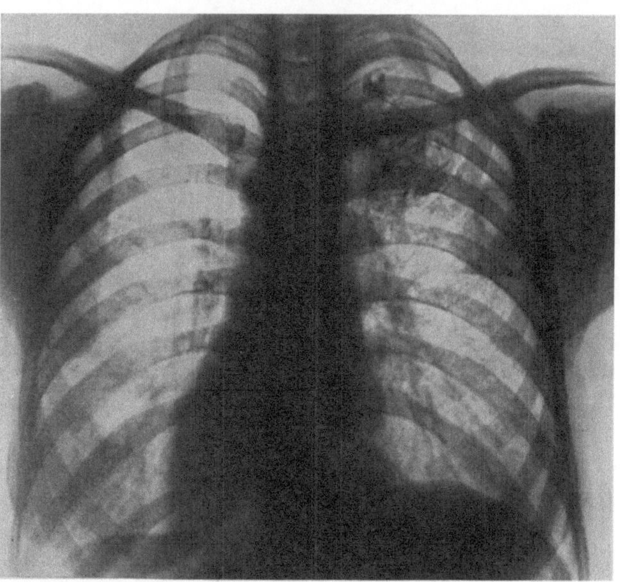

Abb. 10.

nischer Besserung trat jedoch langsam wieder Verschlechterung ein, so daß eine
Thorakoplastik sich nicht vermeiden läßt.

Fall 4. 21jähriger Schüler. Erkrankung 1924 mit Hämoptoe, anfänglich geringer
Prozeß, 1926 zum erstenmal Bacillen gefunden, 1927 Verschlechterung, deshalb Pneumothorax links mit zahlreichen Adhäsionen, so daß die anfänglich faustgroße Kaverne auf kaum
die Hälfte kollabiert ist. Aufnahme in unsere Anstalt Anfang 1928. Rechte Lunge frei, im

Auswurf Tuberkelbacillen, ziemlich viel Husten und Auswurf. Der Pneumothorax wird bei uns weiter fortgeführt, der Patient erholt sich leidlich, der Auswurf verschwindet völlig, jedoch ist die Kaverne nur um ein Geringes weiter verkleinert. Nach seiner Entlassung mußte der Pneumothorax wegen zunehmender Verwachsungen aufgelassen werden. Im Mai 1929 erneute Aufnahme in unsere Anstalt. Es findet sich eine Riesenkaverne, die das linke Oberfeld einnimmt (Abb. 11). Physikalisch ausgedehnte Bronchitis über beiden Lungen. Reich-

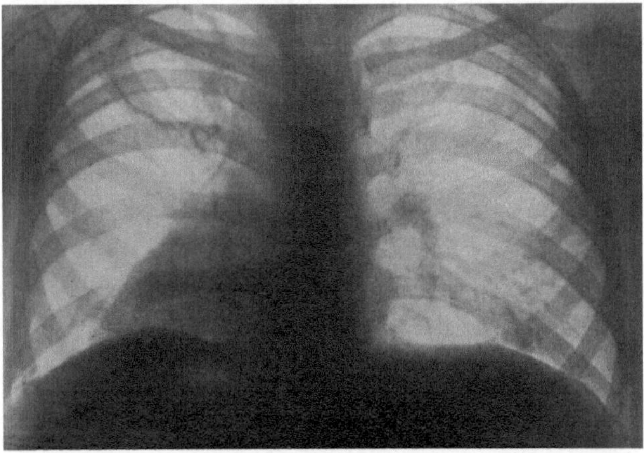

Abb. 11.

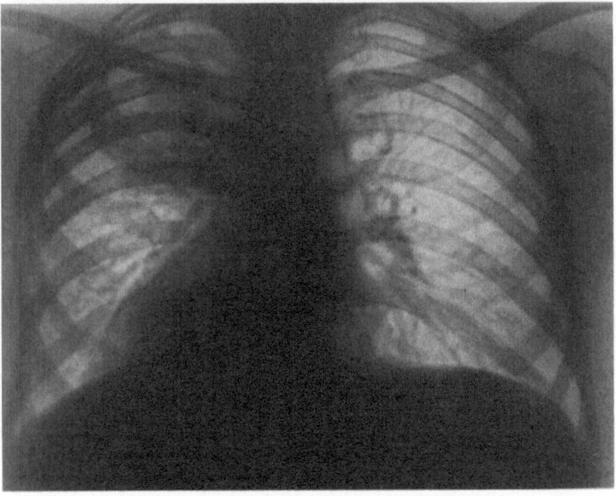

Abb. 12.

lich Husten und Auswurf mit massenhaft Bacillen. Der Patient hat fast dauernd subfebrile Temperaturen, der Katarrh ist wechselnd stark, so daß der Plan einer Plastikoperation wegen der sich nicht bessernden Bronchitis mit Kurzluftigkeit fallen gelassen und die Plombenoperation ausgeführt wird. Es erfolgt eine ausgedehnte Ablösung, die Kavernenwand ist ziemlich dünn, deshalb Einlegung einer nur 200 g schweren Plombe, die ohne Störung einheilt. Das Röntgenbild zeigt, daß die Kaverne bei der Plombierung nach hinten ausgewichen und nur wenig kollabiert ist (Abb. 12). Die Temperatur sinkt allerdings nach der Operation ab, Auswurfmenge geht zurück, Tuberkelbacillen finden sich unverändert. Da in dem Zustand keine Änderung eingetreten ist, soll jetzt nach Besserung der Bronchitis und Kurzluftigkeit die Plastik ausgeführt werden.

In einem Fall, bei dem eine große Oberlappenkaverne wegen eines schlechtsitzenden Pneumothorax nicht zum Kollaps gebracht werden kann, wird als vorläufige Operation die Plombierung ausgeführt, da wegen der schweren rezidivierenden, fieberhaften Bronchitis eine Thorakoplastikoperation für zu eingreifend gehalten wird. Durch Ausweichen der Kaverne ist jedoch kein Erfolg erzielt worden, nur insofern, als nach der Operation eine bedeutende Besserung der bronchitischen Beschwerden eintrat, besonders der Kurzluftigkeit, so daß in nächster Zeit die Thorakoplastikoperation ausgeführt werden wird.

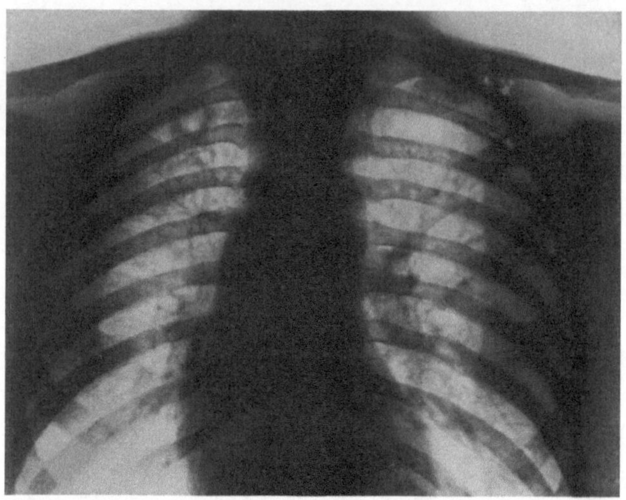

Abb. 13.

Fall 5. 21 jähriger kaufmännischer Angestellter. Im April 1927 schwere Hämoptoe, im Sommer Pneumothoraxversuche, Ende des Jahres wieder geringe Blutung. Aufnahme bei uns Ende 1928. Röntgenologisch findet sich infraclaviculär eine zweimarkstückgroße Kaverne mit geringer Fleckelung der Umgebung (Abb. 13). Im Auswurf Bacillen. Da es sich um eine ziemlich isolierte und nicht sehr große Kaverne handelte, am 19. II. 1929 nach vergeblichem Pneumothoraxversuch Plombenoperation. Es wurden 150 g Plombenmasse eingelegt. Am 8. Tage trat ein Plombenbettexsudat auf, das sich spontan entleerte. Nach weiteren 8 Tagen hat sich die Wunde geschlossen und die Plombe ist eingeheilt. Röntgenologisch findet sich ein dichter Plombenschatten über dem ganzen Oberfeld, die Kaverne ist gut zusammengedrückt (Abb. 14), das Befinden bessert sich sehr schnell, die Senkungszeit wird normal, der Auswurf schwindet und auch im Kehlkopfabstrich sind keine Bacillen mehr nachweisbar. Der Patient verläßt unsere Anstalt nach 26 Wochen. Im September 1929 übersendet er uns eine Filmaufnahme, die zeigt, daß die Plombe an derselben Stelle liegengeblieben ist, sein Befinden ist gut.

In einem Fall von ziemlich isolierter Oberlappenkaverne wird, da eine Plastikoperation noch nicht angezeigt ist, mit gutem Erfolg eine Plombe eingelegt.

Fall 6. 27 jährige Kontoristin, erkrankt 1924 mit feuchter Rippenfellentzündung rechts; im Dezember 1925 linksseitige Erkrankung festgestellt, deshalb Mai 1926 Pneumothoraxanlage links. Bei ihrer Aufnahme im Januar 1927 besteht auf der linken Seite ein

Seropneumothorax mit langausgezogenem Strang in die Spitze, der bei uns durchtrennt wird und einen guten Lungenkollaps herbeiführt. Im Juli 1928 wird der linksseitige Pneumothorax aufgelassen, da die linke Seite abgeheilt ist. Im Januar 1929 verschlechtert sich die anfangs geringe rechtsseitige Erkrankung, rechtsseitige Pneumothoraxversuche scheitern, Aufnahme in unsere Anstalt. In der linken Lunge wenige streifige Trübungen und Schwartenschatten, im rechten Oberfeld eine faustgroße Kaverne mit fleckiger Abschattung im Oberfeld bis zur 2. Rippe (Abb. 15). Im Auswurf reichlich Bacillen. Nach nochmaligem Pneumothoraxversuch rechtsseitige Plombenoperation mit 150 g Paraffin. Da die Kaverne in den dorsalen Partien liegt, wird die Operation von hinten nach Resektion je eines kleinen Knochenstückchens der 3. und 4. Rippe ausgeführt. Die Einheilung erfolgt ohne Störung. Die Auswurfmenge verringert sich, Bacillen sind jedoch weiterhin nachzuweisen, trotzdem erholt

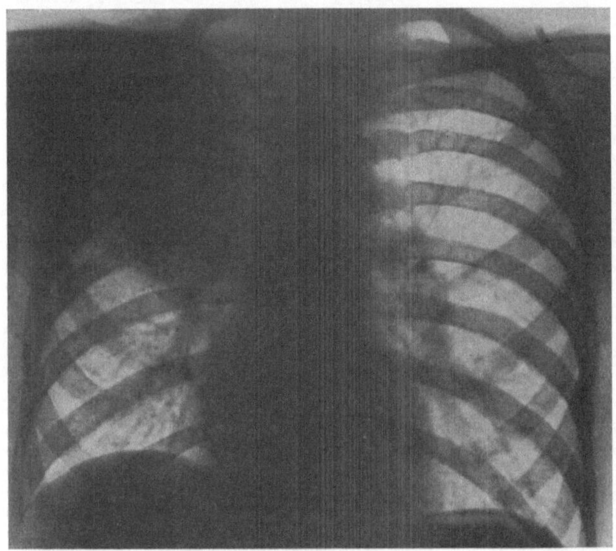

Abb.14.

die Patientin sich gut. Auf dem Röntgenbild liegt die Plombe über dem ganzen Spitzenfeld und scheint die Kaverne gut zu beeinflussen (Abb. 16). Die Patientin verläßt uns nach 30 Wochen und teilte uns kürzlich mit, daß sie sich sehr gut befindet.

In einem Fall von großer Oberlappenkaverne der einen Seite und aufgelassenem künstlichen Pneumothorax der anderen Seite wurde eine 150 g schwere Plombe mit gutem Erfolg eingelegt, da eine Thorakoplastikoperation wegen der auf der anderen Seite befindlichen Pneumothoraxschwarte nicht ausgeführt werden konnte.

Fall 7. 22 Jahre alter Büroangestellter. Beginn der Erkrankung im Januar 1927 mit Bacillen im Auswurf. Bei der Aufnahme im Mai 1927 finden sich eine dreimarkstückgroße Kaverne im linken Oberlappen und fleckige Verschattung bis zur Mitte, eine geringe Fleckelung rechts perihilär. Pneumothorax wegen ausgedehnter Verwachsungen bald wieder aufgelassen. Der Patient verläßt die Anstalt nach kurzer Kur. Gearbeitet bis März 1929, Aufnahme in unsere Anstalt Mai 1929. Die linksseitige Kaverne ist auf Gänseeigröße angewachsen, das ganze Oberfeld ist fleckig-streifig getrübt. Im 2. Intercostalraum rechts hat sich eine markstückgroße Kaverne gebildet (Abb. 17). Ziemlich viel Husten und Auswurf mit massenhaft Bacillen. Da eine Thorakoplastikoperation nicht mehr in Frage kommt, wurde bei dem Patienten die Plombierung der linksseitigen Kaverne durch 150 g Paraffin

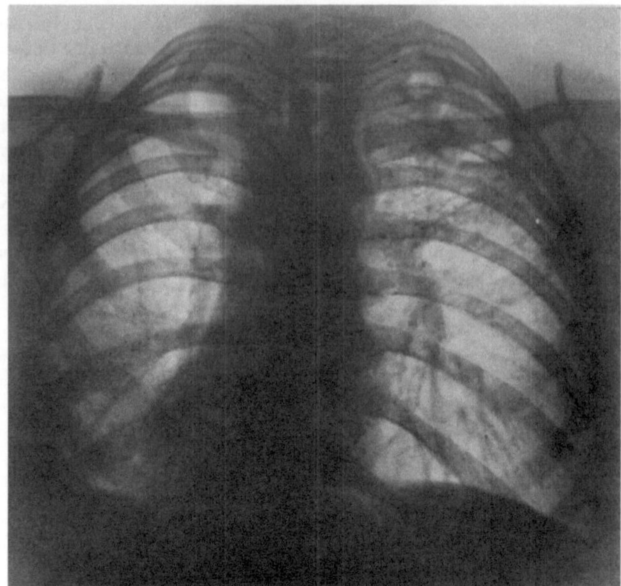

Abb. 15.

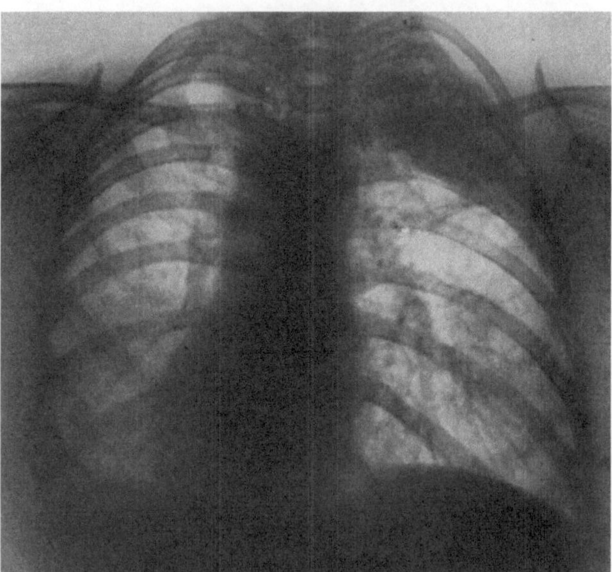

Abb. 16.

vorgenommen. Nach 6 Tagen entleeren sich aus den Stichkanälen der Hautnaht Spuren seröser Flüssigkeit. Weiterer Verlauf komplikationslos. Die Plombe nimmt das ganze linke Oberfeld ein und komprimiert die Kaverne leidlich gut (Abb. 18). Die Auswurfmenge geht zurück, Bacillen unverändert, das subjektive Befinden hebt sich. Die rechtsseitige Kaverne zeigt deutliche Progredienz und ist am Schluß der Kur nach 46 Wochen auf Zweimarkstückgröße angewachsen.

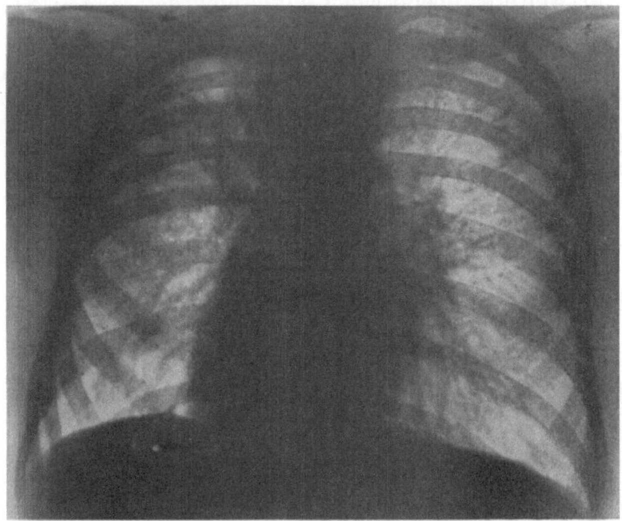

Abb. 17.

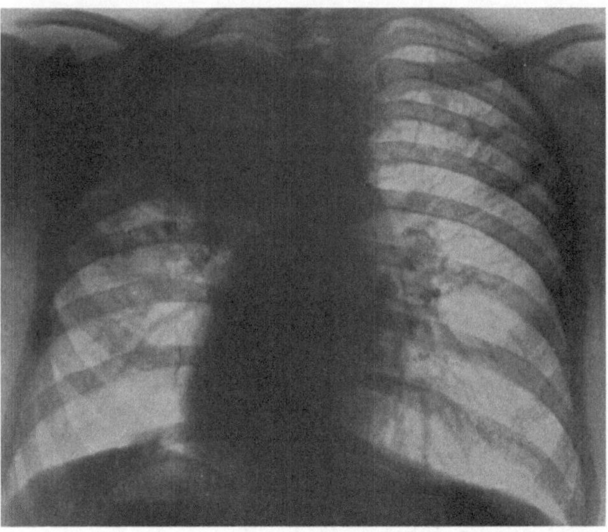

Abb. 18.

In einem Fall von großer linksseitiger Kaverne und kleiner rechtsseitiger wird, da andere Maßnahmen ausgeschlossen sind, die Paraffinplombierung vorgenommen. Sie führt zu einem leidlich guten Erfolg auf der linken Seite, die Verschlechterung der rechten ist jedoch nicht aufzuhalten. Es wurde versucht, einen Pneumothorax rechts anzulegen, dieser mißlang aber wegen flächenhafter Verwachsungen, von weiterer operativer Behandlung der rechten Seite wurde im Einverständnis mit dem Patienten zunächst Abstand genommen.

Fall 8. 26jährige Sprechstundengehilfin. Beginn der Erkrankung im März 1920. Damals mit einem rechtsseitigen künstlichen Pneumothorax behandelt, der jedoch bald wegen Verwachsungen aufgelassen werden mußte. Nach vorübergehender Arbeit im Jahre 1923 Blutung, Kur wurde abgelehnt und erst 1926, als Fieber und sehr schlechtes Befinden eintraten, genehmigt. Nach 13wöchiger Kur gute Erholung. Verschlechterung im Sommer 1928 mit wiederholten Blutungen, im Dezember 1928 Überweisung in unsere Anstalt zur Thorakoplastikoperation. Es finden sich eine apfelgroße Rundkaverne im rechten Oberfeld und einzelne feine Fleckchen im linken Oberfeld (Abb. 19). Da klinisch ein deut-

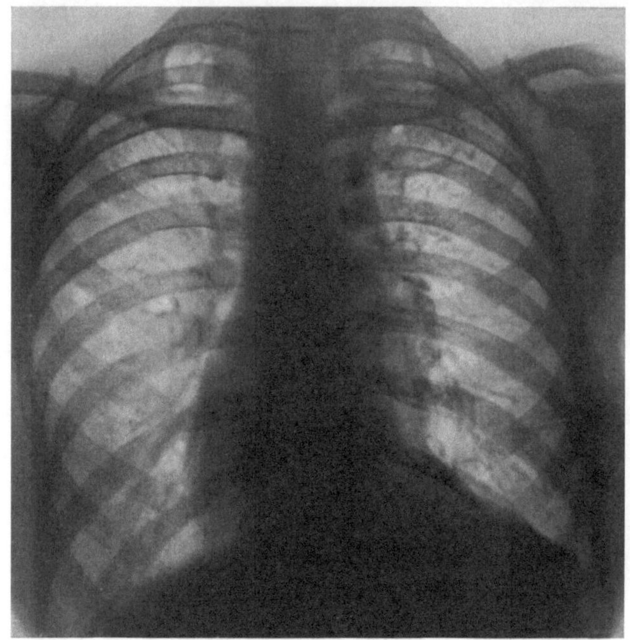

Abb. 19.

licher und nicht unerheblicher linksseitiger Befund zu erheben war, wurde die Vornahme einer Thorakoplastik von uns abgelehnt, und statt dessen am 5. II. 1929 die Plombierung mit 150 g Paraffin vorgenommen. Die Plombe liegt direkt über der Kaverne ziemlich medial, die Kaverne ist nicht deutlich nachweisbar (Abb. 20). Nach zunächst reaktionsloser Heilung zeigt sich nach 3 Wochen eine geringe Vorwölbung über der Narbe; die Plombe kann aber durch Massage und Druckverband in ihrer alten Lage gehalten werden. Nach 3 Monaten setzte eine ganz geringe Hämoptoe ein, die nach einigen Tagen wieder verschwand. Der Auswurf wurde zwar geringer, jedoch nicht bacillenfrei, die Patientin verließ uns nach 31wöchentlicher Kurzeit.

Das Befinden der Patientin ist bis jetzt durchaus zufriedenstellend. An einem uns übersandten Röntgenbild vom 14. I. 1930 sieht man jedoch deutlich im 1. Intercostalraum der anderen Seite eine kirschgroße Kaverne, die in der Zwischenzeit entstanden ist. Die Plombe liegt an unveränderter Stelle. Der Fall, der an und für sich für eine Thorakoplastik geeignet gewesen wäre, zeigt, daß es richtig war, die Plastik wegen des linksseitigen Befundes abzulehnen und

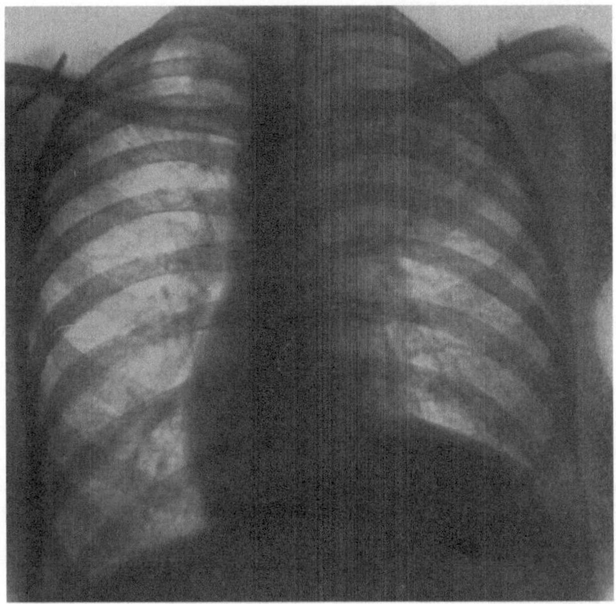

Abb. 20.

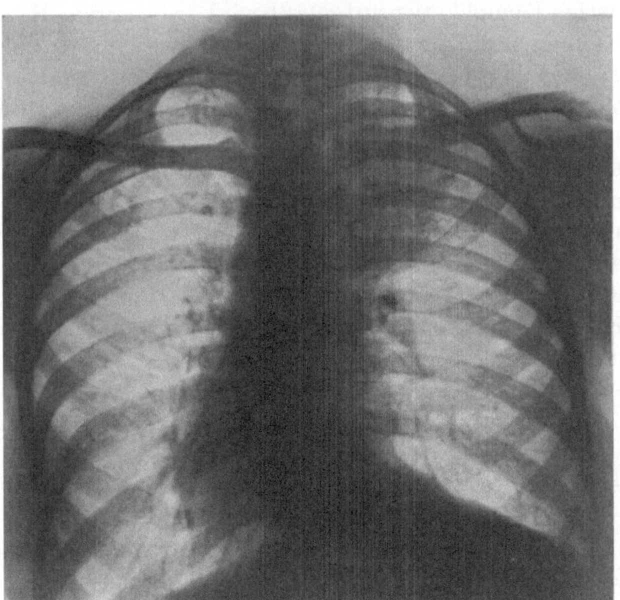

Abb. 21.

den kleineren Eingriff zu machen, da sich im Laufe eines Jahres aus dem feinen
Herdchen der anderen Seite eine deutliche Kaverne entwickelt hat (Abb. 21).

Bei den Operationen wurde die von *Ziegler* ausgearbeitete Technik angewandt, in die uns Herr Prof. *Ziegler* liebenswürdigerweise eingeführt hat. Bis auf

einen Fall (Fall 6) wurde die Plombierung von vorn ohne Rippenresektion vorgenommen. Bogenschnitt durch Haut- und Fettgewebe, nach Hochschlagen des Lappens Spaltung der Muskeln bis zur Rippe. Längsschnitt auf dem Periost der 1. und 2. bzw. 3. Rippe. Ablösen des Periosts erst mit Raspiratorium, dann mit Elevatorium, dann mit dem Finger. Nach Abheben der Intercostalmuskulatur langsames Erweitern des Plombenbettes, indem Periost und Fascie unter vorsichtigem Druck des Fingers nach innen geschoben werden. Meist gelingt es leicht auf diese Weise die ganze Spitze bis zur 2. Rippe zu lösen. Einführung des auf 45° erwärmten Paraffins in etwa talergroßen Stücken in das Plombenbett, in welchem es durch vorsichtigen Druck anmodelliert wird. Nach exakter Blutstillung Verschluß der Wunde in zwei Etappen. Heftpflasterdruckverband. Die Nachbehandlung wurde möglichst lange Zeit, mindestens 3 Wochen, bei absoluter Bettruhe des Patienten, auch wenn keine Komplikationen auftraten, ausgedehnt, da sie für die Einheilung der Plombe von größter Wichtigkeit ist. Einmal wurde die Plombe (Fall 6) unter Rippenresektion von hinten eingelegt; ob die Plombe von vorn oder hinten eingelegt wird, richtet sich nach dem Sitz der Kaverne. Außer Plombenbettexsudaten, von denen eines abpunktiert wurde, sind Wundstörungen nicht beobachtet worden. Mehrmals wölbte sich die Plombe in den Zwischenrippenräumen vor, konnte aber bis auf einen Fall (Fall 1) durch ständig leichte Massage und Kompressionsverband vor dem Ausstoßen bewahrt werden. Interessant ist, daß die Ausstoßung der Plombe, die in der Literatur immer als ungünstige Komplikation aufgefaßt wird, bei unserem Kranken (Fall 1) die komplette Heilung der überfaustgroßen Kaverne nach sich zog. Allerdings geschah in unserem Falle die Ausstoßung ganz allmählich und erst 9 Monate später, so daß in der Zwischenzeit eine genügende Schrumpfung einsetzen konnte. Einen Exitus haben wir nicht erlebt.

Eine endgültige Erfolgsstatistik kann wegen der Kürze der nach der Operation verflossenen Zeit nicht gegeben werden. Bei den nach den Entlassungen vorgenommenen Kontrolluntersuchungen waren 4 Kranke voll arbeitsfähig und übten auch ihren Beruf ohne Schwierigkeiten aus. 4 hatten ihre Arbeit nicht wieder aufgenommen, von diesen erschienen aber 2 teilweise arbeitsfähig. Verschwinden der Kaverne konnte mit Sicherheit nur einmal nachgewiesen werden (Fall 1), in 3 Fällen war sie noch deutlich sichtbar, in den restlichen 4 Fällen war das Schicksal der Kaverne zweifelhaft, weil sie durch den Plombenschatten verdeckt war. Das Sputum hatten 4 Fälle ganz verloren, 2mal war es erheblich zurückgegangen, bei 2 Fällen blieb es unverändert bestehen. Bei 3 Fällen waren die vorher reichlichen Bacillen auch mit Hilfe des Larynxabstriches nicht mehr nachweisbar, 5 behielten ihre Bacillen. Die Senkung wurde 3mal normal, 2mal annähernd normal, 3mal blieb sie unverändert bzw. verschlechterte sich. Der Erfolg ist demnach zwar ein beschränkter, man muß aber bei seiner Beurteilung berücksichtigen, daß es sich mit Ausnahme eines Falles um von vornherein prognostisch ungünstig gelagerte Phthisen gehandelt hat.

Man kann nach unserer Auffassung die Plombe als selbständige Operation nur dann empfehlen, wenn es sich um doppelseitige Fälle handelt, bei denen der doppelseitige Pneumothorax nicht anwendbar ist und bei denen eine große Kaverne der einen Seite ausgeschaltet werden soll; ferner bei isolierten Oberlappen-

kavernen, wenn die Thorakoplastik noch nicht indiziert ist, und bei denjenigen
Fällen, bei welchen an sich die Plastik indiziert wäre, aber vom Patienten als zu
eingreifend abgelehnt wird. In den beiden letzteren Fällen muß man von vornherein die Plombe als vorläufige Operation betrachten, der später die Plastik
gegebenenfalls angeschlossen wird. Im großen und ganzen bleibt die Plombierung
nur ein Ausweg bei Fällen, die einer anderen operativen Therapie nicht zugänglich sind. Mit Rücksicht auf die Mentalität der Kranken ist zwar die kürzlich
publizierte und oben gestreifte Ansicht der Wiener Schule, daß die Plombierung
die Plastik voll ersetzen kann, sehr verlockend, aber nicht ungefährlich, weil
dadurch der rechte Zeitpunkt für die Plastizierung verpaßt werden kann.

Zusammenfassung.

Es werden 8 Fälle von Lungenplombierungen bei kavernöser Phthise einzeln beschrieben, deren Erfolg nur ein beschränkter war. Die Plombierung ist
nur ein Ausweg bei Fällen, die einer anderen operativen Therapie nicht zugänglich sind.

Literaturverzeichnis.

Alexander, Beitr. Klin. Tbk. **72**, H. 4 (1929). — *Archibald*, Review Tbc. **4**, 11 (1921) —
Amer. J. Surg. **38**, Nr 2 (1924). — *Baer*, Berl. klin. Wschr. **1913**, Nr 3 — Münch. med. Wschr.
1913, Nr 29 — Z. Tbk. **23**, H. 3 (1914). — *Brauer*, Beitr. Klin. Tbk. **72**, H. 4 (1929). — *Brunner*,
Die chirurgische Behandlung der Lungentuberkulose. Leipzig 1924. — *Davies*, Brit. med. J.
1924 II. — *Denk*, Münch. med. Wschr. **1929**, Nr 50. — *Eden*, Dtsch. med. Wschr. **1920**, Nr 46.
— *Eiselsberg*, Wien. ärztl. Ges. vom 7. XI. 1919. — *Gergely*, Ärztl. Wbl. Budapest **1929**, Nr 38.
— *Gravesen*, Verh. dän. med. Ges. **1926**, 52 — Hosp.tid. (dän.) **69**, Nr 27—28 (1926). —
Gwerder, Münch. med. Wschr. **1913**, Nr 48. — *Hauke*, Beitr. Klin. Tbk. **67**, H. 1—3 (1927). —
Henschen, Tans. amer. Surg. Assoc. **32** (1914). — *Hudson* u. *Turini*, Brit. J. Tbc. **19** (1925).
— *Jessen*, Münch. med. Wschr. **1913**, Nr 29 — Die operative Behandlung der Lungentuber-
kulose. **1921**. — *Krampf*, Zbl. Chir. **1930**, Nr 1 u. 2. — *Kroh*, Beitr. klin. Chir. **88**, H. 3 (1914).
— *Kutscha-Lissberg*, Wien. klin. Wschr. **1923**, Nr 21. — *Lilienthal*, Amer. J. Surg. **38** (1924). —
Maendl u. *Schwarzmann*, Wien. klin. Wschr. **1930**, Nr 48. — *Mayer*, Dtsch. med. Wschr.
1913, Nr 48. — *Orgszagh*, Ärztl. Wbl. Budapest **1929**, Nr 38. — *Ranzi*, Wien. med. Wschr.
1922, Nr 48. — *Riviere* u. *Romanis*, Lancet **1923**. — *Roth*, Ärztl. Wbl. Budapest **1929**, Nr 38. —
Sauerbruch, Beitr. klin. Chir. **20**, H. 2 (1914) — Chirurgie der Brustorgane. **1930**. — *Schlange*,
Verh. dtsch. Ges. Chir. **36** (1907). — *Schönlack*, Münch. med. Wschr. **1914**, Nr 4. — *Schröder*,
Beitr. Klin. Tbk. **72**, H. 4 (1929). — *Starke*, Beitr. Klin. Tbk. **72**, H. 4 (1929). — *Steenstrup*,
Hosp.tid. (dän.) **17** (1924). — *Steinmeyer*, Beitr. Klin. Tbk. **72**, H. 4 (1929). — *Stöcklin*, Z.
Tbk. **35**, H. 4 (1921). — *Tuffier*, Internat. Chir.-Kongr. Brüssel. **1911** — Arch. méd.-chir.
Appar. respirat. **1**, Nr 1, 28 (1926). — *Walzel*, Wien. med. Wschr. **1930**, Nr 7. — *Wilms*,
Münch. med. Wschr. **1914**, Nr 16. — *Winternitz*, Ärztl. Wbl. Budapest **1929**, Nr 38. — *Ziegler*,
Z. Tbk. **40**. Erg.-H. 7 (1924) — Zbl. Tbk.forschg **22** (1924).

Die Behandlung der Lungentuberkulose mit doppelseitigem Pneumothorax.

Von

Dr. Walter Sachs und Dr. Fritz Hoth.

Mit 11 Abbildungen im Text.

Der künstliche Pneumothorax ist als Behandlungsmethode der Lungentuberkulose allgemein anerkannt, so daß es als Kunstfehler gilt, ihn bei zerfallenden Prozessen nicht rechtzeitig anzuwenden. Daß gelegentlich Mißerfolge bei zu breiter Indikationsstellung vorkommen, soll nicht geleugnet werden. Die Bedenken aber, welche von chirurgischer Seite wegen der Empyemgefahr geäußert wurden, muß man zurückstellen, wenn man, wie wir, bei 40000 Nachfüllungen nicht ein einziges Empyem erlebt hat, das auf die Pneumothoraxbehandlung bezogen werden kann.

Der einzige Nachteil des Verfahrens war die Beschränkung auf einseitige Prozesse. Später wurde man zwar in der Indikationsstellung bezüglich der gesunden Seite nach Empfehlung des Tiefdruckpneumothorax durch *Ascoli, Morgan, Gwerder* u. a. weitherziger; beiderseits fortschreitende oder kavernöse Prozesse mußte man aber ihrem Schicksal überlassen. Diesem resignierenden Standpunkt ein Ende gemacht zu haben, ist das Verdienst *Ascolis* und seiner Schüler, als sie in konsequenter Weise von ihrem einseitigen Tiefdruckpneumothorax zum doppelseitigen übergingen.

Im Gegensatz zur ausländischen Literatur finden sich in der deutschen bis jetzt nur wenig Veröffentlichungen über die Brauchbarkeit und Erfolge der Methode. *Harms* hatte unter 5 Fällen nur einen Erfolg. *Samson* erzielte bei einem Fall klinische Besserung; der andere Fall mußte später plastiziert werden. *Liebermeister* fand bei 12 Fällen 8mal Besserung des Allgemeinbefindens und Lungenbefundes, Zurückgehen des Sputums, das 2mal negativ wurde. Von *Kerzmanns* 51 Fällen zeigten 13 erhebliche Besserung, 17 Besserung, 11 Verschlechterung, 10 blieben unverändert. *Diehl* veröffentlicht 15 Fälle, von denen 5 ein Frühinfiltrat, 10 eine ältere apiko-caudale Phthise hatten. Der Erfolg beschränkte sich auf 3 der I. Gruppe. *Rawic-Scerbo* erreichte bei 2 Kranken klinische Ausheilung, bei 6 große, bei 2 relative Besserung, 1 Kranker blieb unverändert. *Frischbier* berichtet über 26 Fälle, von denen nur 14 zur Beurteilung herangezogen werden. 8 verloren die Bacillen, 10 hatten Gewichtszunahme, 4 Gewichtsabnahme. Die Senkungszeit wurde 2mal normal, 5mal gebessert, einmal verschlechtert, 6mal blieb sie unverändert. Der weitere Verlauf war bei den meisten befriedigend. *Kayser-Petersen* veröffentlicht von 7 noch nicht abgeschlossenen Fällen 2, von denen einer 4 Jahre bereits krank, den doppelseitigen Pneumothorax zunächst vertrug, dann aber an einer exsudativen Pleuritis durch Herzschwäche zugrunde ging. Der andere Kranke wurde trotz ausgedehnten Befundes innerhalb Jahresfrist arbeitsfähig, nachdem er seine Kavernen und Bacillen verloren hatte. *Kayser-Petersen* empfiehlt, bei länger bestehender Erkrankung zurückhaltend zu sein. *Boehm* und *Puhr* verfügen über ein Material von 16 Fällen, von denen bei 10 der doppelseitige Pneumothorax längere Zeit durchgeführt wurde. 2 starben, einer an Meningitis, einer an Embolie. Bei den übrigen wurde

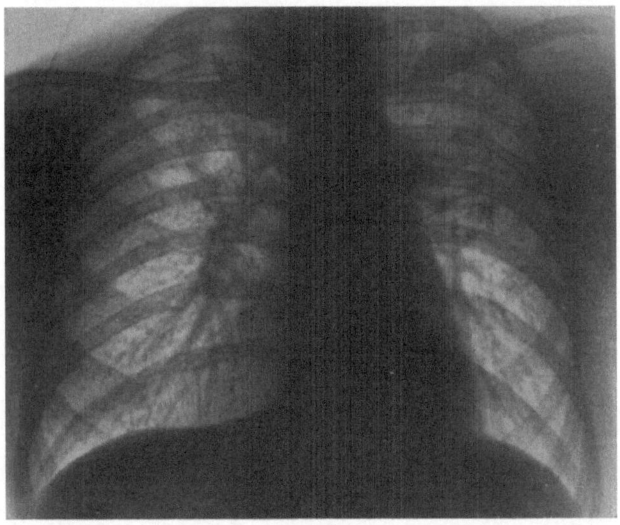

Abb. 1.

in 70% der Fälle, die ausnahmslos kavernöse Prozesse hatten, ein befriedigender Erfolg erzielt. Beteiligung des Herzens und Gefäßsystems sehen sie als Kontraindikation an. *Dünner* und *Spiro* zeigen an 16 Fällen, daß durch den doppelseitigen Pneumothorax wesentliche Besserung der subjektiven und objektiven Krankheitserscheinungen, sogar Wiederherstellung der Arbeitsfähigkeit zu erzielen sind. Sie erlebten bei der Anlage der zweiten Seite einen Spontanpneumothorax, der zum Exitus führte; in einem anderen Falle konnte der doppelseitige Pneumothorax den rapide fortschreitenden Prozeß nicht aufhalten. Sie weisen darauf hin, daß auch kleine Luftblasen, welche die erkrankten Partien nicht zum Kollaps bringen konnten, einen durchaus zufriedenstellenden Erfolg hatten, wenn man berücksichtigt, daß es sich um doppelseitig kavernöse Prozesse handelte. Als letzter veröffentlicht *Gabe* 6 Fälle von frischer, schwerer, progredienter, doppelseitig kavernöser Phthise, von denen alle fieberfrei wurden und sich im Ernährungszustand hoben. 3 Patienten verloren ihren Auswurf, bei den übrigen verminderte er sich wesentlich. Einmal erlebte er ein mäßig starkes Exsudat, sonst keine Zwischenfälle.

Die doppelseitige Pneumothoraxtherapie ist von uns seit 4 Jahren bei insgesamt 39 Fällen angewandt worden, deren nähere Einzelheiten aus nachfolgender Tabelle zu ersehen sind.

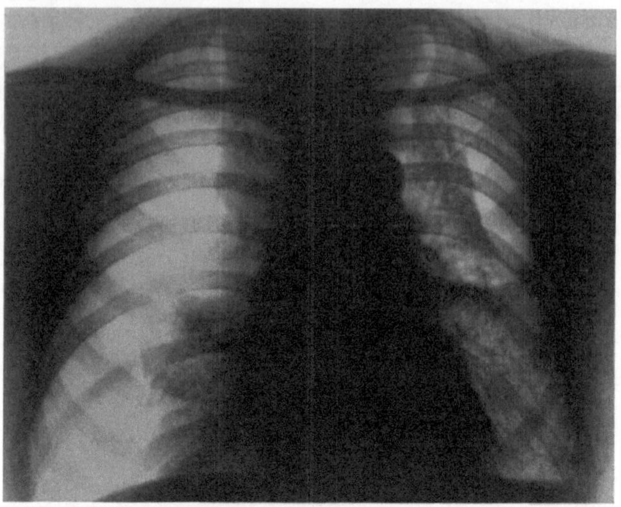

Abb. 2.

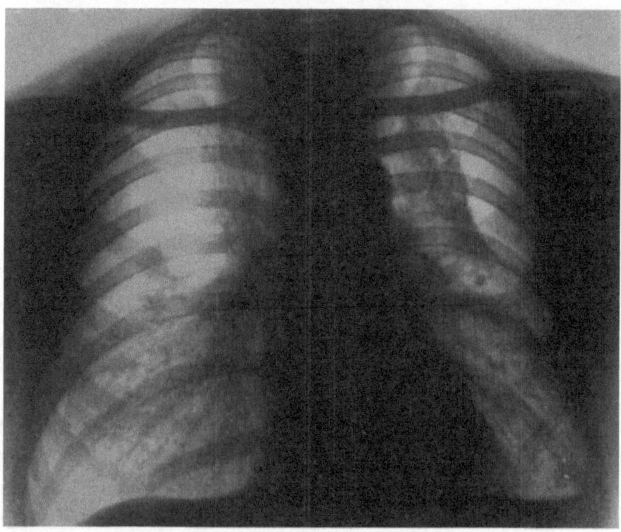

Abb. 3.

Es handelt sich um 17 Fälle mit doppelseitigen Kavernen (Beispiel: Abb. 1 bis 5, Fall 9, 23), 14 Fälle mit einseitigen Kavernen und Streuungsherden (Beispiel: Abb. 6 und 7, Fall 14) bzw. Infiltration auf der anderen Seite (Beispiel: Abb. 8 und 9, Fall 26), 3 Fälle mit Aussaaten bis zur 3. Rippe (Beispiel: Abb. 10 und 11, Fall 18), 5 Fälle, bei denen ein einseitiger Pneumothorax bereits bestand

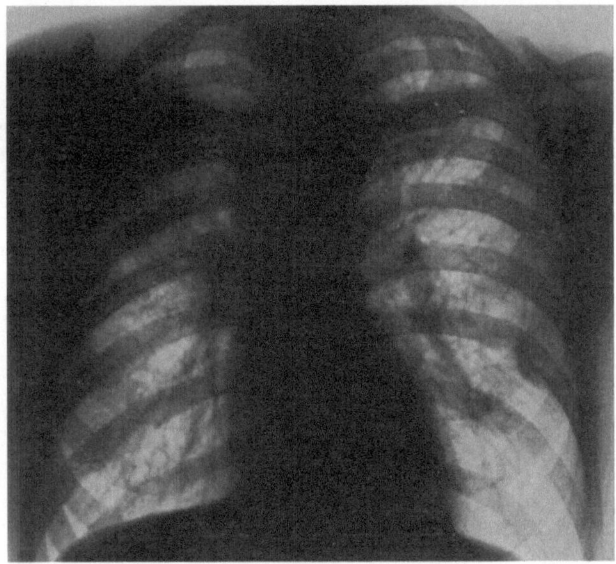

Abb. 4.

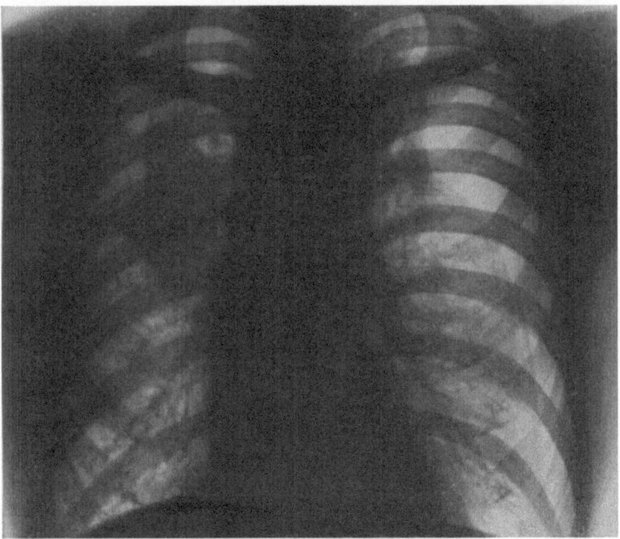

Abb. 5.

und auch auf der anderen Seite ein Infiltrat oder eine frische Kaverne gefunden wurde, ohne daß die erst erkrankte Seite abgeheilt war. Als Indikation zum doppelseitigen Pneumothorax sahen wir also doppelseitige Kavernen, einseitige Kavernen mit erheblichen Streuungen oder Infiltraten auf der anderen Seite oder doppelseitige Aussaaten an, ferner einseitige Pneumothoraxfälle mit frischen Er-

7*

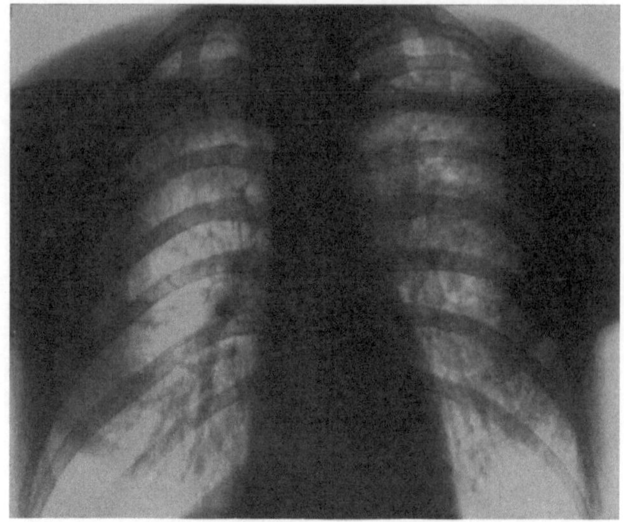

Abb. 6.

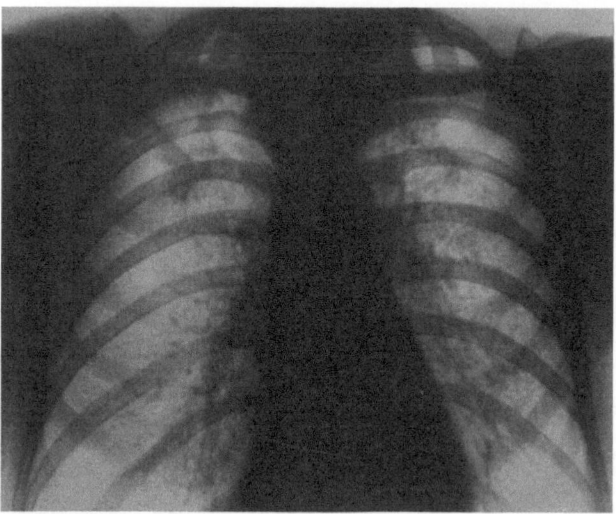

Abb. 7.

krankungen auf der bisher gesunden Seite. Kontraindiziert halten wir den doppelseitigen Pneumothorax bei alten Prozessen wegen der Starrwandigkeit der Kavernen bzw. Brüchigkeit des Gewebes, bei allen Störungen des Kreislaufsystems
und Herzfehlern wegen der Gefahr des Akutwerdens der Kreislaufschwäche durch
die vermehrte Belastung, bei toxischen Durchfällen und manifester Darmtuberkulose, bei allen Nierenkomplikationen und selbstverständlich auch bei allen
schon kachektischen Tuberkulosen. Dringend warnen möchten wir wegen der

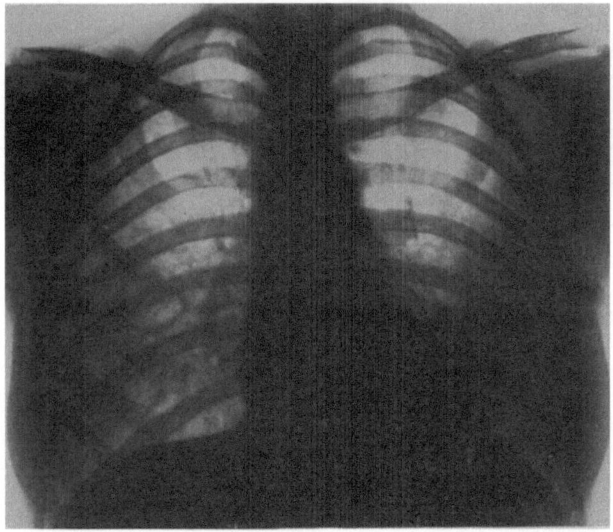

Abb. 8.

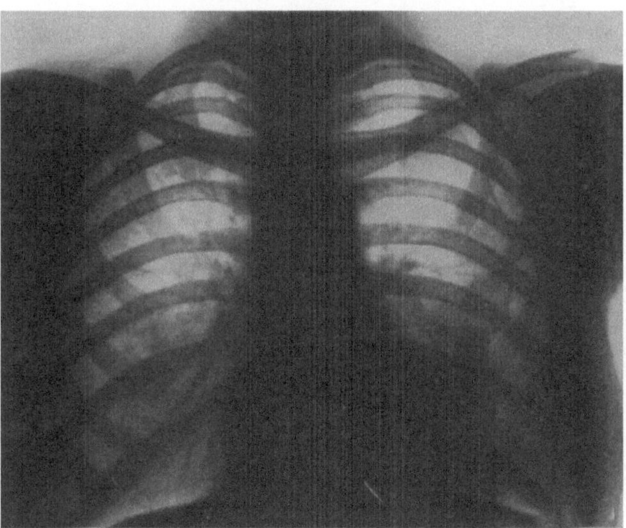

Abb. 9.

Gefahr des Spontanpneumothorax vor Anlage bei zu ausgedehnten Prozessen, bei denen keine genügende Atemfläche mehr vorhanden ist. Leider muß die Beurteilung, ob ein doppelseitiger Pneumothorax noch gewagt werden kann, rein erfahrungsgemäß nach dem Röntgenbild, physikalischen Lungenbefund und dem subjektiven Befinden (Fehlen von Atemnot bei körperlicher Anstrengung) geschehen, da die von *Liebermeister* empfohlene Messung der Vitalkapazität im Stich läßt und die von *Brauer, Heine* und *Anthony* angewandte Spirographie

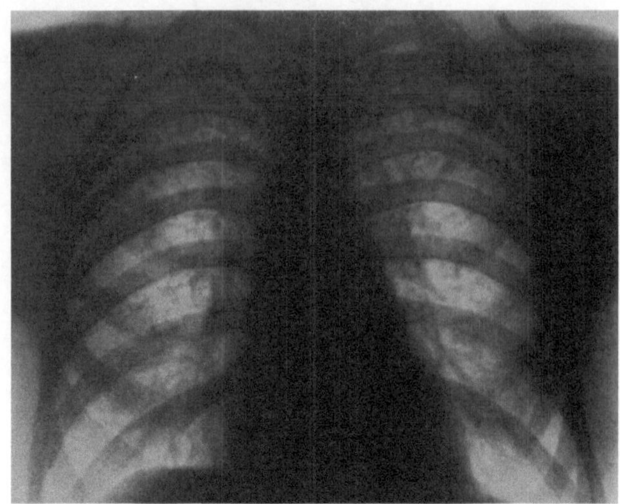

Abb. 10.

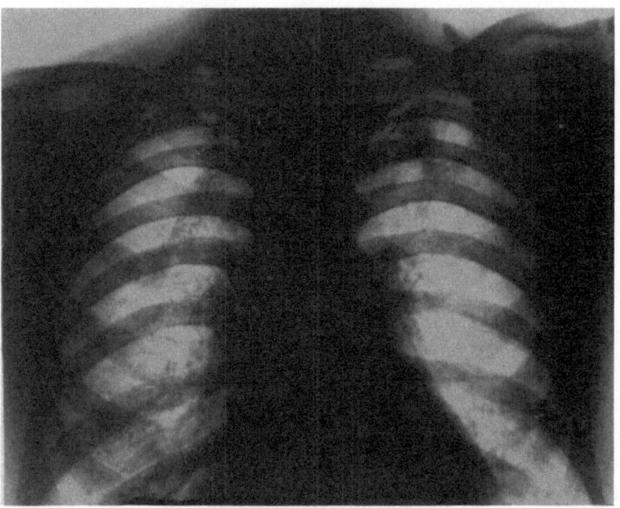

Abb. 11.

praktisch beim doppelseitigen Pneumothorax noch nicht hinreichend erprobt ist.
Zurückhaltend sind wir außerdem geworden bei exsudativen Prozessen mit mittlerem und hohem Fieber wegen der Gefahr der Exsudatbildung und Verschlechterung durch die Toxinausschwemmung; dagegen sehen wir in der Lokalisation
der Krankheitsherde in den Unterfeldern keine Kontraindikation, da wir mehrmals Unterfeldinfiltrate und -kavernen außerordentlich günstig beeinflussen
konnten (Abb. 8 und 9, Fall 26).

Tabelle 1.

Nr.	Röntgenbefund		Aus-wurf		Gewicht		Blut-senkung		Bemerkung
	Aufnahme	Entlassung							
1	Beiderseits fünfmarkstückgroße Kavernen	Pneu. beiderseits, l. Kaverne kollabiert	+	0	73,0	79,6	125	350	
2	R. Pneu., l. zweimarkstückgroßes Infiltrat mit Erweichung	Beide Oberlappen kollabiert, Kaverne nicht deutlich	0	0	48,3	50,0	93	470	
3	R. zehnpfennigstückgroße Kaverne, l. Pneumothorax	Beide Oberlappen entspannt, Kaverne kollabiert	—	—	54,7	58,0	125	196	
4	R. fünfmark-, l. zweimarkstückgroße Kaverne	Kavernen gut beeinflußt, r. etwa einmarkstückgroß	+	0	46,2	49,0	50	88	Randexsudat
5	R. zehnpfennig-, l. einmarkstückgroße Kaverne mit Streuung in die Umgebung	Kollaps der Oberlappen und Kaverne	+	0	51,1	56,3	94	196	
6	Beiderseits Aussaat bis zur 3. Rippe	Beide Oberlappen, besonders r., gut entspannt	+	0	56,7	57,8	221	600	Kleines Exsudat
7	R. talergroße Kaverne, l. Pneumothorax	Beide Kavernen pfennigstückgroß	+	0	67,4	70,0	245	420	Arbeitet 12 Std.
8	Beiderseits fünfzigpfennigstückgroße Kaverne mit Aussaat in die Umgebung	Beide Oberlappen entspannt, Kavernen kollabiert	+	—	58,4	59,4	43	70	Nach 8 Monaten Kavernen abgeheilt. Beiderseits bis zur 2. Rippe streifige Abschattungen
9	R. zehnpfennig-, l. zweimarkstückgroße Kaverne mit Aussaat bis zur 2. Rippe	Beide Oberlappen kollabiert, Kavernen nicht sichtbar	+	+	64,2	65,4	98	101	Spontanpneu.
10	R. fünfmarkstückgroßes Infiltrat, l. unvollständiger Pneu.	Oberlappen entspannt mit mehreren Adhäsionen	+	+	53,8	58,0	115	126	
11	R. apfelgroße, l. markstückgroße Kaverne	Beide Oberlappen kollabiert, Kavernen nicht deutlich	+	—	68,0	70,7	90	261	Randexsudat
12	Aussaat beiderseits bis zur 3. Rippe mit kleinen Kavernen	Beide Oberlappen entspannt, Kavernen kollabiert	+	0	56,5	61,5	143	338	Nach 9 Monaten Kavernen abgeheilt. Beiderseits streifige Schatten
13	Beiderseits apfelgroße Infiltrate mit Einschmelzung	Beide Oberlappen entspannt, r. kirschgroßer, l. kleinfleckige Schatten. Kavernen nicht deutlich	+	—	52,7	56,5	85	126	

Tabelle 1 (Fortsetzung).

Nr.	Röntgenbefund		Aus-wurf		Gewicht		Blut-senkung		Bemerkung
	Aufnahme	Entlassung							
14	R. einmarkstückgroße Kaverne, l. grob-fleckige Streuung bis zur 5. Rippe	Oberlappen entspannt, Kaverne kollabiert	+	—	52,7	59,7	75	305	
15	R. gänseeigroße und zweimarkstück-, l. ein-markstückgroße Ka-verne	Kavernen kollabiert, beide Oberlappen ent-spannt	+	—	53,7	63,5	64	316	
16	R. zweimarkstückgroßes Infiltrat, l. einmark-stückgroße Kaverne mit Aussaat bis zur 5. Rippe	Kaverne kollabiert, r. Oberlappen und l. Lunge entspannt	+	+	54,2	65,0	55	228	Sehr selten Aus-wurf
17	R. fünfmark- und ein-markstückgroße Ka-verne mit Streuung in beide Oberfelder	Beide Oberfelder und Kavernen kollabiert	+	—	63,2	68,0	63	86	Randexsudat
18	Beiderseits bis 4. Rippe grobe Streuung	Beide Oberlappen ent-spannt	+	—	69,4	86,0	560	600	
19	R. einmarkstückgroße Kaverne, l. apfel-großes Infiltrat	R. Pneu. aufgelassen, l. Oberlappen entspannt, Infiltrat gut beein-flußt	+	—	51,8	57,0	170	212	Nach 4 Monaten Kaverne r. ab-geheilt
20	R. fünfmarkstückgroße Kaverne mit Aussaat ins linke Mittelfeld	Trotz Adhäsionen Ka-verne kollabiert, beide Oberlappen gut ent-spannt	+	0	48,0	52,4	35	273	
21	L. talergroße Kaverne mit Streuung in die Oberfelder	Oberlappen auf die Hälf-te kollabiert, Kaverne nicht sichtbar	+	—	71,6	78,0	150	600	Randexsudat l.
22	Talergroße Kaverne l. mit Aussaat bis zur 3. Rippe beiderseits	Oberlappen entspannt trotz zahlreicher Ad-häsionen, Kaverne nicht deutlich	+	—	56,2	60,0	30	107	
23	R. handtellergroße Ab-schattung mit mehre-ren Kavernen, l. mark-stückgroße Kaverne	Beide Oberlappen ent-spannt, Kavernen kol-labiert	+	—	52,5	57,3	62	111	Anlage l. 2 Monate später wegen Kavernenbil-dung
24	R. käsiger Oberlappen-prozeß mit Ein-schmelzung, l. Aus-saat bis zur 4. Rippe	Beide Oberlappen kolla-biert, Kavernen r. nicht deutlich	+	—	56,8	72,5	36	489	
25	R. gänseeigroße Ka-verne mit Streuung in die Oberfelder	Beide Oberlappen total kollabiert, Kaverne nicht sichtbar	+	+	47,7	54,0	80	261	Randexsudat l.

Tabelle 1 (Fortsetzung).

Nr.	Röntgenbefund		Aus-wurf		Gewicht		Blut-senkung		Bemerkung
	Aufnahme	Entlassung							
26	Im r. Unterfeld fünf-markstückgroße Ka-verne, im l. apfel-großes Infiltrat	Beide Lungen ent-spannt, Kaverne nicht deutlich. (Bei Ent-faltung jetzt zehn-pfennigstückgroß.)	+	—	64,5	67,5	63	115	
27	L. zweimarkstückgroße Kaverne mit Aussaat in die Oberlappen	Oberlappen kollabiert, Kaverne nicht sicht-bar	+	—	61,0	72,5	76	137	
28	R. talergroße Kaverne, l. fünfmarkstückgro-ses Infiltrat mit Ein-schmelzung	Pneu. r., Kaverne ein-markstückgroß, In-filtrat l. unverändert	+	+	54,4	59,8	63	33	Nach 6 wöchi-ger Behand-lung hohes Fie-ber. Patientin wurde auf eige-nen Wunsch entlassen. Kein Exsudat, Pneu. nicht fortge-führt
29	R. talergroße, l. gänseei-große Kaverne mit Aussaat bis ins Mittel-feld	R. Kaverne kollabiert, l. einmarkstückgroß	+	+	60,3	68,0	33	106	Thorakokaustik l. vorgesehen. Noch in klini-scher Behand-lung
30	Grobfleckige Streuung bis zur 3. Rippe bei-derseits	Die Herde sind schärfer abgegrenzt und strei-figer geworden	+	—	49,2	51,5	88	156	Wegen subfebri-ler Tempera-turen Pneube-handlung nach 4 Wochen auf-gegeben
31	L. kavernisierendes In-filtrat mit Streuung in die r. Spitze	Beide Oberlappen, be-sonders l., entspannt, Kaverne kollabiert	+	+	58,3	61,0	145	165	Randexsudat l., noch in klini-scher Behand-lung
32	R. Pneumothorax, l. zweimarkstückgroßes, einschmelzendes In-filtrat	Beide Oberlappen, be-sonders r. entspannt, Infiltrat gut beein-flußt	—	—	52,0	57,8	238	600	Spontan-Pneu.
33	R. eine zweimarkstück-, l. eine einmarkstück-große Kaverne	Beide Oberlappen und Kavernen kollabiert	+	+	43,3	55,2	57	247	Noch in klinischer Behandlung
34	R. hühnereigroße, l. markstückgroße Ka-verne	R. Kaverne kollabiert, l. zehnpfennigstück-groß. Beide Oberlap-pen gut entspannt	+	+	80,3	83,2	238	301	Kurabbruch nach 8 Wochen aus familiären Gründen
35	R. zwei einmarkstück-große, l. eine einmark-stückgroße Kaverne	Beide Oberlappen trotz dünner Adhäsionen entspannt, Kavernen nicht deutlich	+	—	69,6	76,7	256	343	Noch in klinischer Behandlung

Tabelle 1 (Fortsetzung).

Nr.	Röntgenbefund		Aus-wurf		Gewicht		Blut-senkung		Bemerkung
	Aufnahme	Entlassung							
36	R. käsiger Oberlappen-prozeß mit mehreren Kavernen u. Streuung in das linke Oberfeld	Beide Oberlappen und Kavernen kollabiert	+	—	61,0	62,8	65	167	Noch in klinischer Behandlung
37	Exsudativer Oberlap-penprozeß beiderseits bis zur 3. Rippe mit kleinen Kavernen	R. Pneu. aufgelassen, über dem l. Ober-lappen kleine Luft-blase. Von der 2. Rippe bis zur 4. Rippe Schwartenbildung	+	+	51,3	56,3	140	93	Während d. Pneu-behandl. trat l. ein hohes, fieberhaftes Exsudat auf. Pneu. nicht fortgeführt. Jetzt fieber-frei. Noch in klinischer Be-handlung
38	R. talergroße, l. ein-markstückgroße Ka-verne mit Streuung bis zur 3. Rippe	Beide Oberlappen, be-sonders r., entspannt, Kaverne kollabiert	+	—	57,2	65,0	32	177	Noch in klinischer Behandlung
39	L. einmarkstückgroße Kaverne mit Streuung in das r. Oberfeld	Beide Lungen ent-spannt, Kaverne pfen-nigstückgroß	+	+	46,2	50,2	67	91	Noch in klinischer Behandlung

Was die Technik anbetrifft, haben wir grundsätzlich zuerst auf der schwerer erkrankten Seite den Pneumothorax angelegt. Erst wenn hier ein genügender und längere Zeit andauernder Kollaps erzielt war, wurde die andere Seite ange-gangen. Es wurden in der Regel 400—500 ccm Luft auf jeder Seite unter Ver-meidung höherer Druckwerte als $\pm$ 0 eingelassen, anfangs alternierend alle 3 bis 10 Tage, dann vor dem Schluß der klinischen Behandlung gleichzeitig auf beiden Seiten in Abständen von 10—14 Tagen, um die ambulante Behandlung vorzu-bereiten. Wenn ein Enderfolg erzielt werden soll, ist gerade die Umstellung des einzelnen Falles auf die ambulante Weiterbehandlung wichtig, weil die Forde-rung *Boehms* und *Puhrs*, den doppelseitigen Pneumothorax der Anstaltsbehand-lung vorzubehalten, zwar theoretisch eine ideale, praktisch aber heutzutage nicht durchführbar ist. Tatsächlich haben wir bei einer ganzen Anzahl von Fällen den doppelseitigen Pneumothorax ambulant ohne jeden Zwischenfall weiter unter-halten, trotzdem die Träger ihrem Beruf ungestört nachgingen und zu den Nach-füllungen oft mehrstündige Reisen ausführen mußten. Anlage und Ingangsetzung des doppelseitigen Pneumothorax muß selbstverständlich in klinischer Behand-lung geschehen, die sich mindestens auf mehrere Monate auszudehnen hat. Die durchschnittliche Kurdauer betrug bei unseren Fällen 5 Monate. Eine Vorbe-handlung mit Herzmitteln, wie *Boehm* und *Puhr* sie empfehlen, halten wir nicht für notwendig, da wir niemals bei der oben angegebenen Indikationsstellung und Technik irgendwelche Erscheinungen von seiten des Herzens oder Gefäßsystems gesehen haben. Bei 2 Fällen (s. Abb. 2) trat, ohne daß die Patienten kurz vorher nachgefüllt waren, ein Spontanpneumothorax auf. Nach einmaligem Absaugen der Luft waren die Patienten beschwerdefrei und die weitere Behandlung verlief ohne Störung. Bei 39 Fällen trat einmal, hervorgerufen durch eine unerlaubte körperliche Überanstrengung, ein hohes, fieberndes Exsudat, 6mal ohne nachweisbare Ursache ein kleines, fieberfreies Randexsudat auf. Während durch das hohe Exsudat ein Auflassen des doppelseitigen Pneumothorax bedingt war, gingen die Randexsudate meist spontan in kurzer Zeit zurück, ohne die Weiterbehandlung zu beeinflussen. Die in der Literatur beschriebene Beobachtung, daß bei der doppelseitigen Pneumothoraxtherapie weniger Exsudate auftreten als bei der einseitigen, können wir demnach durchaus bestätigen. Wir führen dies auf die Vermeidung höherer Druckwerte und die geringen Nachfüllungsmengen zurück.

Da wir den doppelseitigen Pneumothorax bei älteren Erkrankungsprozessen nicht angewandt haben, wurden kollapshindernde Adhäsionen nicht so häufig beobachtet wie bei dem einseitigen Pneumothorax. Zur Thorakokaustik genötigt waren wir nur bei einem Kranken. Die anderen Verwachsungsfälle wurden trotz der bestehenden Adhäsionen negativ. Wir stimmen daher *Dünner* und *Spiro* zu, daß man den doppelseitigen Pneumothorax fortführen soll, auch wenn es nicht gelingt, die erkrankten Partien zum völligen Kollaps zu bringen, vorausgesetzt, daß eine genügende Entspannung erzielt wird.

Die Brauchbarkeit einer neuen Behandlungsmethode wird am besten durch den Vergleich des Verlaufes der so behandelten Fälle mit dem gleichartiger geprüft, bei denen die neue Therapie nicht angewandt wurde. Wir haben daher bei der Erfolgsprüfung die mit dem doppelseitigen Pneumothorax behandelten Kranken denjenigen gegenübergestellt, bei denen ein doppelseitiger Pneumothorax angelegt werden sollte, die aber ihre Zustimmung verweigerten oder bei denen die Anlage scheiterte. Diese Gegenüberstellung ergibt folgendes Resultat:

Ihre Bacillen verloren

  doppelseitige Pneumothoraxfälle in 71,8%
  Parallelfälle in 0,0%

Ihren Auswurf verloren

  doppelseitige Pneumothoraxfälle in 20,5%
  Parallelfälle in 11,0%

(Auch bei fehlendem Auswurf wird bei uns der Bacillennachweis durch den mehrfach wiederholten Larynxabstrich erbracht, s. *Sachs*, Fürsorgeblatt.)

Die anfangs unter 100 Minuten (nach *Linzenmeyer*) liegende Senkungszeit stieg auf normale Werte

  bei doppelseitigen Pneumothoraxfällen in . . . 39,1%
  „ Parallelfällen in 0,0%

Die Senkungszeit besserte sich

  bei doppelseitigen Pneumothoraxfällen in . . . 95,0%
  „ Parallelfällen in 66,0%

Volle Arbeitsfähigkeit wurde wiederhergestellt

  bei doppelseitigen Pneumothoraxfällen in . . . 51,3%
  „ Parallelfällen in 0,0%

Teilweise Arbeitsfähigkeit wurde erzielt

bei doppelseitigen Pneumothoraxfällen in   . . .   28,2%
„ Parallelfällen in 33,0%

Nicht wiederhergestellt wurde die Arbeitsfähigkeit

bei doppelseitigen Pneumothoraxfällen in   . . .   20,5%
„ Parallelfällen in 67,0%

Bei dem letzten Ergebnis ist zu berücksichtigen, daß unsere Patienten in der Mehrzahl keine schwere körperliche Arbeit verrichten, sondern meist Büroangestellte sind. Andererseits ist bei der gesamten Zusammenstellung in Betracht zu ziehen, daß es sich fast ausschließlich um prognostisch von vornherein ungünstige Fälle handelte. Wenn auch die Enderfolge bei der erst seit 4 Jahren durchgeführten Therapie noch nicht voll zu übersehen sind, so können wir doch das doppelseitige Pneumothoraxverfahren als Therapie bei frischen, offenen, doppelseitigen Lungentuberkulosen als wirksam und ungefährlich durchaus empfehlen, vorausgesetzt, daß die Indikationsstellung nicht zu breit gehandhabt wird.

Zusammenfassung.

Es wird über 39 Fälle von gleichzeitig doppelseitigem Pneumothorax berichtet, deren Besserung, an Parallelflächen verglichen, offensichtlich war. An Zwischenfällen wurden nur 2 Spontanpneumothoraces und ein hohes Exsudat beobachtet, die ohne schwerwiegende Folgen blieben. Anlage und Ingangsetzung des doppelseitigen Pneumothorax muß in mehrmonatlicher klinischer Behandlung erfolgen, gegen weitere ambulante Durchführung auch über längere Zeit hinaus ist nach den hiesigen Erfahrungen nichts einzuwenden.

Literaturverzeichnis.

Ascoli, Dtsch. med. Wschr. **1912,** Nr 38; **1928,** Nr 32. — *Boehm* u. *Puhr,* Z. Tbk. **53.** — *Diehl,* Beitr. Klin. Tbk. **68.** — *Dünner* u. *Heilborn,* Dtsch. med. Wschr. **1929,** Nr 3. — *Dünner* u. *Spiro,* Z. Tbk. **53.** — *Frischbier,* Beitr. Klin. Tbk. **72.** — *Gabe,* Z. Tbk. **54.** — *Harms,* Beitr. Klin. Tbk. **55.** — *Kayser-Petersen,* Beitr. Klin. Tbk. **72** u. **69.** — *Kerzmann,* Beitr. Klin. Tbk. **68** u. **69.** — *Liebermeister,* Beitr. Klin. Tbk. **68.** — *Rawic-Scerbo,* Beitr. Klin. Tbk. **69.** — *Sachs,* Tbk.-Fürs.bl. (Berl.) **1930,** Nr 2. — *Samson,* Z. Tbk. **44** u. **47** — Beitr. Klin. Tbk. **62.**

Fehlplastiken.

Von

Dr. **Walter Sachs.**

Mit 9 Abbildungen im Text.

Bei der Demonstration von Plastikfällen auf dem Inneren Kongreß 1921 hebt *Brauer* hervor, daß er nicht den größten Wert auf Bekanntgabe blendender Erfolge, sondern auf die Hervorhebung vermeidbarer Fehler lege, und fordert auf, Fehlplastiken zu publizieren. Ebenso legt *H. Jessen* die an seinen Plastikfällen gemachten Fehler dar und erinnert daran, daß das Zbl. Chir. eine Publikationsabteilung für Fehler der Chirurgie eingeführt habe.

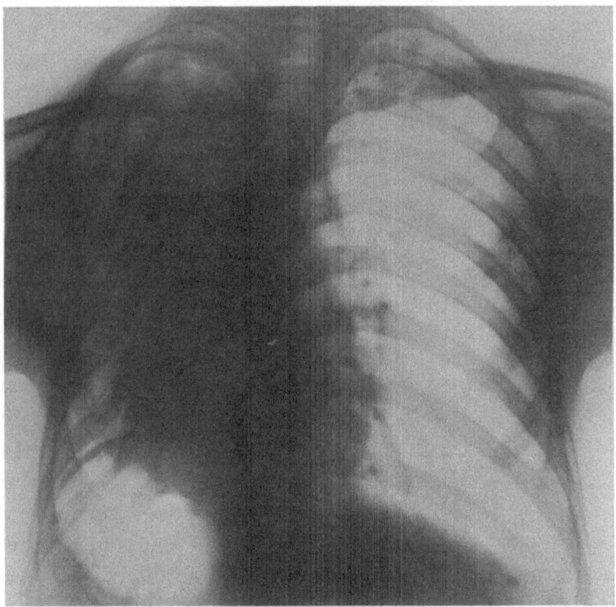

Abb. 1.

Wenn wir im folgenden mehrere Fälle von Fehlplastiken beschreiben, deren Träger in unserer Anstalt nach oder vor der Operation Kur machten, so leitet uns nur das Bestreben, damit der Methode zu dienen. Bei den ersten 3 Fällen handelt es sich um fehlerhafte Technik, bei Fall 4 um fehlerhafte Indikationsstellung und fehlerhafte Technik (sämtliche 4 Fälle sind von verschiedenen Vollchirurgen operiert), bei Fall 5 um zu breite Indikationsstellung bei einwandfreier Technik.

Fall 1. 19jähriger Kaufmann, der mit Hämoptoe erkrankte. Sofortige Überweisung auf die Innere Station eines Krankenhauses, wo ausgedehnte, offene, linksseitige, produktive Oberlappentuberkulose mit subfebrilen Temperaturen festgestellt wurde. Nach vergeblichem Pneumothoraxversuch Verlegung auf die Chirurgische Station, auf welcher einer nicht wirksamen Phrenicoexhairese Thorakoplastikoperation angeschlossen wird. Trotz Bedenken des Internisten wurde nur die Resektion der 4. bis 11. Rippe vorgenommen. Der Patient entfieberte, die Sputummenge ging zurück, die Senkungszeit besserte sich, die Bacillen verschwanden aus dem Auswurf. Bei der hiesigen Aufnahme, ¹/₄ Jahr später, hatte

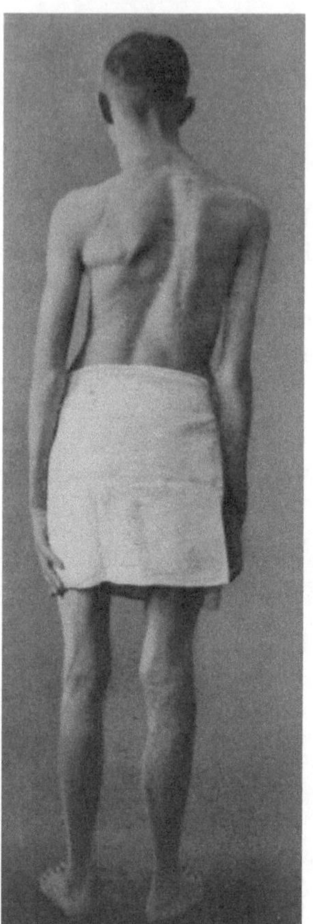

Abb. 2.

der Kranke bereits wieder 40 ccm eitrigen, geballten Auswurfes, in welchem Bacillen nachweisbar waren, die Temperatur war labil, der Allgemeinzustand mäßig. Auf dem Röntgenbild (Abb. 1) waren die 3 stehengebliebenen ersten Rippen sichtbar, welche den vollständigen Kollaps der kranken Lunge hinderten. Ehe an eine Korrekturplastik herangegangen werden konnte, erlitt der Patient mehrfach starke Blutungen, die ihn im Allgemeinzustand sehr herunterbrachten und zu einem Übergreifen des Prozesses auf die gesunde Seite führten.

Da es sich um einen Oberlappenprozeß handelte, hätten die 1. bis 3. Rippe unbedingt mit entfernt werden müssen, gegebenenfalls in einer 2. Sitzung. Bei dem zu Blutungen neigenden Kranken durfte die anfängliche Besserung nicht über die Gefahr hinwegtäuschen, welche für die andere Seite bei Wiederkehren der Blutung infolge des mangelhaften Kollapses bestand.

Fall 2. 20jähriger Landwirt aus tuberkulöser Familie, mit Heiserkeit, Auswurf und Nachtschweißen erkrankt. Wegen kavernöser, rechtsseitiger Lungentuberkulose dem Krankenhaus überwiesen. Nach vergeblichem Pneu.-Versuch Phrenicoexhairese und Thorakoplastikoperation I—XI. Bei der hiesigen Aufnahme, 4 Monate später, schlechter Ernährungs- und Kräftezustand, starke postthorakoplastische Skoliose mit Konvexität nach der operierten Seite, schlaffe Lähmung des rechten Armes mit Atrophie der Muskulatur und trophischem Ulcus am rechten kleinen Finger, Klauenhand (Abb. 2 u. 3), kein Sputum, Temperatur normal.

In diesem Falle ist zwar die schwere Tuberkulose durch die Plastikoperation zur Ruhe gekommen, durch Schädigung des Plexus brachialis ist aber eine schlaffe Lähmung des rechten Armes verursacht worden, die den Patienten trotz aller dagegen angewandten therapeutischen Maßnahmen arbeitsunfähig machte. Ob infolge der Armlähmung die sachgemäße Nachbehandlung mit frühzeitigen Muskelübungen verhindert wurde und dadurch die Skoliose entstanden ist, oder ob diese durch fehlerhaftes Operieren unter zu geringer Schonung der Rückenmuskeln bedingt war, wagen wir nicht zu entscheiden.

Fall 3. 27jährige Bankangestellte, seit 8 Jahren krank. Vor 1 Jahr wegen starker Blutung Phrenicotomie, vor ¹/₂ Jahr Thorakoplastik. Bei der hiesigen Aufnahme schlechter Ernährungszustand, beschleunigte Senkungszeit, labile Temperatur, reichlich Bacillen im Auswurf. Die Röntgenaufnahme (Abb. 4) ergibt Status nach Thorakoplastik rechts. Das rechte Unterfeld ist ziemlich homogen und intensiv verschattet, im Mittelfeld der nur halb kollabierten Lunge zeigen sich strahlige, scharfbegrenzte und eine Anzahl unscharf begrenzter grobfleckiger Schatten. Im rechten Oberfeld und links bis zur Mitte einzelne kleine Kalkherdchen. Neben dem linken Hilus deutliche Herdschatten, die auf der von der Patientin mitgebrachten und vor der Plastik angefertigten Röntgenaufnahme noch nicht zu sehen sind. Der rechtsseitige Befund war auf dieser Aufnahme etwa derselbe. Der physikalische Lungenbefund zeigte, daß der tuberkulöse Prozeß noch nicht zur Ruhe gekommen war.

Es handelt sich um eine unvollständige Plastik, bei welcher die Rippen nicht in genügender Ausdehnung reseziert wurden und die dadurch ihren Zweck verfehlte, daß kein genügender Kollaps der kranken Lunge erreicht wurde. Insbesondere sind die Rippen nicht genügend nach der Wirbelsäule zu gekürzt.

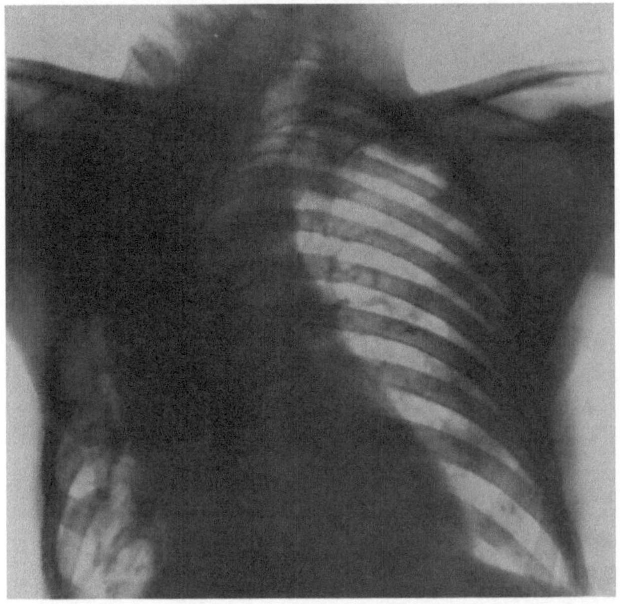

Abb. 3.

Fall 4. 19jähriger, hereditär belasteter Kaufmann, der mit Husten und Auswurf erkrankte. 4 Monate Kur in der hiesigen Anstalt. Ausgedehnte knotig-exsudative Phthise der rechten Lunge und des linken Mittelfeldes mit rechts großer, links kleiner Kaverne (Abb. 5). Auswurf positiv, stark beschleunigte Senkung. Anfangs leichtes Fieber, später fieberfrei. Nach Lage des Falles konnte, wenn überhaupt, nur Phrenicoexhairese von operativen Verfahren in Frage kommen. Da aber das rechte Zwerchfell vollkommen fixiert war, wurde darauf verzichtet. Eine Plastikoperation hielten wir in Anbetracht des linksseitigen Befundes, welcher auch auscultatorisch deutlich war, nicht für angebracht. Der Kranke wurde etwas gebessert mit 13 Pfund Gewichtszunahme entlassen, die Prognose aber ungünstig gestellt. Bald darauf Plastikoperation rechts im heimatlichen Krankenhaus.

2 Jahre später wird der Kranke moribund in das Eppendorfer Krankenhaus eingeliefert, in welchem er nicht operiert worden war. Es fanden sich bei der physikalischen Untersuchung ausgedehnte katarrhalische Erscheinungen mit Kavernenzeichen sowohl über der plastizierten rechten als auch über der linken Lunge. Rechtes Schulterblatt hängt stark herunter, starke thorakoplastische Skoliose mit Konvexität nach der rechten Seite, welche nur wenig durch die Plastik eingeengt ist. Wegen des schlechten Zustandes des Kranken konnte eine Röntgenaufnahme erst post mortem angefertigt werden (Abb. 6). Die Sektion ergab, daß beide Lungen schwer verändert waren. Im Obergeschoß der rechten

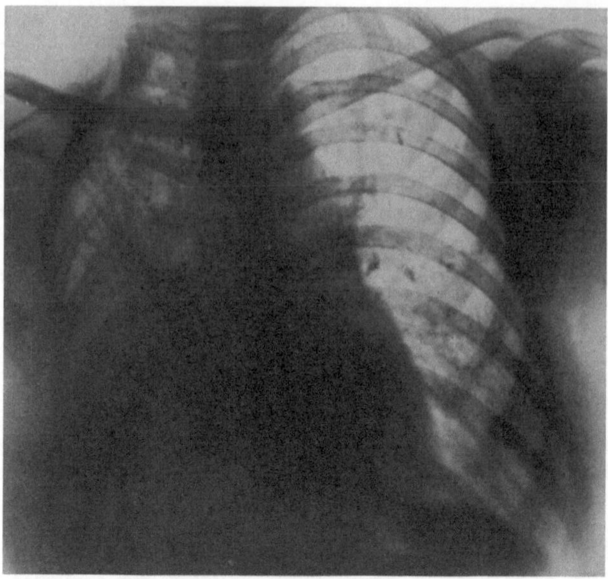

Abb. 4.

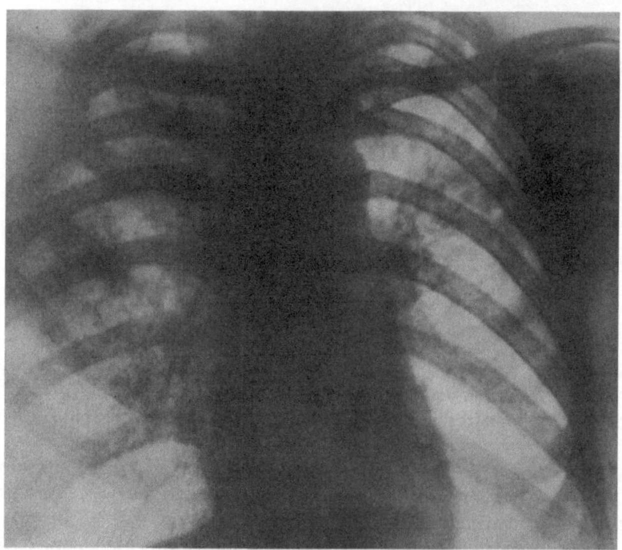

Abb. 5.

Lunge fanden sich größere, im Mittelgeschoß der linken kleinere Kavernen. Wirbelsäule maximal gedreht und im ganzen Brustteil nach der rechten Seite abgebogen. Anliegende Zeichnung (Abb. 7) eines Schnittpräparates durch den Thorax, die wir der Liebenswürdigkeit Herrn Prof. *Brauers* verdanken, illustriert deutlich, wie gering der durch die Plastik bewirkte Kollaps und wie stark die Abbiegung der Wirbelsäule gewesen ist.

Die Indikationsstellung war in diesem Fall verfehlt, da auf der weniger erkrankten Seite bereits ein zerfallender Prozeß im Gange war. Die Progredienz wurde begünstigt durch fehlerhafte Technik. Ein genügender Kollaps wurde nicht erzielt, weil zu kurze Rippenstücke weggenommen wurden. Durch zu geringe Schonung der Rückenmuskulatur wurde statt ein Einsinken ein Herabfallen des Schulterblattes hervorgerufen, welches dann nicht mehr als Pelotte wirken konnte. Außerdem hat die starke, nach der Operation einsetzende Skoliose sicherlich zur allgemeinen Verschlechterung beigetragen.

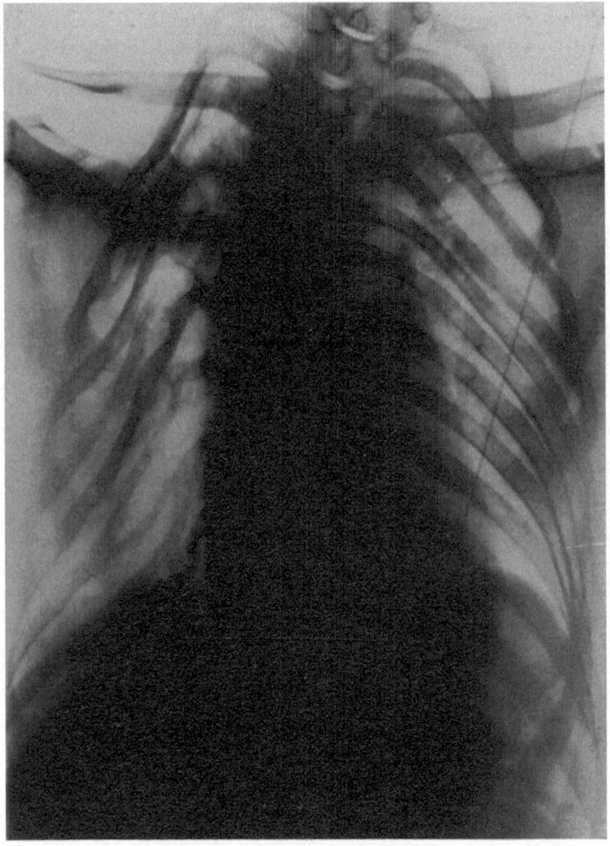

Abb. 6.

Wie wichtig für die Skoliosenverhütung eine richtige Nachbehandlung mit frühzeitigen Muskelübungen ist, hat bereits *Brauer* mehrfach betont. Wir fangen schon am 2. Tage nach der Operation mit Armübungen an; sobald der Kranke außer Bett ist, werden Übungen der Rückenmuskulatur und Beckenmuskulatur hinzugenommen. Die Übungen sind zum Teil dem orthopädischen Turnen, zum Teil den Mensendieckübungen entlehnt und werden je nach Lage des Falles individuell variiert. Von Zeit zu Zeit werden genaue Maße der einzelnen Muskelgruppen genommen, um die Ausbildung der Muskeln zu kontrollieren. Die weiblichen Patienten, welche die Mißgestaltung des Körpers nach der Plastik besonders fürchten, nehmen für gewöhnlich die Gymnastikübungen mit solchem Feuereifer auf, daß sie auf Kommando einzelne Muskelgruppen einige Zeit nach der Operation willkürlich kontrahieren können. Wir haben durch dieses Verfahren, das weiter ausgebaut werden soll, in letzter Zeit jede thorakoplastische Skoliose verhütet. Es wäre eine dankenswerte Aufgabe für Anstalten mit großem Thorakoplastikmaterial, Gymnastikschwestern mit Hilfe von Orthopäden systematisch auszubilden bzw. Kurse abzuhalten, in denen neben den für die Nachbehandlung wichtigen gymnastischen Übungen auch anatomische Kenntnisse der Muskulatur gelehrt werden.

Fall 5. 27 jährige Stenotypistin, mit Hämoptoe erkrankt. Während einer Heilstättenkur wurde doppelseitige Lungentuberkulose mit Kaverne rechts festgestellt (Abb. 8). Pneumo-

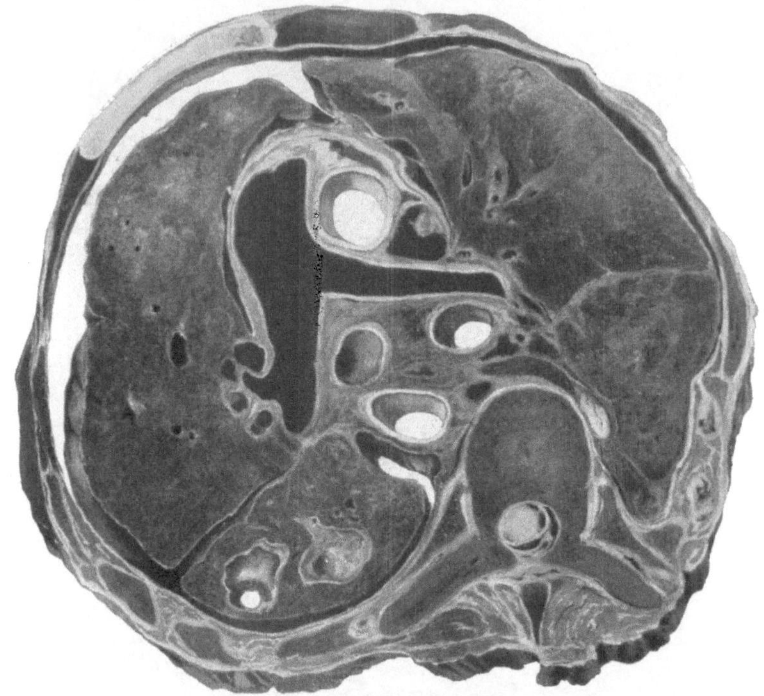

Abb. 7.

thorax rechts, der zunächst gut wirkte, aber allmählich kleiner wurde, so daß er wegen Unwirksamkeit aufgelassen werden mußte. Einweisung ins Krankenhaus, wo zunächst Plombe erwogen, aber schließlich doch trotz der linksseitigen Herde wegen der rechtsseitigen großen Kaverne Plastikoperation vorgenommen wurde. Bei der hiesigen Aufnahme rechts Status nach Thorakoplastik mit gutem Kollaps der Lunge, links in Höhe der 2. und 3. Rippe eine taubeneigroße Kaverne (Abb. 9).

Die Entwicklung der linksseitigen Streuungsherde konnte man nicht voraussehen, der Fall zeigt aber, wie vorsichtig man in der Beurteilung von Mittelfeldherden der gesunden Seite vor Plastikoperationen sein muß.

Zusammenfassung.

Es werden 4 Fehlplastiken beschrieben, welche nicht der Methode an sich, sondern fehlerhafter Technik bzw. fehlerhafter Indikationsstellung zur Last fallen.

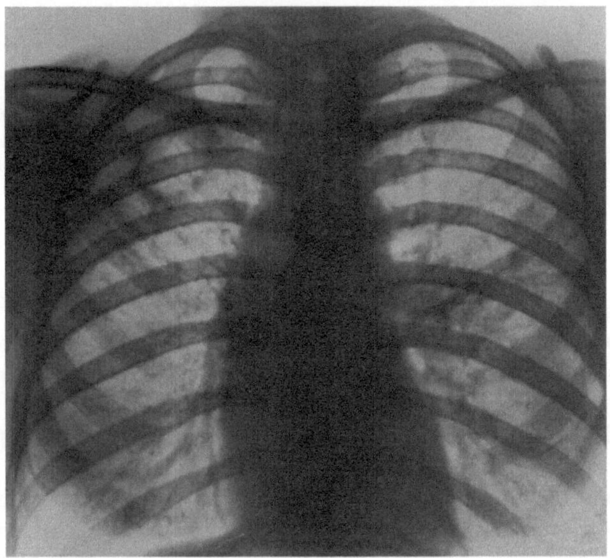

Abb. 8.

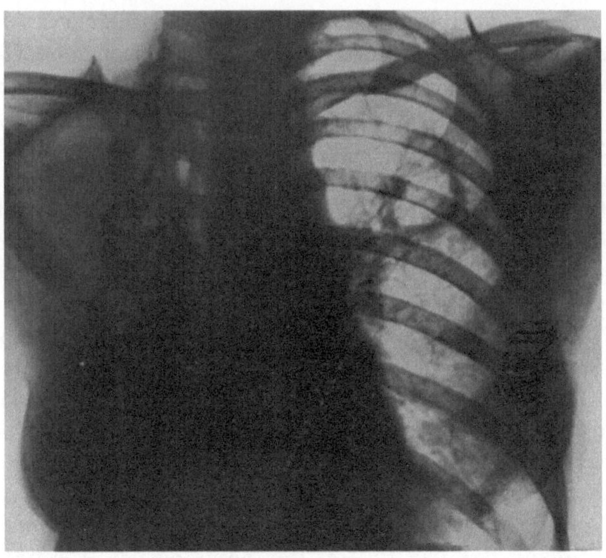

Abb. 9.

Literaturverzeichnis.

[1] *Brauer,* Das Ziel und die Abarten der extrapleuralen Thorakoplastik, sowie die Methodik der subkapsular-paravertebralen Form. Beitr. Klin. Tbk. **51**, H. 4. — [2] *Jessen,* 15 Jahre Lungenkollapstherapie. Beitr. Klin. Tbk. **65**, H. 6. — [3] *Hug,* Thorakoplastik und Skoliose. Z. orthop. Chir. **42**. — [4] *Farkas,* Bedingungen und auslösende Momente bei der Skolioseentstehung. Z. orthop. Chir. **47**.

Beitrag zur Frage der Heilbarkeit der miliaren Lungentuberkulose.

Von

Dr. **Walter Sachs.**

Mit 6 Abbildungen im Text.

Die miliare Aussaat in den Lungen als Teilerscheinung der allgemeinen Miliartuberkulose und die von *Grau* aufgestellte Form der hämatogen-disseminierten Lungentuberkulose sind nichts prinzipiell, sondern nur graduell Verschiedenes; beide Formen sind Unterabteilungen der großen Gruppe der Generalisationstuberkulosen.

Generalisation kann schon in der Frühphase der Primärherdtuberkulose einsetzen. Noch vor der Induration des Primärherdes, während der Primärinfiltrierung, finden sich in einzelnen Fällen plötzlich eine Anzahl weicher, stecknadelkopfgroßer Fleckchen im Lungenbild. Von diesen bilden sich die einen, die nur perifokal-entzündliche Herdreaktionen darstellen, ganz zurück, die anderen proliferieren, werden etwa linsengroß und indurieren oder verkalken. Die Verkalkung fällt mit der Abheilung des Primärherdes zusammen (*Redecker*).

Die zweite Form der Generalisation entspricht dem Rankeschen zweiten Stadium. Das Charakteristische für sie ist, daß sie sich im Gegensatz zur ersten Form nicht auf den kleinen Kreislauf beschränkt; lokalisiert sie sich aber im kleinen Kreislauf, so kommt es meist zur Bildung großknotiger Herde.

Die dritte Gruppe umfaßt die Miliartuberkulose und die hämatogen-disseminierten Lungentuberkulosen. Die Entstehung dieser Generalisationsform brauchen wir uns nicht mit dem Vorhandensein eines Lungenvenentuberkels nach *Weigert* verknüpft denken. Wir wissen durch die Untersuchungen *Liebermeisters*, daß virulente Tuberkelbacillen jahrelang im Blut kreisen können, ohne nachweisbare Krankheitserscheinungen zu machen. Diese Bacillämie findet sich, unabhängig von der Schwere des tuberkulösen Prozesses, viel zu häufig, als daß man in ihr die alleinige Ursache für das seltene Krankheitsbild der hämatogen entstandenen Tuberkulose sehen könnte. Andererseits beobachtet man nach *Hübschmann*, daß, je schwerer und typischer die Miliartuberkulose ist, um so weniger ausgebreitete sonstige tuberkulöse Erkrankungen sich im Körper finden. Man kann daraus schließen, daß das Haften der hämatogenen Aussaat mit dem Immunitätszustand des Körpers zusammenhängt. Läßt bei einer an sich belanglosen Bacillämie der Durchseuchungswiderstand nach und treten unspezifische disponierende Momente hinzu, so entsteht je nach dem Wirkungsgrade der einzelnen Faktoren, eine leichte oder schwere miliare Aussaat, haften die Bacillen in mehreren oder nur in einem Organ, kommt es zu heftiger akuter, zum Tode führender Erkrankung, zu chronisch werdender oder zu flüchtiger Aussaat. Das letztere ist charakteristisch für die *Grau*sche Form, während Rückgang echter miliarer Aussaaten in den Lungen nur ganz vereinzelt beschrieben worden ist.

Max Cohn hat einen Fall von Miliartuberkulose der Lungen längere Zeit beobachtet. Es handelte sich um ein 14jähriges Mädchen, bei dem eine Bantische Erkrankung angenommen und die Milz exstirpiert wurde. Dabei zeigte sich eine miliare Aussaat in den Bauchorganen und die nach der Operation angefertigte Lungenaufnahme ergab dichtstehende miliare Herde in beiden Lungen. Mehrjährige Kontrolle des Röntgenbildes ließ den Übergang der miliaren Herde zu größeren Infiltraten von intensiver Dichtigkeit erkennen, allmählich bildeten sich Bindegewebszüge vom Hilus nach der Peripherie zu aus, die Kranke gesundete. *Umber* berichtet über eine miliare Tuberkulose der Lungen, die unter Verschwinden der Knötchen im Röntgenbild nach einem Jahre restlos ausheilte. *Assmann* sieht bei einem Falle von Miliartuberkulose der Lungen, der durch den Nachweis von miliaren Tuberkeln im Augenhintergrund sichergestellt war, Zurückgehen des Fiebers und Fortschreiten der Besserung. Nach halbjährigem Wohlbefinden erlag der Patient einer Urogenitaltuberkulose. Die Autopsie ergab eine Aussaat feiner derber Knötchen in den Lungen, welche mikroskopisch eine dichte bindegewebige Schale aufwiesen. In 2 Fällen fand er bei klinisch anscheinend gesunden Personen eine miliare Aussaat in den Lungen, die durch Induration abgeheilt war. *Lorey* beschreibt einen Fall, bei dem auf Grund des typischen Röntgenbildes die Diagnose auf Miliartuberkulose gestellt wurde. Der Kranke entfieberte und besserte sich, während das Röntgenbild unverändert blieb. Nachdem der Kranke $1^1/_2$ Jahre gearbeitet hatte, zeigte eine erneute Röntgenkontrolle, daß die Fleckelung der Lungenfelder verschwunden war. Es fand sich nur noch eine vermehrte Lungenzeichnung und fragliche Marmorierung. *Kern* beobachtet bei einem 23jährigen Mädchen Rückgang der Symptome einer Miliartuberkulose bei Bestehenbleiben der miliaren Schatten im Röntgenbild. Nachdem die Kranke 7 Monate lang bei vollem Wohlbefinden gearbeitet hatte, trat Tod durch Meningitis ein. Die Sektion zeigte in der Lunge im fibrösen Gewebe eingesargte Miliartuberkeln. *Stievelmann* und *Hennel* konstruieren ein neues Krankheitsbild der chronischen Miliartuberkulose der Lungen, das nach ihrer Beobachtung an einigen Fällen große Ähnlichkeit mit dem der akuten Miliartuberkulose hat, aber günstige Prognose bietet. *Lignac* kommt auf Grund zweier später durch Sektion sichergestellter Fälle zu dem Schluß, daß miliare Tuberkulosen chronisch werden und heilen können. *Kahn* beschreibt den Fall eines 59jährigen offenen Tuberkulösen, dessen Röntgenaufnahme das typische Bild einer ausgesprochenen Miliartuberkulose zeigte. Ein halbes Jahr später keine Zeichen einer aktiven Tuberkulose, Röntgenbild normal. *Baliut* bestätigt die Möglichkeit der Rückbildung miliarer Aussaaten an der Hand eines Falles geheilter Miliartuberkulose, der später zur Autopsie kam. *Baer* beobachtete 4 Jahre hindurch einen 11jährigen Knaben, bei dem sich das miliare Herde aufweisende Röntgenbild nicht änderte. Bei 3 Fällen *Blaines* erschienen auf dem Röntgenbild nach Abheilen der Miliartuberkulose Geschoßspritzerschatten, welche einer kalkigen Degeneration der einzelnen Tuberkeln zugrunde lagen. *Middleton* fand bei einem 39jährigen Luetiker diffuse gleichmäßige Sprenkelung beider Lungenfelder mit kleinsten verkalkten Schatten, die er auf eine ausgeheilte Miliartuberkulose der Lungen zurückführt, weil Reste einer Pleuritis vorhanden waren. *Jamison* beschreibt einen Fall von geheilter Miliartuberkulose der Lungen, welche bei einem Aneurysma des Aortenbogens zufällig gefunden wurde. *D'Amato* weist auf die Schwierigkeiten der Differentialdiagnose bei miliaren Aussaaten hin. Er sah ebenfalls einige Fälle von Ausheilung miliarer Tuberkulose der Lungen. *Bruin* stellt die Prognose der miliaren Lungentuberkulose ebenfalls nicht infaust, weil er oft bei der Sektion eine ausgesprochene Heilungstendenz sah. Einen Fall von geheilter Miliartuberkulose der Lungen, des Bauchfelles und der Haut veröffentlicht *Maendl*. Die spurlose Ausheilung der Lungen wurde durch 3jährige konservative Heilstättentherapie mit vorsichtiger Sonnenbestrahlung erzielt. *Deelman* hat 37 Fälle von Miliartuberkulose histologisch untersucht. Der klassische Typ ist danach seltener als die exsudativen Formen. Im allgemeinen zeigt die Miliartuberkulose der Lungen nach seinen Präparaten große Neigung zur Heilung. *Miller* schreibt dem Reticulum der Lunge eine Rolle bei der Heilung der Miliartuberkulose zu. Hohe Virulenz der Bacillen führt zur Verkäsung, starke Leukocytenabwehr zur Heilung. *Zadek* beschreibt 3 Fälle von Heilung einer chronischen Miliartuberkulose, die sich hauptsächlich in den Lungen lokalisierte, zufällige Entdeckung einer diffusen und einer völlig entwickelten Aussaat in den Lungen bei Fehlen jeglichen Krankheitsgefühls und fieberlosem Verlauf. Die Lungenherde wurden allmählich resorbiert. *Heimann-Hatry* weist auf die Heilbarkeit der chronischen Miliartuberkulose unter Anführung der Krankengeschichte eines 16 Jahre alten Patienten hin, den er $^3/_4$ Jahr lang beobachtet hat.

Die Seltenheit derartiger restloser Heilungen miliarer Lungenaussaaten veranlaßt uns, folgende beiden Fälle bekanntzugeben, bei denen wir durch Röntgenserienaufnahme das völlige Zurückgehen der miliaren Fleckelung nachweisen konnten.

Fall 1. 16jähriges Mädchen, welches mehrfachen Infektionen durch eine Hausangestellte und eine Lehrerin ausgesetzt war. Kurz vor der Einweisung in die hiesige Anstalt mit hohem Fieber, allgemeiner Schwäche und Kurzatmigkeit erkrankt. Bei der hiesigen Aufnahme bestand erhöhte Temperatur bis 38,5°, starke Abgeschlagenheit, schlechter Ernährungszustand, stark beschleunigte Senkungszeit und Milzvergrößerung. Einmal im Auswurf ganz vereinzelt Bacillen. Die Röntgenaufnahme der Lunge (Abb. 1) zeigte eine dichte Aussaat von gleichgroßen miliaren Herden, die rechts etwas stärker als links war. Unter Bettruhe fiel das Fieber ab, die Senkungszeit wurde nach 6 Wochen normal, der bestehende Milztumor verschwand, Patientin wurde beschwerdefrei. Die miliare Aussaat blieb auf dem Röntgenbild zunächst noch weiter bestehen. Auf den nach 4 Monaten angefertigten Röntgenbildern war sie plötzlich verschwunden. Es fand sich lediglich noch eine vermehrte Zeichnung in der rechten Lunge und links in Höhe des 4. Intercostalraumes eine geringe Marmorierung. Das Bild ist jetzt $1^1/_4$ Jahr lang unverändert geblieben, die Kranke hat keinerlei Beschwerden, ist dauernd fieberfrei und klinisch gesund (Abb. 2).

Fall 2. 30jähriger Landwirt, der uns von seinem behandelnden Arzt zur ambulanten Untersuchung zugewiesen wurde. Vor einem Monat mit 2 Wochen anhaltendem Fieber und Seitenstechen erkrankt. In der ersten Zeit starke Kurzatmigkeit, die aber bald nachließ. Die Temperatur fiel langsam ab, Patient fühlt sich aber noch sehr matt. Sonst keinerlei Beschwerden, insbesondere kein Husten und kein Auswurf. An eine Infektionsquelle kann er sich nicht erinnern, er hat nie irgendwelche Erkrankungen durchgemacht. Kräftiger, gesund aussehender Mann in gutem Ernährungszustand. Senkungszeit stark beschleunigt, im Blutbild starke Linksverschiebung, im Larynxabstrich spärliche Bacillen. Die Röntgenaufnahme zeigte eine ziemlich gleichmäßige Aussaat über die rechte Seite und das linke Mittel- und Unterfeld. In geringem Maße war rechts Konfluation festzustellen (Abb. 3). Nach viermonatiger Sanatoriumskur war die Fleckelung im Röntgenbild vollständig verschwunden, bis auf einen kleinen Bezirk am linken unteren Hiluspol. Ein fraglicher Ringschatten am rechten oberen Hiluspol erwies sich bei der Durchleuchtung in verschiedenen Richtungen als Zufallsgebilde (Abb. 4). Die Senkungszeit war normal geworden, das Blutbild zeigte eine leichte Lymphocytose, Tuberkelbacillen waren im Larynxabstrich bei mehrfachen Kontrollen nicht mehr nachweisbar. Der Kranke ist dann mehrmals zur Nachuntersuchung bei uns gewesen, ohne daß der geringste krankhafte Befund erhoben werden konnte. Auch die geringe Fleckelung am linken unteren Hiluspol ist in der Zwischenzeit zurückgegangen.

Als Vergleich führen wir kurz 2 Fälle der hämatogen-disseminierten Tuberkulose nach *Grau* an. *Grau* fand in den letzten Kriegsjahren häufig, besonders bei bisher gesunden Heeresangehörigen, frische Erkrankungen, bei denen einzelne Teile der Lungen mit zahlreichen feinsten Schattenfleckchen von annähernd gleicher Größe durchsetzt waren, und nahm an, daß diese auf hämatogenem Wege durch einmalige oder mehrfache Aussaaten entstanden seien. Da die Schnelligkeit des Wachstums in den Lungen eine vielfach von oben nach unten zu abnehmende ist und die Aussaaten sich teilweise zurückbilden, findet man in den älteren Fällen meist die Oberfelder noch übersät mit feineren oder schon gröber gewordenen Herden, während die Unterfelder sich bereits wieder aufgehellt haben. Je mehr die einzelnen Herde in den Oberfeldern zusammenfließen oder zu Erweichungen führen, um so mehr entwickelt sich das Bild der gewöhnlichen Lungentuberkulose. Ähnliche Bilder, die nach unserer Beobachtung etwa bei 2% der Erwachsenentuberkulosen vorkommen, sind von *Klingenstein, Amelung* und *v. Hecker* veröffentlicht worden.

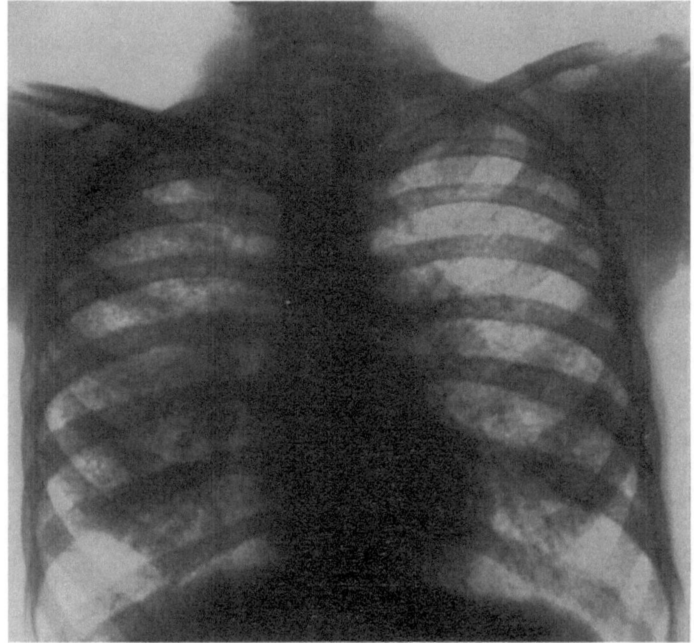

Abb. 1.

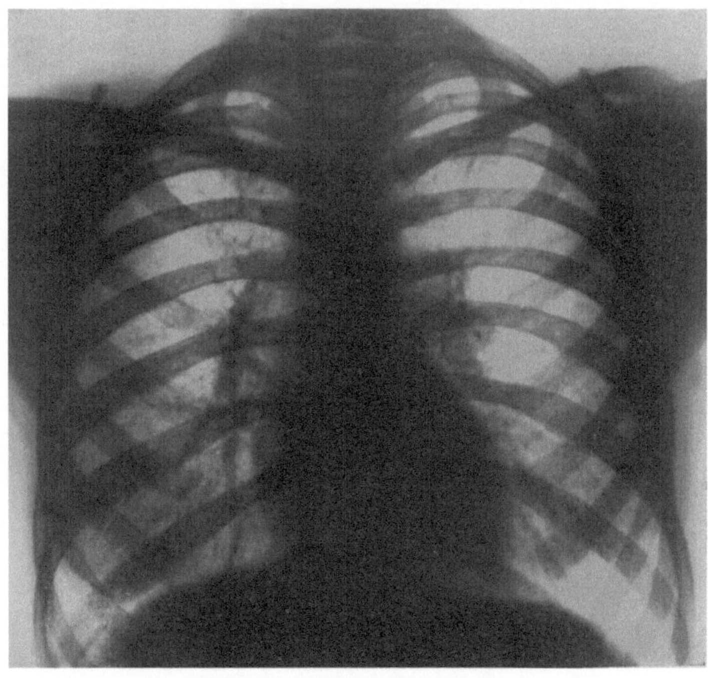

Abb. 2.

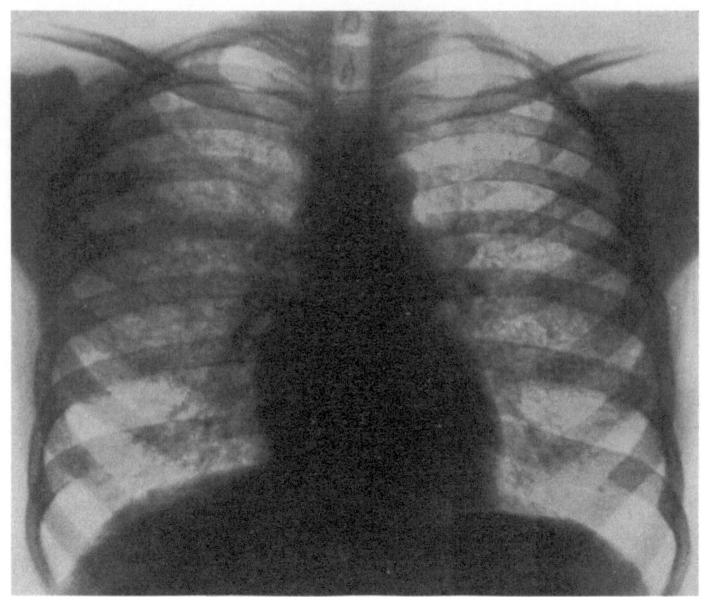

Abb. 3.

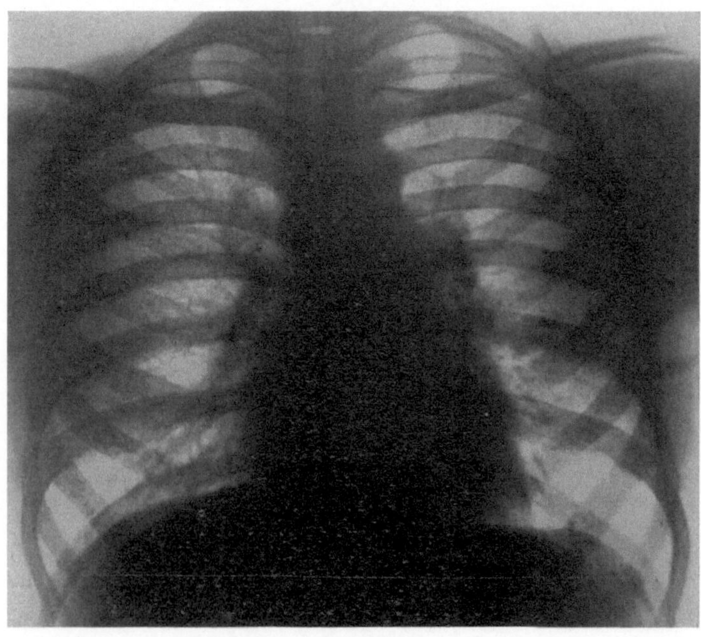

Abb. 4.

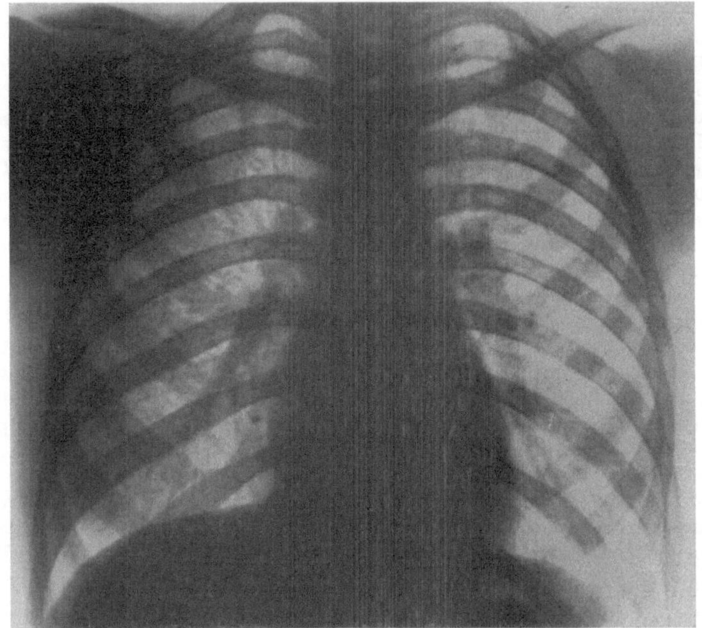

Abb. 5.

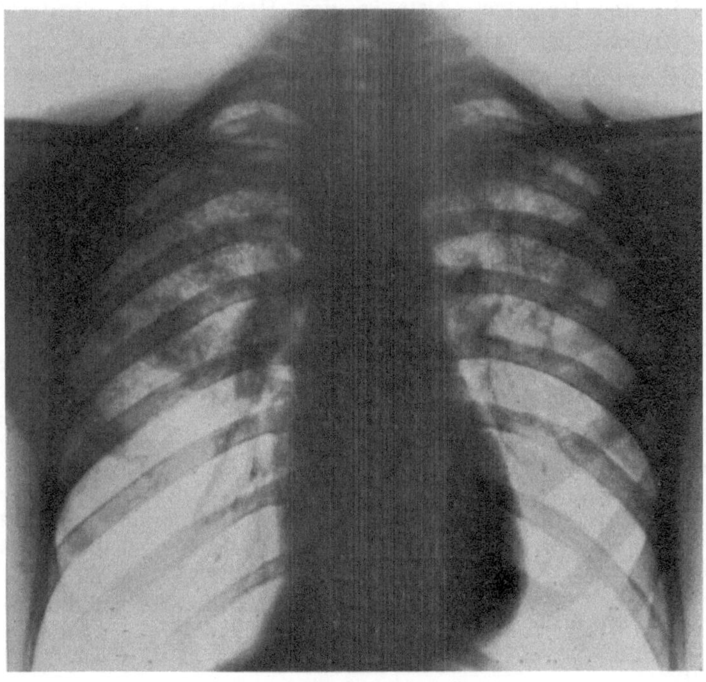

Abb. 6.

Fall 3. 26jährige Kontoristin, die ein Jahr vor der hiesigen Behandlung mit mehrwöchigem hohem Fieber erkrankte. Seitdem ständig subfebrile Temperaturen, Mattigkeit und geringe Kurzatmigkeit. Bei der hiesigen Aufnahme zeigte sich im Röntgenbild die rechte Lunge von dichtstehenden, miliaren Herdschatten durchsetzt, die in spärlicher Zahl auch in der linken Lunge sichtbar waren (Abb. 5). Wie schon *Grau* in seiner Arbeit bemerkte, sind die feinen Herdschatten bei hämatogenen Aussaaten sehr schwer zu reproduzieren. Der Klopfschall war rechts etwas kürzer als links, das Atemgeräusch rechts verschärft. Der gut gewölbte Thorax hatte eine Atembreite von 78/85. Die Senkungszeit war kaum beschleunigt, das Blutbild und die Temperatur waren normal. Das Röntgenbild blieb während der Kurzeit unverändert, irgendwelche Zeichen von Progredienz waren nicht zu erkennen.

Fall 4. 25jähriger Kontorist, der vor 2 Jahren mit einer Bronchitis unter hohem Fieber erkrankte. Bald darauf seien bei einer Röntgenuntersuchung über beiden Lungen kleine tuberkulöse Herde nachweisbar gewesen. Nach mehrmonatiger Heilstättenkur hat er weiter gearbeitet, trotzdem zeitweise die Temperatur vorübergehend erhöht war. Das Röntgenbild zeigte beiderseits, rechts mehr als links, eine miliare Aussaat bis zur Mitte, am unteren Rande der Streuung an einzelnen Stellen Konfluationen, dicht unterhalb des linken Schlüsselbeins einen präkavernösen Ringschatten von etwa Taubeneigröße (Abb. 6). Der Klopfschall war entsprechend der Ausdehnung der Streuung verkürzt, das Atemgeräusch abgeschwächt, links subapikal hatte es etwas hauchenden Beiklang. Nebengeräusche waren nicht bemerkbar. Die Senkungszeit betrug 90 Minuten nach *Linzenmeier*. Das Blutbild zeigte eine geringe Lymphocytose; im Auswurf fanden sich spärlich Bacillen; auch hier veränderte sich das Röntgenbild nicht während der Kurzeit. Die Erkrankung zeigte kaum Erscheinungen von Progredienz.

Bei den ersten beiden Fällen, bei denen die miliaren Herdschatten vollkommen verschwunden sind, muß man annehmen, daß es sich entweder um miliare, käsige Pneumonien gehandelt hat, die resorbiert wurden, oder daß die winzig kleinen Tuberkeln von einem Exsudat umgeben gewesen sind, das später aufgesaugt wurde. Die Herdchen selbst sind dann durch emphysematöse Veränderungen in der Umgebung oder in den Herden selbst verdeckt worden.

Das Lehrreiche der Fälle bezieht sich hauptsächlich auf die Prognosenstellung. Es empfiehlt sich jedenfalls, auch bei festgestellter miliarer Aussaat in den Lungen, die Prognose zweifelhaft zu lassen und nicht von vornherein ungünstig zu stellen.

Zusammenfassung.

Unter Eingehen auf die Anschauung über die Entstehung werden 2 Fälle von miliarer Aussaat in den Lungen geschildert, die abheilten.

Literaturverzeichnis.

Grau, H., Z. Tbk. **29**, H. 6. — *Cohn, M.,* Tuberkulosebibliothek Nr 2. — *Assmann, H.,* Die Röntgendiagnostik innerer Krankheiten. — *Lorey,* Fortschr. Röntgenstr. **30**, H. 1. — *Stievelman* u. *Hennell,* J. amer. med. Assoc. **80**, Nr 3. — *Lignac, G.,* Nederl. Tijdschr. Geneesk. **67**, Nr 7. — *Kern, T. v.,* u. *Johan, B.,* Beitr. Klin. Tbk. **56**, 41. — *Kern, T. v.,* Orv. Hetil. (ung.) **66**, Nr 49. — *Kahn, J.,* Amer. Rev. Tbc. **7**, Nr 5. — *Baliut, R.,* Vers. Tbc.-Ärzte Ungarns **23**. — *Baer, R.,* Amer. J. Dis. Childr. **27**, H. 2. — *Blaine, E.,* Amer. J. Roentgenol. **11**, Nr 3. — *Middleton, W.,* Amer. J. Roentgenol. **14**, Nr 3. — *Jamison, C.,* Med. Clin. N. Amer. **9**, Nr 4. — *D'Amato, G.,* Radiol. med. **13**, Nr 12. — *Bruin, M. de,* Nederl. Tijdschr. Geneesk. **70**, Nr 23. — *Maendl, H.,* Ges. f. inn. Med. Wien, 3. III. 1927. — *Deelman, H.,* Nederl. Tijdschr. Geneesk. **71**, Nr 11. — *Miller, W.,* Amer. Rev. Tbc. **13**, Nr 4. — *Zadek, J.,* Russk.-Nemezkij. med. Ž. **3**, Nr 2. — *Heimann-Hatry, W.,* Med. Klin. **1928**, 1984. — *Münchbach, W.,* Beitr. Klin. Tbk. **71**, 166. — *Hübschmann, P.,* Pathologische Anatomie der Tuberkulose. 1928. — *Redecker, F.,* Z. Tbk. **56**, H. 2. — *Amelung, W.,* u. *v. Hecker, H.,* Klin. Wschr. **4**, 205. — *Klingenstein, R.,* Klin. Wschr. **5**, 1310.

Die salzarme Kost nach Gerson-Sauerbruch-Herrmannsdorfer in der Behandlung der Lungentuberkulose.

Von

Dr. Walter Sachs.

Mit 2 Abbildungen im Text.

Die Gerson-Diät ist an sich nichts prinzipiell Neues. *Heinrich Lahmann* hat bereits vor 40 Jahren, worauf erst kürzlich *Erich Müller* hinwies, eine Diät propagiert, die starken Abbau des Kochsalzgenusses, starke Bevorzugung vitaminhaltiger Nahrungsmittel unter weitgehender Herabsetzung des Fleischgenusses, Verbrauch eines Nährsalz- und Fettgemisches vorschrieb. *Bircher-Benner* wendet seit 33 Jahren eine der Gersonschen ähnliche Ernährung bei verschiedensten Krankheiten an. Das Neue und Umwälzende ist, daß *Gerson* sich bei der nach seiner Angabe kalorisch unterwertigen, einseitigen Diät nicht auf diejenigen Erkrankungen beschränkte, bei welchen eine Entlastung des Stoffwechsels durch schmale Kost von Nutzen ist, sondern sie bei Tuberkulose anwandte, wo bisher eine kalorisch überwertige, möglichst abwechslungsreiche Kost bei gleichzeitig weitgehender Schonung des Körpers als oberster Grundsatz galt.

Die Zusammensetzung der Gerson-Diät erklärt sich aus ihrer Entstehung durch Selbstversuche des Autors. Nach vergeblicher Anwendung von Milch-, Obst- und Gemüsekuren gegen Migräneanfälle kombinierte *Gerson* diese Vitaminüberschüttung des Körpers mit Kochsalzentziehung in der Vorstellung, daß durch Störungen im Chlorstoffwechsel Krampfzustände bestimmter Gefäßgebiete ausgelöst würden. Die zufällige Beobachtung, daß bei seinen Migränekranken während der Durchführung der Diät Lupus und tuberkulöse Knochenfisteln ausheilten, veranlaßten *Gerson*, auch die Lungentuberkulose in seine Versuche einzubeziehen, die aber erst dann günstig ausfielen, nachdem er den altbewährten Phosphorlebertran hinzugefügt hatte. Da er sich die Wirkung seiner Diät daraus erklärte, daß im tuberkulösen Gewebe Kochsalz retiniert würde und andere Mineralsalze fehlten, fügte er zur Änderung des Mineralstoffwechsels das Mineralsalzgemisch „Mineralogen" hinzu.

Im einzelnen verordnet *Gerson* bei seiner Originalmethode 8 Mahlzeiten, und zwar:

7 Uhr Hafergrütze (halb Milch, halb Wasser mit Butter und dem Saft von Apfelsinen);

$8^1/_2$ Uhr Saft von 2 Zitronen mit 2 Eigelb, salzloses Vollkornbrot mit Tomaten und Butter oder Rettich, weißer Käse und Honig;

11 Uhr $^1/_4$ Liter Obstsaft aus frischen Früchten;

13 Uhr $^1/_4$ Liter Gemüsesaft, ein vegetarisches Gericht, Gemüse, Kartoffeln oder Mehlspeise, Salat oder Obst oder Kompott;

15$^1/_2$ Uhr $^1/_2$ Liter Buttermilch, Butterbrot;

17 Uhr $^1/_4$ Liter Obstsaft, $^1/_4$ Liter Gemüsesaft;

18$^1/_2$ Uhr Vegetarisches Gericht, Gemüse oder Salat;

20$^1/_2$ Uhr Hafergrütze mit Orangensaft.

Die Original-Gerson-Diät ist also eine einseitige, rein vegetarische, relativ calorienarme, vitaminreiche und kochsalzfreie Kost.

In weiten Kreisen bekannt wurde sie erst durch die Arbeiten *Sauerbruchs* und *Herrmannsdorfers*, die aber die Kostform in Einzelheiten ganz erheblich abänderten. So beseitigten sie den vegetarischen Charakter der Diät, indem sie Fleisch in begrenzten Mengen erlaubten, die Calorienzahl erhöhten und die Gemüseobstsäfte, welche nach *Gerson* ein wesentlicher Bestandteil seiner Kost sind, mehr oder weniger fortließen. Bezüglich des Verhältnisses Eiweiß-Fett-Kohlehydrate enthält die Herrmannsdorfer-Diät geringe Kohlehydrat-, normale Eiweiß- und hohe Fettmengen, während *Gerson* auf Eiweiß wenig Wert legt, aber reichlicher Kohlehydrate gibt. Schließlich ist bei der Gerson-Diät jede Art von Kochsalzersatz und Suppenwürze verpönt, *Herrmannsdorfer* dagegen verwendet Bromhosal und Dardex in Höhe von je 1 g pro Tag und Patient.

Beide Diäten unterscheiden sich jedenfalls praktisch so erheblich voneinander, daß wir uns gezwungen sahen, sie bei unseren Versuchen voneinander zu trennen. Wir heben dieses hervor, weil die bisherigen Nachprüfungen der Diätbehandlung beide Kostformen zusammenwerfen.

Nachgeprüft an Kranken ist die Diät nach *Sauerbruch-Herrmannsdorfer* bis jetzt von 18 Autoren: Nur einer, *Steiner*, bekennt sich rückhaltlos zu ihrer Anwendung. Er veröffentlicht einen Fall, der nach 2 jähriger Behandlung seine Bacillen verlor, entfieberte und arbeitsfähig wurde; bei seinen anderen Fällen, die er nicht anführt, handelte es sich um leichtere Lungenprozesse mit geringem physikalischen Befund, die ambulant behandelt wurden. Alle anderen Autoren verhalten sich mehr oder weniger ablehnend: *Wiegand* fand Zurückgehen des Sputums in $^2/_3$ der Fälle, ohne daß sich Lungenbefund und Temperatur veränderten. *Schlesinger* lehnt die Gerson-Diät als Heilfaktor ab. *Westphal* beobachtet zwar Gewichtszunahme, aber keine Besserung des allgemeinen klinischen Bildes. *Heinelt* stellte bei 4 Kranken genaue Bilanzen des Mineralstoffwechsels an, welche keinen Beweis für eine Beeinflussung durch die neue Diät erbrachten. *Derwahl* gibt als Nachteil der Diät verminderte Salzsäuresekretion des Magens und dadurch bedingte Appetitlosigkeit an. *Pfeffer* und *Stern* haben die Diät bei 40 Fällen schwerer und mittelschwerer Lungentuberkulose bis zu durchschnittlich 3,3 Monate ausprobiert. Trotz starker Gewichtszunahmen sahen sie keine besseren Erfolge als bei der früher geübten physikalisch-diätetischen Therapie. *Schmitz* hat bei 13 Fällen weder auffällige Gewichtszunahmen noch Besserung der katarrhalischen Erscheinungen, dagegen Verschlechterung der Senkungszeit beobachtet. *Müller* und *Quinke* fanden bei 20 Fällen keine Beeinflussung des Säuren-Basengleichgewichtes und keine Mehrleistung der Diätbehandlung. Bei den von *Apitz* ohne Erfolg behandelten 10 Lungentuberkulosen starb eine an einer tuberkulösen Meningitis während der Diätbehandlung. Tierversuche bei Schweinen mit salzlosem Fressen und Impfung von humanen Bacillen ergaben ein negatives Resultat. *Gmelin* berichtet über 35 Fälle des Eppendorfer Krankenhauses mit seiner vorbildlichen Diätküche. Der Verlauf der Fälle war nicht anders als bei den übrigen Behandlungsmethoden. *Rietschel* sah bei 15 Patienten in 5 Monate langer Behandlung Besserungen und Verschlechterungen wie bei gewöhnlicher Kost. *Müller-Scheven* hatte im Tuberkulosekrankenhaus ein völlig negatives Resultat. *Gettkant* und *Schwalm* erzielten in keinem Falle Bacillenfreiheit und Arbeitsfähigkeit; bis auf eine Behandelte kamen alle ad exitum. *Liesenfeld* hat $1^1/_2$ Jahre lang auf einer Station von 40 Lungentuberkulösen Diät angewandt und kommt zu dem Resultat, daß der Erfolg nicht den Aufwand an Geld und Arbeit für den Anstaltsbetrieb und auch nicht die mehr oder minder große Unannehmlichkeit für den Kranken lohne. *Pist* beobachtete bei 69 Fällen nie eine Abnahme der Bacillenzahl. Die Krankheitserscheinungen nahmen dort, wo der Lungenprozeß fortschreitend war, ebenso weiter zu wie vor der Diätbehandlung. *Spieß* lehnt die Methode als Ganzes ab, nachdem er bei 35 Kranken, welche durchschnittlich $8^1/_2$ Wochen behandelt worden waren, schlechtere Gewichtszunahmen und Senkungszahlen sah wie vor der Diät. *Harms* und *Grünewald* haben bei 10 genau beobachteten Fällen weder auffällige Gewichtszunahmen noch Verschwinden der Bacillen und Besserung des Lungenbefundes wahrnehmen können. Bei 5 Fällen verschlechterte sich der Zustand durch die Diätbehandlung, so daß sie in ihr einen nicht gefahrlosen Eingriff in den normalen Ablauf der physiologischen Funktionen sehen. *Strauß* fand zwar in der Mehrzahl der von ihm beobachteten 20 Fälle Zurückgehen von Husten und Auswurf, das er auf Entwässerung des Körpers bezieht, aber sonst keine nennenswerte Veränderung im Sinne einer Besserung. Bemerkenswert ist, daß es ihm, dem Meister der salzarmen Kost, nur bei 13 Fällen gelang, die Kost längere Zeit durchzuführen.

Herrmannsdorfer hat gegen einen Teil dieser Veröffentlichungen den Einwand erhoben, daß sie auf einem zu kleinen und nicht lange genug beobachteten Material fußen, ferner daß ein Teil der Autoren sich nicht genau nach seiner Anweisung gerichtet hätte. Wenn man auch mit *Harms* sagen kann, daß eine kleine Anzahl gut beobachteter Fälle eine größere Beweiskraft haben als eine große Anzahl, die nicht mit der gleichen Gründlichkeit und Exaktheit beobachtet wurde, so haben uns doch die Erfahrungen, welche wir bei Erprobung anderer Heilmittel, wie Sanocrysin, früher machten, gelehrt, daß der Einwand *Herrmannsdorfers* berechtigt ist. Bei einer kleinen Zahl von Kranken ist man bei der Lungentuberkulose, deren Verlauf selbst von dem geübten Beobachter nie mit Sicherheit vorauszusehen ist, großen Zufälligkeiten ausgesetzt. Ferner dauert es in jeder Anstalt lange Zeit, bis sich das Küchen- und Schwesternpersonal an das besondere Ernährungsregime gewöhnt haben und darauf achten können, worauf es ankommt.

Wir haben daher unsere Versuche bereits im Herbst 1926 aufgenommen und bis jetzt an insgesamt 184 Kranken durchgeführt. Uns interessierte die Methode von Anfang an deswegen ganz besonders, weil unsere Nachbaranstalt das Sanatorium „Diätreform" ist, in welchem seit Bestehen eine vegetarische, nur gedünstete und nicht gekochte, z. T. auch rohe Kost bei den verschiedenartigsten Erkrankungen angewandt wird. Bei gelegentlichen Konsultationen von den dort behandelten Patienten angeregt, gingen wir mit großem Enthusiasmus an die Erprobung der neuen Diät heran. Außer der Erfüllung der technischen Vorbedingungen wurde zur Kontrolle der Diät eine Schleimhauttuberkulose aufgenommen, deren fortlaufende Besserung die Übereinstimmung unserer Kost mit der Originalmethode erwies. Auch ein Besuch in der Sauerbruchschen Klinik vermittelte uns den Eindruck, daß unsere Kostordnung richtig war.

Die Diät wurde nur verordnet, wenn der betreffende Kranke aus sich selbst heraus Neigung dazu hatte oder sich freiwillig meldete. Jedem einzelnen Kranken wurde in eingehender Unterredung klargelegt, daß die Diät nur dann Zweck hätte, wenn er sich genau an die Verordnung hielte. Bei jedem Kranken, der mit der Diät nur im geringsten unzufrieden war, wurde sie sofort ohne weiteres abgesetzt. Da es sich bei unseren Patienten um Angehörige des Mittelstandes handelt, die außerordentlich leicht lenkbar sind und auf die Intentionen ihres Arztes eingehen, was wir immer wieder bei Vorschlägen zur Plastik beobachten, gelang es uns, das Diätregime streng durchzuführen, nachdem wir allerdings in der ersten Zeit, wie auch andere, unsere Erfahrungen mit heimlich mitgeführtem Salz gemacht hatten. Außerdem kam die Massensuggestion, welche durch die Artikel der Tagespresse und die auf unsere Liegehallen übertragenen Rundfunkvorträge auch unter unseren Patienten ausgelöst wurde, der strengen Durchführung der Diät zugute. Nach 3jähriger Durchführung der Diät nach *Sauerbruch-Herrmannsdorfer* gingen wir zu der Originalmethode *Gersons* über, haben aber diese wegen des Widerstandes der Kranken und weil wir mehrfach Verschlechterungen beobachteten, nach kurzer Zeit wieder einstellen müssen, so daß die im folgenden angeführten Zahlen für die Original-Gerson-Diät nur mit Einschränkung gelten. Ferner wurden Parallelversuche angestellt, indem bei einer größeren Anzahl Kranker mit normaler Kost fortlaufend Lebertran verabreicht wurde.

Die Wirkung einer Heilmethode bei Lungentuberkulose festzustellen, gehört bei diesem wechselnden Krankheitsbild wohl mit zu den schwierigsten Aufgaben der inneren Medizin. Wenn *Gerson* selbst, wie er in seinem Vortrag in Hannover ausführte, weniger auf das Röntgenbild und den anatomischen Befund achtet, sondern als Heilung vielmehr Aufhören des Hustens, des Auswurfes und vor allen Dingen die Besserung des subjektiven Befindens ansieht, so erscheint uns diese Auffassung nicht objektiv genug. Jeder, der sich mit der Behandlung der Lungentuberkulose länger beschäftigt hat, weiß, wie wenig die subjektiven Angaben des Kranken meist dem objektiven Befund entsprechen, wie bei Schwerkranken häufig schon monatelang vor dem Ende Euphorie besteht und wie leicht gerade bei Beginn einer neuen Heilmethode der Lungenkranke suggestiv beeinflußbar ist. Wie sehr der äußere Eindruck täuscht, erleben wir immer wieder, wenn Besucher unserer Anstalt nach dem Anblick der Kranken es nicht glauben wollen, daß wir 80% offener Tuberkulöser behandeln. Auch Husten und Auswurf wechseln bekanntlich nach Witterung, Jahreszeit und erst die Einführung des Larynxabstriches als regelmäßige Untersuchungsmethode hat uns darauf aufmerksam gemacht, wie lange nach Verschwinden des Auswurfes noch massenhaft Bacillen nachweisbar sein können. Daß übrigens bei einer kochsalzarmen Ernährung und wenig Flüssigkeitszufuhr die Auswurfmenge zurückgeht, ist nicht verwunderlich und bedeutet noch keine Besserung des Lungenbefundes. Wie schon *Ziegler* in Hannover *Gerson* gegenüber betont hat, ist die Kontrolle des Lungenbefundes durch fortlaufende Röntgenaufnahmen unbedingt zu fordern.

Wir haben daher von jedem Kranken jeden Monat ein Röntgenbild angefertigt, Bacillenbefund durch Auswurfuntersuchung und Larynxabstrich kontrolliert, Senkungszeit und Nacktgewicht bestimmt, ferner genaue Aufzeichnung des Klopf- und Horchbefundes vorgenommen. Der Verfasser selbst hat sämtliche Kranken bei der Aufnahme, während der Kur allmonatlich und bei der Entlassung eingehend untersucht, die Stationsärzte nahmen die Untersuchungen allwöchentlich vor. Die Diät wurde fortlaufend durch Stichproben und dadurch kontrolliert, daß ein Arzt sie mitaß.

Wir glauben also, alle Voraussetzungen dafür geschaffen zu haben, um ein klares und sicheres Urteil über den Einfluß der Diät nach *Sauerbruch-Herrmannsdorfer* auf die Lungentuberkulose zu gewinnen.

Bei der Zusammenstellung des Erfolges wurden alle Kranken, welche am Diättisch bis zu 4 Wochen und darunter teilgenommen hatten, ausgeschaltet. Es waren dies 73 Kranke, welche die Diät von Anfang an nicht vertrugen oder die zur Durchführung der Diät nötige Energie nicht aufbringen konnten; demnach blieben von 184 Kranken 111 Kranke übrig, welche die Diät längere Zeit, bis zu 7 Monaten, mitgegessen haben. Da eine Anzahl Kranker aus Krankenhäusern oder Heilstätten kamen, wo sie bereits Diät erhalten hatten, verfügten wir auch über Fälle, die mehr als Jahresfrist unter diesem Ernährungsregime gestanden haben.

Das Ergebnis der Zusammenstellung ist folgendes:

I. Von den offenen Fällen verloren ihre Bacillen

bei Normalkost . . . . 29,0 %
bei Normalkost und Lebertran . . . . 35,3 %
bei Diät nach *Sauerbruch-Herrmannsdorfer* . . . . 31,5 %
bei Diät nach *Sauerbruch-Herrmannsdorfer* kombiniert mit künstlichem Pneumothorax (ein- und doppelseitig) . . . . 90,0 %
bei Gerson-Diät . . . . 14,2 %
bei Plastikoperationen . . . . 66,4 %

II. Die durchschnittliche Gewichtszunahme betrug pro Monat:

bei Normalkost . . . . 2180 g
bei Normalkost und Lebertran . . . . 2390 g
bei Diät nach *Sauerbruch-Herrmannsdorfer* . . . . 1710 g
bei Gerson-Diät . . . . 760 g

III. Die anfangs stark beschleunigte Senkungszeit wurde normal:

bei Normalkost . . . . in 12,1% der Fälle
bei Normalkost und Lebertran . . . . „ 33,0% „ „
bei der Diät nach *Sauerbruch-Herrmannsdorfer* . . „ 15,8% „ „
bei der Diät nach *Sauerbruch-Herrmannsdorfer* kombiniert mit künstlichem Pneumothorax (ein- und doppelseitig) . . . . „ 45,4% „ „
bei Original-Gerson-Diät . . . . „ 9,9% „ „

IV. Die Senkungszeit besserte sich überhaupt:

bei Normalkost . . . . in 79,0% der Fälle
bei Normalkost und Lebertran . . . . „ 75,0% „ „
bei der Diät nach *Sauerbruch-Herrmannsdorfer* . . „ 68,0% „ „
bei der Original-Gerson-Diät . . . . „ 75,0% „ „

V. Kavernen verschwanden im Röntgenbild ohne chirurgischen Eingriff:

bei Normalkost . . . . in 2,1% der Fälle
bei Diät nach *Sauerbruch-Herrmannsdorfer* . . . . „ 2,9% „ „

VI. Der genaue Vergleich der Röntgenbilder, Klopf- und Horchbefunde, Blutbilder usw. ergab keinen wesentlichen Unterschied zwischen den Diätkranken und den mit der üblichen physikalisch-diätetischen Methode Behandelten.

Auch den Eindruck, den wir im Laufe der 3jährigen Beobachtung während der Nachuntersuchungen ganz allgemein gewonnen haben, ist der, daß der Behandlungserfolg bei der Diät nach *Sauerbruch-Herrmannsdorfer*, soweit Lungentuberkulose in Frage kommt, sich in nichts von dem der bisher üblichen Behandlungsmethode unterscheidet.

Interessant ist bei der Zusammenstellung der Vergleich der negativ gewordenen Fälle bezüglich der reinen Diät nach *Sauerbruch-Herrmannsdorfer* und der Kombination mit ein- und doppelseitigem künstlichen Pneumothorax. Während durch die einfache Diätanwendung von den offenen Fällen nur 31,5% negativ wurden, verloren die Kranken, bei denen die Diät mit ein- oder doppelseitigem Pneumothorax kombiniert wurde, zu 90% ihre Bacillen. Wenn daher *Gerson* am Schluß seiner letzten Arbeit zu dem Ergebnis kommt, daß eine besondere Tuberkulosetherapie jetzt überflüssig ist, an ihre Stelle die allgemeine Entgiftung und Auffrischung des ganzen Körpers tritt und die Zeit da ist, wo die Diät bei der Tuberkulose das Hauptheilmittel wird, so müssen wir unsererseits davor warnen, auch nur bei einem einzigen Kranken die notwendig gewordene Kollapsbehandlung in der Hoffnung zu unterlassen, daß die Diät allein genüge. Wir haben leider in der Zeit der Rundfunk- und Zeitungspropaganda Fälle erlebt, bei welchen Patienten, irregeführt durch vielversprechende Pressemeldungen, die Zustimmung zu einem Eingriff verweigerten. Während der Diätbehandlung erkrankte dann die gesunde Seite, so daß der früher vorgeschlagene Eingriff nicht mehr gemacht werden konnte.

Was das Gewicht anlangt, so entsprechen unsere Gewichtszunahmen bei der Diät nach *Sauerbruch-Herrmannsdorfer* im Durchschnitt denjenigen, welche *Spieß* veröffentlicht hat. *Spieß* sah bei den mit Diät Behandelten durchschnittlich wöchentlich 480 g, also monatlich 1933 g Gewichtszunahme, während sich unser Durchschnitt auf 1710 g belief. Die geringe Differenz von 223 g ist unwesentlich und erklärt sich vielleicht durch das etwas schwerere Material. Die absoluten Zahlen sind auch in dieser Zusammenstellung nicht so wichtig, als das Verhältnis der einzelnen Diäten zueinander. Es geht aus der Tab. 2 hervor, daß auch bei der Gewichtszunahme die neue Diät die alten Kostformen nicht übertrifft, wobei allerdings zu berücksichtigen ist, daß unsere Normalkost ebenfalls reich an Vitaminen, Fetten usw. ist, daß wir als Lungensanatorium mit dem Appetitmangel der Patienten rechnen und größtes Gewicht auf abwechslungsreiche und schmackhaft zubereitete Kost legen. Daraus erklärt sich, daß wir die Beobachtung früherer Autoren aus Krankenhäusern, die Diät nach *Sauerbruch-Herrmannsdorfer* bringe größere Gewichtszunahmen, nicht bestätigen können. Daß man mit einem Satz von Mk. 3.30 pro Tag und Patient für die bloßen Nahrungsmittel mehr leisten kann, als bei dem in Krankenhäusern üblichen Satz von Mk. 1.50 ist selbstverständlich. Wir sind jedenfalls auch bei der Normalkost zu einem raffinierten Speisezettel gezwungen, weil wir, auf uns selbst gestellt, bei Vernachlässigung dieses Teiles der Behandlung sehr bald unsere Klientel verlieren würden. Interessant ist an der Tab. 2 weiter, daß die stärksten Gewichtszunahmen bei Normalkost und Lebertran erfolgten, so daß wir mit *Bergmann* u. a. dem Lebertran an sich bezüglich der Gewichtszunahmen bei der Diät die Hauptwirkung zuschreiben möchten. Daß bei der Original-Gerson-Diät die schlechtesten Gewichtszunahmen sich ergaben, führen wir darauf zurück, daß ein großer Teil der Kranken Magenbeschwerden und ein kleinerer Teil sogar heftige Durchfälle durch die Diät bekamen. Wir halten jedenfalls nach unseren Erfahrungen eine plötzliche Umstellung des Lungenkranken zur strengen Original-Gerson-Diät für eine überaus riskante Behandlung und wir verstehen jetzt, warum *Sauerbruch* und *Herrmanns-*

dorfer seinerzeit die Original-Gerson-Methode abgeändert haben. Die Methode
nach *Sauerbruch-Herrmannsdorfer* halten wir dagegen für ungefährlich, vorausgesetzt, daß sie sofort abgesetzt wird, sobald der Patient den geringsten Wider-
willen dagegen verspürt, was bei einer Anzahl von Fällen kommt, auch wenn
noch so große Liebe auf die Zubereitung verwendet wird.

Die Zusammenstellungen der Senkungszeiten (Tab. 3 und 4), von denen wir nur
2 herausgegriffen haben, sprechen ebenfalls nicht zugunsten der Diätbehandlung.

Da uns in einigen Fällen bei Nachuntersuchungen ein Verschwinden von
Kavernen bei Sauerbruch-Kranken aufgefallen war, haben wir die Röntgenbilder

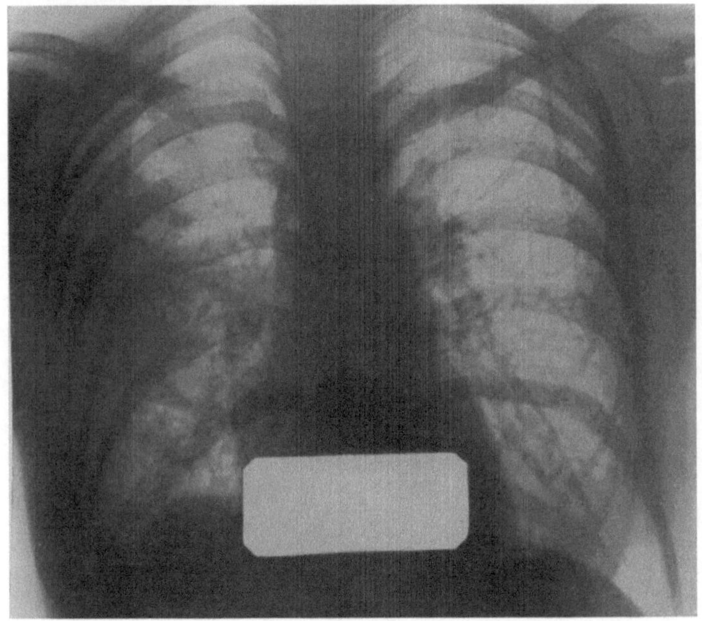

Abb. 1.

sowohl von einer großen Zahl Kranker mit Normalkost als auch die der Sauerbruch-Kranken daraufhin durchsucht, ob die Kavernenheilung durch die Diät
in vermehrtem Maße gefördert würde. Die Differenz von 2,1 und 2,9% ist jedoch
so gering, daß man daraus keine weitergehenden Schlüsse ziehen kann.

Noch einen Punkt möchten wir kurz streifen. *Herrmannsdorfer* hat in seiner
Arbeit über die „diätetische Vor- und Nachkur bei der operativen Behandlung
der Lungentuberkulose" Röntgenogramme veröffentlicht, welche die Einwirkung
der Diät bei tuberkulösen Lungenprozessen zeigen sollen. Die Behandlung wurde
von ihm im Durchschnitt 10 Monate lang durchgeführt. Leider gelingt es bei
unseren Heilstättenpatienten aus Mangel an Mitteln in den wenigsten Fällen,
derartige Kurdauern zu erreichen; trotzdem wird jeder Heilstättenarzt aus seinem
Material ähnliche Fälle vorweisen können, die bei der bisher üblichen Behandlung
denselben Rückgang der Erscheinungen im Röntgenbild zeigen. Man muß sich
die Frage vorlegen, ob diejenigen Fälle, bei denen vermerkt ist: „3 Monate Heil-

stättenkur ohne Erfolg", diesen Erfolg nicht erzielt hätten, wenn sie 10 Monate in der Heilstätte geblieben wären. Wir verfügen jedenfalls über offene Fälle, die mit Diät behandelt werden sollten, sich weigerten und dann bei der üblichen Kur so abheilten, daß man sie, wenn sie Diät erhalten hätten, als glänzenden Erfolg buchen würde. Abb. 1 und 2 zeigen einen solchen Fall von pneumonischer Verdichtung.

Am Schluß müssen wir zugeben, daß die Aufrollung des Ernährungsproblems durch *Sauerbruch* und *Herrmannsdorfer* doch insofern ihr Gutes gehabt hat, als

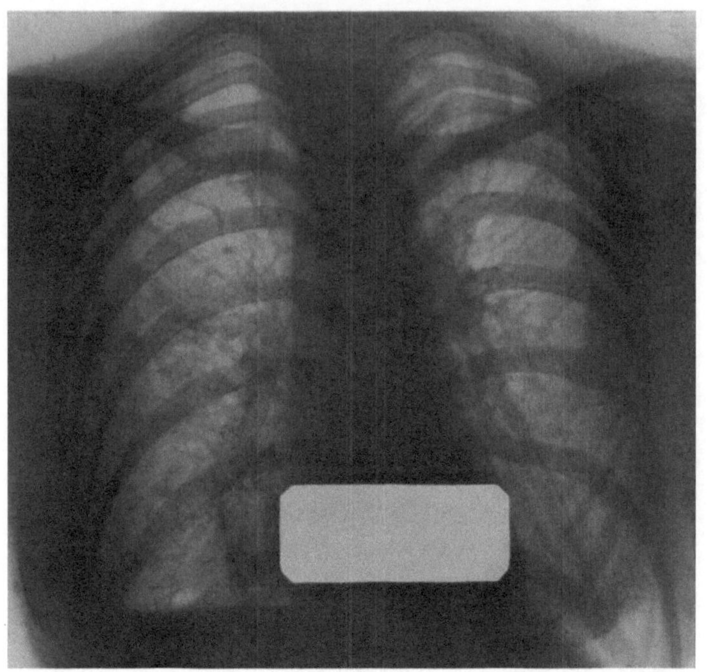

Abb. 2.

wir Lungentherapeuten gezwungen waren, die neuen Ergebnisse der Vitaminforschung bei der Behandlung unserer Kranken zu verwerten.

Zusammenfassung.

Es wurden $3\frac{1}{4}$ Jahre lang bei insgesamt 184 Kranken mit meist offener Lungentuberkulose Versuche mit der salzarmen Kost nach *Sauerbruch-Herrmannsdorfer* angestellt, aus welchen sich ergibt, daß die neue Diätbehandlung, soweit Lungentuberkulose in Betracht kommt, keinen wesentlichen Fortschritt bedeutet.

Literaturverzeichnis.

[1] *Strauss*, Prakt. Winke für die Kochsalzentziehungskur. — [2] *Andersen*, Münch. med. Wschr. **1924**, Nr 28. — [3] *Andersen*, Münch. med. Wschr. **1924**, Nr 43. — [4] *Schade* u. *Claussen*, Beitr. Klin. Tbk. **62**, H. 3/4. — [5] *Andersen*, Med. Klin. **1925**, Nr 8. — [6] *Andersen*, Münch. med. Wschr. **1925**, Nr 21. — [7] *Sauerbruch-Herrmannsdorfer-Gerson*, Münch. med. Wschr. **1926**, Nr 2/3. — [8] *Hellstern*, Münch. med. Wschr. **1926**, Nr 7. — [9] *Andersen*, Münch. med. Wschr. **1926**, Nr 8. — [10] *Sauerbruch* u. *Herrmannsdorfer*, Münch. med. Wschr. **1926**, Nr 34. —

[11] *Herrmannsdorfer*, Münch. med. Wschr. **1926**, Nr 47. — [12] *Wigand, Schlesinger, Westphal*, Münch. med. Wschr. **1926**, Nr 47. — [13] *Meyer-Bisch*, Beitr. Klin. Tbk. **65**, H. 2/3. — [14] *Heinelt*, Beitr. Klin. Tbk. **63**, H. 6. — [15] *Derwahl*, Beitr. Klin. Tbk. **67**, H. 5/6. — [16] *Pfeffer* u. *Stern*, Beitr. Klin. Tbk. **67**, H. 5/6. — [17] *Schmitz*, Z. Tbk. **47**, H. 6. — [18] *Müller* u. *Quinke*, Dtsch. Arch. klin. Med. **160**. — [19] *Beckmann* u. *Ewig*, Münch. med. Wschr. **1926**, Nr 37. — [20] *Berg*, Münch. med. Wschr. **1926**, Nr 48. — [21] *Apitz*, Dtsch. med. Wschr. **1927**, Nr 24. — [22] *Gmelin*, Beitr. Klin. Tbk. **66**, H. 4. — [23] *Raadt*, Z. Tbk. **44**, H. 6. — [24] *Rietschel*, Beitr. Klin. Tbk. **68**, H. 2/3. — [25] *Herrmannsdorfer, Jung* u. *Stein*, Münch. med. Wschr. **1927**, Nr 17. — [26] *Sauerbruch-Herrmannsdorfer*, Münch. med. Wschr. **1928**, Nr 1. — [27] *Müller-Scheven*, Münch. med. Wschr. **1928**, Nr 13. — [28] *Herrmannsdorfer*, Zbl. Chir. **55**, H. 46. — [29] *Bommer*, Münch. med. Wschr. **1928**, Nr 37. — [30] *Schiller*, Münch. med. Wschr. **1928**, Nr 3. — [31] *Straub*, Münch. med. Wschr. **1928**, Nr 51. — [32] *Schittenhelm*, Klin. Wschr. **1928**, Nr 26. — [33] *Gettkant*, Med. Welt **1929**, Nr 37. — [34] *Herrmannsdorfer*, Z. Tbk. **55**, H. 1. — [35] *Liesenfeld*, Beitr. Klin. Tbk. **72**, H. 3. — [36] *Baer, Herrmannsdorfer* u. *Kausch*, Münch. med. Wschr. **1929**, H. 1/2. — [37] *Glaser*, Wien. med. Wschr. **1929**, H. 49. — [38] *Herrmannsdorfer*, Med. Klin. **1929**, Nr 32. — [39] *Schiller* u. *Hecht*, Tuberkulose **1929**, Nr 4. — [40] *Bommer*, Med. Welt **1929**, Nr 39. — [41] *Herrmannsdorfer*, Z. ärztl. Fortbildg **1929**, Nr 18. — [42] *Bommer*, Münch. med. Wschr. **1929**, Nr 17. — [43] *Jesionek*, Münch. med. Wschr. **1929**, Nr 21. — [44] *Bommer* u. *Bernhardt*, Dtsch. med. Wschr. **1929**, Nr 31. — [45] *Mouzon*, Presse méd. **1929**, Nr 77. — [46] *Kroetz*, Münch. med. Wschr. **1929**, Nr 43/44. — [47] *Voigt*, Münch. med. Wschr. **1929**, Nr 50. — [48] *Tandovsky*, Münch. med. Wschr. **1929**, Nr 51. — [49] *Mecklenburg*, Tuberkulose **1929**, Nr 11. — [50] *Mecklenburg*, Beitr. Klin. Tbk. **73**, H. 2. — [51] *Hess*, Münch. med. Wschr. **1929**, Nr 14. — [52] *Roth*, Beitr. Klin. Tbk. **73**, H. 3. — [53] *Klemperer*, Ther. Gegenw. **1929**, Nr 9. — [54] *Gerson*, Klin. Wschr. **1930**, Nr 1. — [55] *Menschel*, Münch. med. Wschr. **1930**, Nr 6. — [56] *Müller*, Fortschr. Ther. **1930**, Nr 3. — [57] *Pisk*, Wien. med. Wschr. **1929**, Nr 50. — [58] *Steiner*, Wien. med. Wschr. **1929**, Nr 40. — [59] *Gerson*, Med. Welt **1929**, Nr 37. — [60] *Spiess*, Z. Tbk. **55**, H. 4. — [61] *Harms* u. *Grünewald*, Dtsch. med. Wschr. **1930**, Nr 7. — [62] *Strauss*, Med. Welt **1930**, Nr 6. — [63] *Hayward*, Med. Klin. **1930**, Nr 8. — [64] *Bommer*, Prakt. Tbk.bl. **1930**, H. 2. — [65] *Müller*, Med. Klin. **1930**, Nr 5. — [66] *Straub*, Münch. med. Wschr. **1930**, Nr 4. — [67] *Stepp*, Wien. klin. Wschr. **1930**, Nr 3. [68] — *Falta*, Wien. klin. Wschr. **1930**, Nr 5. — [69] *Meyer*, Med. Welt **1930**, Nr 2.

Über die Behandlung der Lungentuberkulose mit Kalkinhalation.

Von
Dr. **Walter Sachs**.

Es ist eine auffällige Tatsache, daß Menschen, welche beruflich Kalkstaub inhalieren, selten an fortschreitender Tuberkulose leiden. In der Literatur finden sich darüber zahlreiche Angaben. 1860 bereits hebt *Tackrah* in einer Zusammenstellung aus England die geringe Sterblichkeit an Tuberkulose unter den Arbeitern der Kalk- und Gipsindustrie hervor. 1863 weist *Bousse* darauf hin, daß Arbeiter in Kalkbrennereien, selbst wenn sie hereditär belastet sind, nicht an Tuberkulose erkranken. 1888 stellt *Halter* auf Grund seiner Erfahrungen bei den Lengricher Kalköfen die Behauptung auf, daß die Inhalation von Kalkstaub gegen Schwindsucht immun mache, was von *Grab* 1890 auf Grund seiner Beobachtungen in Hubotschen und Buttowitz bestätigt wird; die Tuberkulosesterbeziffer in dem ersteren Ort mit Kalkbrennereien war halb so hoch, wie in dem Nachbarort ohne Kalkindustrie. Auch *Roessle* fand bei den Arbeitern der um Jena herumliegenden Zementwerke zwar häufig Koniosen, aber keine tuberkulösen Lungenprozesse. Nach einer Mitteilung des deutschen Gipsvereins aus dem Jahre 1902 litt unter 400 Arbeitern, welche 17 Jahre lang in der Gipsindustrie beschäftigt waren, kein einziger an Tuberkulose. *Fisac* empfiehlt 1906 Phthisikern die Inhalation von Kalkstaub; nach ihm entfallen in Spanien von 40824 Todesfällen an Tuberkulose nur 17, d. h. 0,41 pro Tausend auf Kalk- und Gipsarbeiter. Ebenso gibt *Overbeck* 1922 die Sterblichkeitsziffer an Tuberkulose für Mitglieder der Krankenkassen der deutschen Zementindustrie mit nur 0,05 % an. Auf eine etwas höhere Zahl kommt *Behla* in den medizinalstatistischen Nachrichten, nämlich auf 0,079 %, diese erscheint aber immer noch niedrig im Vergleich mit den Zahlen anderer Berufe: Buchdrucker 0,236 %, Kellner 0,264 %, Bekleidungsindustrie 0,335 %, Steinarbeiter 0,723 %.

Diese günstigen Statistiken beweisen zwar nur, daß Kalkstaubinhalation den Ausbruch der Tuberkulose verhütet, aber noch nicht, daß sie eine bereits vorhandene Tuberkulose heilt. Trotzdem ist seit 30 Jahren immer wieder der Versuch einer therapeutischen Anwendung dieser Staubart bei Lungentuberkulose gemacht worden. Schon 1903 ließ *Reckzeh* Lungentuberkulöse Kalkstaub inhalieren, allerdings nur kurze Zeit und ohne einen Erfolg zu erzielen. Eine große Anzahl von Apparaten und Kalkinhalaten ist dann in der

Folgezeit von den verschiedensten Autoren angegeben worden. Am bekanntesten geworden ist die Trockeninhalation des Kohle-, Kalk- und Kieselsäuregemisches von *Kühn* und die „Casi"- (Calcium-Silicium-) Inhalation *Linnekogels*.

In den letzten Jahren ist von *Lex* und *Zeyen* ein kleiner handlicher Apparat zur Kalkinhalation herausgebracht worden; er besteht aus dem an einem Ständer angebrachten Metallbehälter für das Inhalat, welcher durch Schlauchleitung einerseits mit einem Gummigebläse, andererseits mit einer Glaskugel, die mit einem Mundstück armiert ist, in Verbindung steht. Bei Ingangsetzung des Luftgebläses wird eine geringe Inhalatmenge durch ein Ventil aus dem Behälter in die Schlauchleitung nach der Glaskugel zu ausgeblasen und dort zerstäubt, wobei gröbere Staubteilchen zurückbleiben und eine außerordentliche Zerstäubungsfeinheit erreicht wird. Das Ventilsystem gestattet außerdem willkürliche Einstellung der Größe der Staubwolke.

Als Inhalat wird ein Gemisch von Calciumsulfat mit Calciumhydroxyd, „Sukal" genannt, in 3 Stärken benutzt: Inhalat I enthält 50 Teile Gips und 50 Teile gebrannten Kalk, Inhalat II 45 Teile Gips und 55 Teile gebrannten Kalk, Inhalat III 40 Teile Gips und 60 Teile gebrannten Kalk.

Man beginnt mit Inhalat I, geht nach 2—4 Wochen auf Inhalat II und nach weiteren 3—5 Wochen auf Inhalat III über. Solange Hustenreiz besteht, wird Inhalat I verwandt, weil die in ihm enthaltene stärkere Schwefelkomponente den Auswurf verflüssigen und befördern soll. Auf Inhalat III wird ganz verzichtet, wenn seine Anwendung Reizerscheinungen der Schleimhäute auslöst. Man beginnt mit 3 Inhalationen täglich von je 20—25 Atemzügen und steigert allmählich bis auf etwa 6—8 Inhalationen täglich von 40—60 Atemzügen. Mund und Rachen werden nach jeder Inhalation durch Spülen und Gurgeln mit aus Lacalutpastillen hergestellter Flüssigkeit gereinigt.

Diese Staubinhalationstherapie ist von *Hennes* und *Siegel* bis jetzt an einem größeren Material angewandt worden. *Hennes* berichtet erst über 26, später über 96 Fälle, von denen 46% ihre Bacillen nach 4 monatiger Kur verloren, während der Durchschnitt der negativ gewordenen Fälle bei ihm sonst nur 20% betrug. Abgesehen von einem Fall, bei welchem hohes Fieber auftrat, sah er bei allen Patienten mit labiler Temperatur Stabilwerden derselben. Die durchschnittliche Gewichtszunahme betrug bei den inhalierenden Kranken 5 kg gegenüber 4,5 kg bei den anderen Kranken. Er erwähnt eine auffällige Steigerung des Appetits und Besserung der subjektiven Beschwerden; die katarrhalischen Erscheinungen nahmen gesetzmäßig bei den inhalierenden Kranken ab, bei Durchsicht der Reihenphotogramme gewann er den Eindruck fortschreitender Ausheilungstendenz. Auch die Ergebnisse der Blutuntersuchung sprachen für günstige Einwirkung. *Hennes* betont vor allem die Gutartigkeit der Kalkinhalation selbst bei ausgedehnten Prozessen.

Die Zahl der von *Siegel* beobachteten Fälle betrug erst 26, von denen aber 13 wegen Verschlechterung des Kehlkopfbefundes, des Lungenbefundes oder zu starker Reizwirkung bald ausscheiden mußten, später 46 und nach der kürzlich erschienenen dritten Arbeit 80. Nach ihm war der Lungenbefund bei $^3/_4$ der Fälle gebessert, 40% verloren die Bacillen, das Gewicht stieg bei 40 Kranken um

2—8 kg, bei 31 blieb es gleich, 9 Kranke nahmen ab. Die Senkung war von Anfang an normal in 7 Fällen, 6 mal wurde sie normal, bei 25 Kranken besserte sie sich, bei 41 Kranken blieb sie gleich, 1 mal verschlechterte sie sich. *Siegel* untersuchte den Blutkalkspiegel von 3 Kalktherapeuthen und 3 Nichtkalktherapeuten, konnte dabei aber keinen Unterschied feststellen. Den günstigen Einfluß der Kalkinhalation erklärt er sich aus der sympathicusdämpfenden Wirkung des Calciums, aus der Vertiefung der Atmung und der dadurch herbeigeführten reichlicheren Sauerstoffzufuhr, aus der Wichtigkeit des Kalkes beim Aufbau des Narbengewebes. Er nimmt ferner an, daß sich in dem alkalischen Milieu die Fetthülle der Tuberkelbacillen schneller löst und dadurch eine raschere Vernichtung durch die Abwehrkräfte des Körpers Platz greifen kann.

Die von *Hennes* und *Siegel* publizierten Erfolge haben uns veranlaßt, das Verfahren vor Jahresfrist nachzuprüfen. Es wurden nur offene Fälle des 2. und 3. Stadiums nach Gerhardt-Turban herangezogen.

In einigen Fällen fiel auch uns schneller Rückgang der katarrhalischen Erscheinungen auf, wir sahen aber ebenso oft Zunahme der Rasselgeräusche. Ihre Bacillen verlor ein Drittel der mit Kalkinhalation behandelten Kranken, während von den lediglich mit allgemeiner Kur behandelten Patienten 29% negativ wurden. Die Sputummenge verminderte sich bei 58,3%, blieb gleich bei 16,7%, vermehrte sich bei 25% der Kalkfälle, während die Vergleichszahlen 63,28 und 9 betragen. Das Gewicht stieg bei den Inhalationskranken im Durchschnitt monatlich um 1629 g, bei den anderen Kranken um 2180 g. Die anfangs unter 50 liegende Senkungszeit wurde normal bei 8,3% der Kalkinhalierenden, bei 12% der Vergleichskranken; die Senkungszeit besserte sich überhaupt bei 58,3% der Kalkpatienten und bei 79% der Vergleichsfälle.

Spontanheilung von Kavernen haben wir bei Kalkpatienten nicht beobachtet. Ebenso konnte außergewöhnliche Bindegewebsentwicklung, von der *Siegel* berichtet, auf den Serienphotogrammen nicht nachgewiesen werden.

Nach diesem Ergebnis können wir den beiden obigen Autoren in ihrer Ansicht, daß die durch die Kalkinhalation gezeitigten Erfolge weit über das Erfolgsmaß dessen hinausgehen, was bei lediglich allgemein-hygienisch-diätetischer Behandlung zu erreichen ist, nicht beistimmen. Wir glauben eher mit *Schröder* und *Deist*, daß alles Inhalierte vorzugsweise in die gesunden Lungenpartien kraft deren erhaltener Elastizität aspiriert wird, wie es auch bei der Jodipinfüllung, wenn dieselbe nicht mit einem Schlauch in den Bronchus vorgenommen wird, geschieht.

Wenn *Siegel* einerseits betont, daß die bei der Kalkinhalation ausgeübte Atemgymnastik bei gewissen Formen der Tuberkulose nützlich ist, andererseits aber von schwererkranktem Untersuchungsmaterial und von ambulanter Durchführung der Inhalationstherapie spricht, so können wir unsere Bedenken nicht verhehlen. Bei Schwererkrankten wird Atemgymnastik selten am Platze sein, sondern eher möglichste Ruhigstellung der erkrankten Lungenpartien und ambulante Durchführung, bei welcher genaueste ärztliche Kontrolle nicht immer möglich sein wird, kann leicht zu Übertreibungen und damit zu Schädigungen führen. Wir können jedenfalls nach unseren Erfahrungen der Methode der Einführung des Calciums in den Körper durch Inhalation keine große Zukunft voraussagen; wenn man Kalktherapie bei gewissen Formen der Tuberkulose treiben will, so erscheint die intramuskuläre Injektion und die perorale Verabreichung einfacher, wirksamer und zweckmäßiger.

Literaturverzeichnis.

Tackrah, Mortality in trades and professions. Edinbourgh 1860. — *Halter*, Berl. klin. Wschr. **1888**, 36—38. — *Grab*, Prag. med. Wschr. **15**, 290. — *Fisac*, Ref. Hig. y Tbc. **15**, 225. — *Overbeck*, Der Kalk als Heilfaktor gegen Tuberkulose. Hamburg 1922. — *Behla*, Med. Stat. Nachr. **2**, 165. — *Kühn, A.*, Beitr. Klin. Tbk. **57**, 544. — *Linnekogel, H.*, Die Behandlung der Tuberkulose mit Calcium-Silicium. Lehmann 1925. — *Hennes, H.*, Beitr. Klin. Tbk. **71**, 56 u. Tuberkulose **1929**, 9. — *Siegel, H.*, Z. Tbk. **53**, 206 — Prakt. Tbk.bl. **1929**, 7 — Beitr. Klin. Tbk. **73**, 593. — *Schröder, G.*, u. *H. Deist*, Z. Tbk. **45**, 127. — *Hein, F.*, Beitr. Klin. Tbk. **73**, 569.

Über das neue Tuberkuloseserum Thanatophthisin.

Von

Dr. **Walter Sachs.**

Die Versuche, ein wirksames Tuberkuloseserum zu finden, sind nicht neu. Man benutzte zunächst Normalserum von Tieren, denen man eine gewisse Immunität gegen Tuberkulose zuschrieb. *Richet* und *Hericourt* machten Versuche mit Hundeserum, *Bertin* und *Picq* verwandten Ziegenserum, *Dunwodz* empfahl Pferdeserum, *Günzel* Schlangenserum. Erst später stellte sich heraus, daß die Tiere, deren Serum verwandt worden war, gar keine Immunität gegen Tuberkulose besaßen und daher die Voraussetzung für die Anwendung dieser Sera fehlte.

Danach ging man dazu über, Tiere mit Tuberkelbacillen, deren Giften oder Extrakten aus tuberkulösem Gewebe zu immunisieren um ein spezifisches, antitoxisch oder antibactericid wirkendes Serum zu gewinnen. Die Versuche sind so zahlreich, daß wir sie nicht alle einzeln anführen können. Als Serumspender wurden herangezogen Hühner, Hunde, Esel, Schafe, Maulesel, Ziegen, Rinder und Pferde; als Impfmaterial wurden benutzt abgetötete, abgeschwächte und hochvirulente menschliche Tuberkelbacillen, Perlsuchtbacillen, Tuberkuline der verschiedensten Art, Breie von tuberkulösen Organen, Preßsäfte von Perlknoten usw. Trotzdem das Serum der so vorbehandelten Tiere zum Teil einen sehr hohen Agglutinationstiter besaß, hatte es praktisch kaum immunisierende oder heilende Eigenschaften. Am bekanntesten geworden sind das Serum von *Maragliano* und dasjenige von *Marmorek*; beide wurden an Tausenden von Kranken erst subcutan, dann rectal bzw. stomachal angewandt, aber schließlich allgemein als unwirksam abgelehnt.

In jüngster Zeit ist von dem Freiburger Serumwerk ein neues Serum unter dem Namen „Thanatophthisin" herausgebracht worden. Als Ausgangsmaterial wird tuberkulöser Käse aus den Organen von Rindern verwandt, die spontan an Tuberkulose erkrankt sind. Dieses steril entnommene Material wird durch ein besonderes Verfahren entkeimt und daraus ein Extrakt hergestellt. Nach Mischung mit den wasserunlöslichen Rückständen des Ausgangsmaterials werden mit ihm Pferde immunisiert, und zwar ein Jahr lang, bis die Injektionen reaktionslos vertragen werden. Das von diesen Pferden danach gewonnene Serum stellt dann das Thanatophthisin dar (*Koenigsfeld*).

Seine Wirkung bei dem tuberkulösen Menschen ist bis jetzt von *Koenigsfeld*, *Fecht*, *Hager* und *Behrendt* nachgeprüft worden. *Koenigsfeld* hat 3 Jahre lang das Serum zur Behandlung von Tuberkulose verschiedenster Art bei 65 Kranken angewandt. Die Kranken rekrutierten sich zum Teil aus der Ambulanz der Freiburger Medizinischen Poliklinik, zum Teil aus Patienten des Tuberkuloseheimes der Klinik. Bezüglich Lungentuberkulose kommt *Koenigsfeld* zu folgendem Resultat: „Die Kur wurde abgebrochen bei 15 Kranken, keinerlei Erfolg ist festgestellt bei 10 Kranken, nur vorübergehende Besserungen, denen dann wieder ein Fortschreiten der Erkrankung folgte, zeigten 13 Kranke; Stillstand der Erkrankung und Besserungen zeigten 11 Kranke; weitgehende Besserungen zeigten 9 Kranke“. Strikte Gegenindikationen liegen nach *Koenigsfeld* kaum vor, bis auf ganz schwere, progrediente Lungenerkrankungen mit multiplen großen Kavernen und Erkrankungen mit dauerndem hohen oder remittierenden Fieber. In den am besten reagierenden Fällen sah er zunächst Besserung des Allgemeinbefindens auftreten, das Gewicht nahm zu, der Auswurf wurde geringer, die Bacillen verschwanden aus dem Auswurf, die katarrhalischen Erscheinungen gingen zurück und das Röntgenbild zeigte Auftreten von Verschattungen, wie sie bei Bindegewebswucherung und Schrumpfung gefunden werden. Er hat 4 Fälle beobachtet, bei denen Kavernen von Markstückgröße vollkommen verschwanden.

Fecht, Lippspringe, veröffentlicht als Ergebnis der Thanatophthisinbehandlung bei 228 Fällen klinische Heilung bei 26,9%, Besserung bei 31,9%, keine Besserung bzw. Verschlechterung bei 13,4%, günstige Weiterentwicklung bei 17,4% der Kranken. Nach ihm besteht der allerdings nicht beweisbare Eindruck, daß die Dauer der Behandlung durch das Thanatophthisin herabgesetzt bzw. die Heilungstendenz bei sonst sich refraktär verhaltenden Fällen beschleunigt wird. Die von *Fecht* angezogenen Röntgenbilder erscheinen uns allerdings nicht beweisend, da die von ihm nach wenigen Thanatophthisininjektionen als verschwunden bezeichneten Kavernen unserer Ansicht nach zum Teil in seinen Röntgenogrammen noch deutlich sichtbar sind. Bei der von ihm vorgewiesenen Sekundärinfiltrierung mit beginnendem Zerfall liest er aus den folgenden Röntgenbildern Rückgang der Infiltrierung und völlige Induration heraus, während wir die allmähliche Bildung einer Rundkaverne zu sehen meinen. Bei der von ihm bei einem Pneumothoraxfall beobachteten Schrumpfung einer Kaverne der Gegenseite liegt es wohl näher, die Wirkung auf die Entspannung durch den gegenseitigen Pneumothorax zu beziehen, als auf die 4 Thanatophthisininjektionen.

Kritischer eingestellt ist die Arbeit *Hagers* und *Behrendts* aus dem Sanatorium Wehrawald. Sie publizieren zwar auch eine relativ günstige Erfolgsstatistik mit Besserung in 72, unverändertem Stand in 13, Verschlechterung in 7 und Tod in 5 Fällen, sehen häufiger Kavernenschwund und Kavernenschrumpfung als bei Vergleichsfällen, betonen aber, daß diese Erfolgsstatistik bei der Natur des verwendeten Mittels nicht allein beweisend sei. Sie fassen die Wirkung im Sinne einer Reiztherapie auf und machen darauf aufmerksam, daß dem Mittel auch vereinzelte Schädigungen zur Last zu legen sind. Die an Blutbildern und der Senkungszeit erzielten Veränderungen weichen wohl kaum von dem ab, was bei allgemeiner Kur für gewöhnlich beobachtet wird. Sie sehen zunehmende Rechtsverschiebung in 49,4%, zunehmende Linksverschiebung in 37,7% und keine Veränderung des Blutbildes in 12,9% der Fälle, Normalwerden der Senkung in 25%, Besserung in 47% und Gleichbleiben in 28% der Fälle.

Wir berichten über 41 Kranke, die mit Thanatophthisin behandelt wurden. *Stepp* verlangt zwar zur Prüfung eines Mittels bei Tuberkulose ein riesenhaftes

Krankenmaterial, wir sind aber der Ansicht, daß es nicht auf die Zahl der Kranken sondern auf die Genauigkeit der Beobachtung und bei neuen Heilmitteln auf die erforderliche kritische und objektive Einstellung ankommt. Es ist außerdem praktisch unmöglich und auch nicht im Interesse der Kranken liegend, jedes neu auf den Markt kommende Heilmittel an einem allzugroßen Krankenmaterial zu versuchen. Dagegen halten wir uns für verpflichtet, jedes neue Verfahren, sofern es keine Schädigungen setzt, mit Zustimmung der Kranken zu erproben, weil nur das eigene Urteil erlaubt, die Spreu von dem Weizen zu sondern. Wichtig ist besonders bei Prüfung eines neuen Heilmittels, daß alle damit behandelten Kranken fortlaufend von demselben Arzt nachuntersucht werden, weil nur so ein einheitlicher Eindruck entsteht, der verschwindet, wenn lediglich nachträglich Zusammenstellungen der Daten aus den Krankengeschichten geliefert werden. Wir führen dieselben zwar auch der Kontrolle wegen an, maßgebend bleibt für uns jedoch der während der Behandlung gewonnene Allgemeineindruck.

Das Thanatophthisin wurde von uns gleichzeitig per os und subcutan bei den meisten Fällen angewandt. Per os beginnend mit 2 Tropfen steigend allmählich auf 10 Tropfen, subcutan beginnend mit 0,1 ccm, steigend allmählich auf 0,4 ccm, indem wir uns ganz nach der Gebrauchsanweisung des Serumwerkes richteten.

Offenbare Schädigungen haben wir nicht beobachtet. Einige Kranke verloren zwar nach der stomachalen Verabfolgung den Appetit, dieser stellte sich aber wieder ein, wenn die weitere Verabreichung nur subcutan erfolgte. Lokalreaktionen haben wir nicht gesehen. Herd- und Allgemeinreaktionen waren selten. Eine Herdreaktion beobachteten wir allerdings, in deren Verlauf der Kranke eine Blutung bekam. Die Allgemeinreaktionen beschränkten sich auf mehrtägige geringe Temperatursteigerungen kurz nach oder bis eine Woche nach der Injektion. Sie traten nur bei 3 Fällen auf. Bei 5 Fällen fiel die vorher hartnäckig subfebrile Temperatur im Laufe der Thanatophthisinkur zur Norm ab.

Wir wandten das Thanatophthisin vorwiegend bei schwereren Fällen an, bei denen chirurgische Behandlung nicht in Frage kam. Dies ist bei den folgenden Erfolgsdaten zu berücksichtigen:

3 = 7,3% der Kranken schieden auch vor der Thanatophthisinkur keine Bacillen aus, von den 38 offenen Fällen verloren ihre Bacillen 11 = 28,9%, blieben positiv 27 = 71,1%. Sputumfrei waren 7 = 17,1% (der Bacillennachweis wird auch bei fehlendem Sputum durch den Larynxabstrich geführt), Auswurf entleerten 34 = 82,9%; von diesen Kranken verloren ihr Sputum 4 = 11,8%, es verminderte sich bei 9 = 26,5%, blieb gleich bei 12 = 35,2% und vermehrte sich bei 9 = 26,5% der Fälle.

Kavernenschwund konnten wir nur bei 4,2%, Kavernenschrumpfung bei 25% der Kranken feststellen, bei 70,8% blieben die Kavernen unverändert bestehen. Bei 4 Kranken sahen wir in den Serienröntgenogrammen Rückgang von Streuungsherden und schärfere Abgrenzung der Herdschatten; 1 mal wurde Rückgang eines Infiltrates beobachtet.

Die vorher stark beschleunigte Senkung wurde normal bei 3,7%, besserte sich in 63,0%, blieb gleich bei 14,8% und verschlechterte sich bei 18,5% der Fälle.

Die Gewichtszunahmen waren durchweg unbefriedigend, was wohl auf die Schwere des Materials zurückzuführen ist. Sie betrugen durchschnittlich nur 1326,2 g pro Monat, während der Durchschnitt der Patienten rund 2000 g zunahm.

Nach dem Entlassungsbefund als geheilt wurden angesehen 3,8%, als gebessert 48,1%, gleichgeblieben waren 33,3%, verschlechtert hatten sich 14,8% der Kranken. Arbeitsfähig wurden entlassen 42,4%, teilweise arbeitsfähig 17,6%, arbeitsunfähig 40% der Kranken.

Der Allgemeineindruck, den wir bei der Behandlung mit Thanatophthisin gewonnen haben, ist, daß die Verwendung des Serums als unterstützende Maßnahme im Sinne einer leichten und unschädlichen Reiztherapie bei Fällen angebracht ist, bei denen eine eingreifendere Therapie nicht in Frage kommt, daß man aber andererseits keine allzugroße Hoffnung bezüglich Kavernenschwund und Erzielung von Bacillenfreiheit bei Verwendung des Mittels hegen darf.

———

Literaturverzeichnis.

Bertin u. *Picq*, Rev. Méd. vét. **1890**, 719. — *Löwenstein, E.*, Vorlesungen über Tuberkulose. Jena 1920. — *Günzel*, Ärztl. Rdsch. **24**. — *Koenigsfeld, H.*, Med. Klin. **1929**, 32. — *Fecht, H.*, Z. Tbk. **54**, 385. — *Hager, E.*, u. *W. Behrendt*, Z. Tbk. **56**, 97. — *Stepp, W.*, Med. Klin. **1929**, 29.